D1754641

Ernst Issberner-Haldane

Die medizinische
Hand- und Nageldiagnostik

Ernst Issberner-Haldane

Die medizinische Hand- und Nageldiagnostik

Das Standardwerk
der medizinischen Chirologie

Mit 217 farbigen Abbildungen

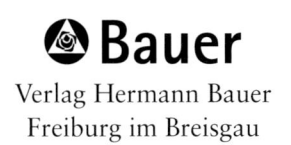

Bauer
Verlag Hermann Bauer
Freiburg im Breisgau

Die Deutsche Bibliothek – CIP-Einheitsaufnahme

Ein Titeldatensatz für diese Publikation ist bei
Der Deutschen Bibliothek erhältlich

Mit 217 farbigen Abbildungen
15. Auflage 2001
ISBN 3-7626-0708-7
© 1981 by Verlag Hermann Bauer KG, Freiburg i. Br.
www.hermann-bauer.de
Das gesamte Werk ist im Rahmen des Urheberrechtsgesetzes geschützt. Jegliche vom Verlag nicht genehmigte Verwertung ist unzulässig und strafbar. Dies gilt auch für die Verbreitung durch Film, Funk, Fernsehen, photomechanische Wiedergabe, Tonträger jeder Art, elektronische Medien sowie für auszugsweisen Nachdruck und die Übersetzung.
Lektorat: Martina Klose, Freiburg i. Br.
Fotos: Fotostudio Hermann, Bad Nauheim
Zeichnungen: Doris Geier, Bad Nauheim
Einband: Maria Fellhauer, Freiburg i. Br.
Satz und Bildverarbeitung: Fotosetzerei G. Scheydecker, Freiburg i. Br.
Druck und Bindung: Freiburger Graphische Betriebe, Freiburg i. Br.
www.fgb.de
Printed in Germany

Inhalt

Über den Autor 7
Geleitwort 9
Vorwort des Verfassers zur 6. Auflage 1963 10
Vorwort zur 13. Auflage 1993 11
Vorwort zur 14. Auflage 1999 12

Erster Teil
Hand- und Nageldiagnostik

1. Handdiagnostik 15
   Einführung 15 · Allgemeines 15 · Besonderes 27 · Krankheit in bezug auf Mentalität 31 · Wie und wodurch entstehen Zeichen? 32

2. Nageldiagnostik 35

3. Erklärung der Bezeichnungen 41
   Bezeichnungen der einzelnen Finger, Berge und Linien 41 · Die Haut 44 · Finger und ihre Organentsprechungen 44 · Venusberg 46 · Jupiterberg 47 · Saturnberg 48 · Apolloberg 49 · Merkurberg 49 · Marsberg 49 · Mondberg 50 · Handberge und Handlinien 51 · Lebenslinie 52 · Kopflinie 54 · Herzlinie 56 · Schicksals- oder Bewußtseinslinie 57 · Magen-, Leber-, Nerven- oder Gesundheitslinie 58 · Sonnen- oder Apollolinie 60 · Venusgürtel 61 · Uranus- oder Intuitionslinie 62 · Neptun- oder Giftlinie 62 · Raszette oder Armband 63 · Verletzungszeichen 64 · Vererbungszeichen 64 · Periodische Zusammenhänge 64 · Chirologische Drüsenmerkmale 65

4. Alphabetisches Verzeichnis der Krankheitszeichen
   mit Beschreibungen 67

5. Chirosophie – Charakter- und Persönlichkeitsanalyse 83

Zweiter Teil
Diagnostik der Persönlichkeitsstruktur

Die medizinische Handdiagnostik im Dienste der Heilkunde

1. Organismus und »Schichten« der Seele 89
2. Über die Psychoanalyse und ihre Systeme 102
3. Die Chirologie als Hilfsmittel der Heilkunde für die Persönlichkeitsstruktur 105
   Kurze Charakteristik der verschiedenen Handformen 107 · Vererbungszeichen 111
4. Diagnosen der Persönlichkeitsstruktur
   Ergänzende Hinweise 114
   Weitere Merkmale für Störungen der Persönlichkeitsstruktur . . 117

Schlußbemerkung 118

Dritter Teil
Abbildungen, Zeichnungen und Texte

Diagramm der Persönlichkeitsstruktur 122
Abbildungen, Zeichnungen und Texte 124
Chirologische Merkmale – Handanalysen 141
Lexikon der pathologisch-chirologischen Merkmale 161
Pathologisch-chirologische Merkmale – Zusammenfassung . . . 227
Chirologische Merkmale – Kurzanalysen 235

Anhang

Sachregister 263
Literaturverzeichnis 276

Über den Autor

Ernst Issberner-Haldane wurde am 11. Juni 1886 in Kolberg in Pommern geboren. Schon in früher Jugend naturverbunden, feinspürig denkend und erlebend, waren Botanik, Zoologie, Heilkunde, Religion und metaphysische Zusammenhänge seine besonderen Interessen. Im Alter von zwölf Jahren machte ihn sein Bruder, ein Theologe, auf die Handlesekunst aufmerksam. Als Siebzehnjähriger begann er, sich eingehender damit zu befassen und die Handlesekunst zu studieren, gleichzeitig Graphologie und Physiognomie. So wurde die Chirologie sein intensivstes Studium und seine Liebhaberei.

Während seiner Militärzeit nahm er jede Gelegenheit wahr, sein Wissen durch praktische Auswertungen und Studien der alten Literatur zu vertiefen. Später erkannte Ernst Issberner-Haldane, daß die damals vorliegenden Bücher dieses Spezialgebietes unzuverlässig waren; nur wenige der aufgezeigten Merkmale waren sinnvoll. Sie bildeten das Fundament, auf dem er – unter Berücksichtigung statistischer Ergebnisse – weiter aufbaute. Während ausgedehnter Reisen in alle Welt (1910 bis 1914, unter anderem nach Australien, Neuguinea, Südamerika) besuchte er in Indien Fakire und Yogis. Durch ihre Unterweisungen konnte er viele wertvolle Erfahrungen über die Hand- und Nageldiagnostik sammeln und diese Wissenschaft neu begründen.

Aufgrund seiner wissenschaftlichen Arbeiten über medizinische Hand- und Nageldiagnostik und die metaphysischen Zusammenhänge von Krankheit und Gedankenleben (Psychosomatik) erfuhr Ernst Issberner-Haldane Ehrungen aus aller Welt: 1912 Professor h. c., 1926 Ehrenmitglied der Plasmologischen Gesellschaft in Barcelona, 1953 Ehrenmitglied der *International Society of Neuropathic Physicians*.

Während des Ersten Weltkriegs wurde Ernst Issberner-Haldane in Zivilgefangenschaft gehalten. Diese Zeit nutzte er, um sein Wissen über die Hand zu bereichern und zu vervollständigen. Nach dem Krieg lebte er in Berlin, wo er weiterstudierte. Er wurde Mitglied der Arbeitsstätte für Menschenkunde an der Universität Berlin (Prof. Dr. med. H. Friedenthal). In dieser Zeit gründete er auch seine Beratungspraxis und schuf sich einen ausgezeichneten Namen als wissenschaftlicher Charakterologe, seelischer Berater, Vortragsredner und Fachschriftsteller. Seine Gutachten für Berufseignung und Handanalysen, zu deren Erstellung er Lichtbilder, Handschriftproben, Handabdrücke und Handfotos erhielt, waren in vielen Ländern der Erde gefragt.

Viele Ärzte und Heilpraktiker suchten und erhielten seinen Unterricht. Ernst Issberner-Haldane gab der Heilwissenschaft anhand von über 150 Merkmalen eine neue objektive und zuverlässige Ergänzungsdiagnostik, die hochgeschätzt und praktisch angewandt wird.

Seine Lehrwerke werden immer wieder neu aufgelegt und von verschiedenen »Autoren« plagiiert – leider meist ohne Quellenangaben.

Der weltweite geistige Anhang, den sich Ernst Issberner-Haldane durch umfassendes Wissen und großes Können, durch Vorträge und Beratungen geschaffen hatte, machte ihn zu einer sachkundigen »Auskunftsstelle« für Yoga- und Rosenkreuzerlehren, Atemtherapie, Theosophie, Urreligion, Metaphysik, Psychologie und Parapsychologie. Das war auch die Ursache für seine Verfolgung und Internierung im Dritten Reich.

Nach dem Zweiten Weltkrieg begann er mit zähem Fleiß und ungebrochenem Willen, seine Praxis in Berlin wieder aufzubauen; er wurde nur von den Gedanken geleitet, vielen Suchenden seelische und geistige Hilfe zu geben. Von 1952 bis zu seinem Tod 1966 lebte und lehrte Ernst Issberner-Haldane in Frankfurt, wo seine Lebensgefährtin Rita Issberner-Haldane noch heute in ihrer Heilpraxis mit seinen chirologischen Erkenntnissen geistig fundiert weiterarbeitet.*

---

* Siehe auch Rita Issberner-Haldanes Werke *Atlas der Chirologie* und *Formen und Linien der Hand* (beide im Verlag Hermann Bauer erschienen).

Geleitwort

… Das vorliegende Werk Issberner-Haldanes über wissenschaftliche medizinische Handlesekunst hat in Laien- und erfreulicherweise auch in Ärztekreisen siegreichen Einzug gehalten. Wir, die wir als Ärzte zu persönlichen Freunden und Bekannten Issberner-Haldanes gehören, wissen, was er als Bahnbrecher auf diesem Gebiet geleistet hat. Wir haben als Ärzte, die wir häufig mit ihm in Berührung stehen, Gelegenheit, die Ergebnisse sowohl der Krankheitsanalyse, der Diagnose als auch der Prognose mit den Ergebnissen unserer klinischen Untersuchungsmethoden zu vergleichen. Dabei schneidet im allgemeinen die klinische Untersuchungsmethode einerseits ungünstiger ab, andererseits erfordert sie eine viel längere Zeit. Wer als Arzt wirklich ehrlich bestrebt ist, diese Erkenntnisse, die ihm bis dahin unbekannt geblieben sind, zu erreichen, dem rate ich, sich in das Gebiet der Hand- und Nageldiagnostik zu vertiefen, unermüdlich zu vergleichen und vorurteilsfrei zu prüfen. Die moderne Diagnostik verdankt Ernst Issberner-Haldane eine wesentliche Bereicherung ihrer Untersuchungsmethoden. Wir, die ihn kennen und seit Jahren seine Methode am Patienten ausprobiert haben …, wünschen ihm und seinem Buch den besten Erfolg.

Berlin, 1925 *Dr. med. Reinhart Steintel*

Vorwort des Verfassers zur 6. Auflage 1963

Im Jahre 1921 veröffentlichte ich erstmalig die Ergebnisse meiner jahrelangen Forschungen und statistischen Erhebungen auf dem Gebiet der wissenschaftlichen Chirologie in Form eines Lehrbuches im Verlag K. Siegismund, Berlin. Trotz des geringen Umfangs behandelte ich darin als erster Autor die medizinisch-diagnostischen Merkmale der Handlinien und Fingernägel.

Durch diese Veröffentlichung erhielt ich aus Ärztekreisen die dringende Aufforderung, meine Forschungsergebnisse über die Hand- und Nageldiagnostik gesondert zu bearbeiten und zusammenzufassen. Auch die Leserschaft erkannte, daß die Hand- und Nageldiagnostik für alle Heilberufe eine sehr wertvolle, zeitsparende Ergänzungsdiagnose ist.

Dieses Werk erschien 1925 und erlebte in kurzer Folge vier Auflagen als Bestätigung für das Interesse an dieser Thematik. Eine weitere Auflage kam damals durch meine Internierung nicht zustande. Meine umfangreichen Sammlungen und mein Archiv fielen dieser Zeit zum Opfer.

Die Nachfrage nach dem Werk blieb weiterhin groß. Die lange Wartefrist kam dem Werk insofern zugute, als neue Erfahrungen hinzugefügt werden konnten.

Die neue Bearbeitung möge Ärzten und Heilpraktikern, die eine biologische Heilweise voranstellen, eine wertvolle Unterstützung sein.

Frankfurt am Main, 1963 *Ernst Issberner-Haldane*

Vorwort
zur 13. Auflage 1993

Die empirisch erarbeiteten Merkmale der medizinischen Hand- und Nageldiagnostik finden sich immer wieder bestätigt. Sie wurden weiter ausgearbeitet, neu geordnet und gesetzt. Auf diese Weise ist *Die Medizinische Hand- und Nageldiagnostik* in den Zusammenhängen leichter zu verstehen, das heißt, die Zeichen in ihrer Zuordnung lassen sich besser überschauen, und die Wechselbeziehung der Zeichen im Erscheinungsbild ist leichter nachzuvollziehen.

Mag den aufgeschlossenen Studierenden dieses Werk in seiner Erkenntnissuche unterstützen und fördern.

Frankfurt am Main, 11. Juni 1992 *Rita Issberner-Haldane*
Hansaallee 9

Vorwort
zur 14. Auflage 1999

Im Rahmen der 14. Auflage der »medizinischen Hand- und Nageldiagnostik« von Ernst Issberner-Haldane wurde dieses Buch neu gestaltet und mit Farbbildern ausgestattet. Die alten Handabdrücke wurden durch Farbfotos neuer Hände ersetzt. Dadurch wurde es notwendig, neue Handanalysen zu erstellen, die auf den statistischen Forschungen und Studien des Autors basieren.

Hierzu gilt mein besonders herzlicher Dank Herrn Gerald Schnell für seine Unterstützung bei der Erstellung des Manuskripts, dem Fotostudio Hermann in Bad Nauheim für die Fotografien der Hände und der Designerin Frau Doris Geier für ihre Mühewaltung, alle Zeichnungen in Farbe wiederzugeben und zu ergänzen.

Frankfurt am Main, im Januar 1999   *Rita Issberner-Haldane*
Hansaallee 9

Erster Teil

Hand- und Nageldiagnostik

Wenn dir meine Theorie nicht gefällt,
so laß dir meine Praxis gefallen.
Sie wird dir mehr nützen.
Paracelsus

1. Handdiagnostik

Einführung

Die Medizinische Hand- und Nageldiagnostik ist der abgeschlossene zweite Teil des vorausgegangenen Werkes *Die Kunst, aus der Hand zu lesen** Der erste Teil erklärt, was auf Charakter und Ereignisse Bezug nimmt. Der zweite, vorliegende Teil bezieht sich auf Eigenschaften der Formen und Farben der Finger und Hände sowie auf die Linien, die Zeichen und ihre einzelnen unterschiedlichen Prägungen.

Allgemeines

Die Semiotik oder das System der Zeichen für Krankheiten in Gesicht, Stimme, Auge, Hand, überhaupt am ganzen Körper, war den alten Meistern der Heilkunde gut bekannt. Gerade weil sie um viele Zeichen wußten und diese für ihre Diagnosen verwandten, erreichten sie bessere Heilerfolge als Ärzte späterer Zeiten. Die Meister der Heilkunde waren selten; denn nicht jeder war und ist dazu befähigt, die metaphysischen, kosmischen Ursachen des Seins und Werdens im wesentlichen tiefer zu erfassen.

Wir wissen aus Erfahrung, daß alles dem Wandel, dem Wechsel unterliegt, auch die Kräfte des Aufbaus und des Verfalls. In der trostlosen, bewußtseinsarmen, degenerierten Zeit des Mittelalters gewannen die Kräfte der Zerstörung guten und weiten Boden, einerseits durch die Kenntnis höherer Kräfte und ihren Mißbrauch für selbstsüchtige Zwecke, andererseits durch die wachsende Habgier des Materialismus. Davon betroffen war auch die Heilkunde. Schon zur Zeit des großen Paracelsus, der Hervorragendes leistete, wirkliche Werte auf diesem Gebiet geschaffen hatte und den Neid fast aller damaligen Gelehrten (sowie der Mörderhand) auf sich zog, wuchs die Kurpfuscherei durch materiell ausgenutztes

---

* Alle im Werk genannten und zitierten Titel findet der Leser im Literaturverzeichnis, Seite 276, aufgelistet.

Halbwissen derart an, daß man mit bangen Gedanken der Zukunft entgegensah.

Hören wir, was Dr. med. Franz Hartmann im *Grundriß der Lehren des Theophrastus Paracelsus von Hohenheim* darüber sagt:

»Wohl gibt es heutzutage unter den Ärzten viele edeldenkende Menschen, aber auch viele andere, die die Stellung, die sie sich errungen haben, weniger zum Wohle der Menschheit gebrauchen, als sie vielmehr nur als ein Mittel, sich Reichtum und Ansehen zu erwerben, mißbrauchen … In alten Zeiten wurden die Ärzte aus den Weisen, Philosophen und Priestern gewählt. Der Mensch, dem man sein Heiligstes, seine Gesundheit, anvertraute, mußte selbst heilig, liebevoll und weise sein. Die Ärzte des Mittelalters waren zum großen Teil Personen, die überhaupt zu nichts tauglich waren, davongelaufene Schulmeister, Schreiber und dergleichen, die, da sie des Lesens kundig waren, ein paar Bücher gelesen und wohl auch mißverstanden hatten, und nun wie die Pest unter den Kranken wüteten. Da wurden die dümmsten Menschen zu ›Doktoren‹ gemacht, wenn sie nur ihre fünfzehn Dukaten dafür zahlen konnten; und ihre ganze Kunst bestand in der Prahlerei.«

Das meiste der wahren Wissenschaft ging verloren, wie man es an der Seltenheit guter alter Werke über Heilwissenschaft erkennt. (Von Paracelsus zum Beispiel gibt es heute meines Wissens nur wenige, in alle Weltgegenden verstreute, geizig gehütete Werke. Ich verweise an dieser Stelle auf die inzwischen erschienenen vier großen Bände des Werkes von Paracelsus, übersetzt von Dr. med. Aschner, Wien. Sie sind eine reiche Fundgrube von Wissen und Anregungen.) Die zur Zeit des großen Paracelsus von den Kurpfuschern geschriebenen Bücher haben großen Anteil an dem Verfall der Heilwissenschaft, vor allem der Diagnostik. Deshalb darf man sich nicht wundern, daß das Wissen über die Krankheitszeichen fast ganz verlorenging und es deshalb in der bisherigen Zeit nur sehr wenige und meist unzuverlässige Methoden der Diagnose gab. Paralleldiagnosen sind wenige bekannt und noch weniger sind im Gebrauch.

Erst in neuster Zeit fanden sich Ärzte, die sich mit den alten, wertvollen Methoden der Diagnostik beschäftigten und versuchten, sie vollkommener zu entwickeln. Eine Methode – zweifellos eine der wertvollsten – ist die Irisdiagnose. Andere wie die Diagnostik der Hand einschließlich der Nägel, der Phreno-Physiognomik, der Haare, des Geruchs, der Stimme, der Körperbewegung oder die Diagnose durch astrologische Berechnungen oder auch Somnambulismus waren den alten Meistern der Heilkunde ebenfalls bekannt und geläufig, denn ihr Wissen geht bis in die graue Vorzeit zurück, in das Zeitalter, in dem die Heilkunde noch zur Religion gehörte. Heilkunst *ist* Religion, denn ohne Religion und Philosophie gibt es keine Heilwissenschaft! Deshalb ist bei jedem Heiler oder Arzt die erste Voraussetzung, daß er in ethischer und religiöser Hinsicht ein innerlich reiner, hochstehender Mensch ist (nicht, wie heute so oft, ein »Idealist aus Berechnung«).

In der Irisdiagnose waren es Pécely und Liljequist, die in Europa diese alte Wissenschaft wiederbelebten. Nach ihnen fanden sich andere, die das Wissen vervollkommneten, wie zum Beispiel Hense, Madaus und Thiel. Dr. R. Schnabel, München, schuf ein führendes Werk über Iriskunde sowie eine große Zeichentafel über Pupillendeformationen. Auf dem Gebiet der Heilkunde finden sich zunehmend größere Begabungen.

Über Diagnosen aus der Hand war allgemein nichts bekannt. In der alten Literatur über Chiromantie findet man kaum Nennenswertes. Von der Nageldiagnose jedoch blieben nur wenige Zeichen bekannt und erhalten. Das Verständnis dafür verlor sich, die Weiterforschung lag brach.

Schon in jungen Jahren hatte ich großes Interesse an Chiromantie. Die deutsche Literatur, alte wie neue, bot sehr wenig von praktischem Wert. Ich forschte weiter in der englischen und französischen Literatur, später auch in der anderer Völker. Alles ergab noch zu wenig. So sah ich mich gezwungen, selbst das vorhandene Material zu prüfen, weiter zu forschen und die Ergebnisse in intensivem Studium, durch Statistik und in fleißiger, kritischer Praxis zu vergleichen. Auf Reisen nach Übersee hatte ich Gelegenheit, mein Wissen zu ergänzen. Während meines zweimaligen Aufenthalts in Ceylon und Indien habe ich mein Wissen durch persönliche Begegnungen mit eingeborenen Ärzten sehr bereichern können. Bei Krankenbesuchen mußte der Kranke – wie ich sah – dem Arzt die Hand hinstrecken; oft auch diente die Iris als Paralleldiagnose. Solche und ähnliche Gelegenheiten nutzte ich, um Material zu sammeln. Später habe ich weiterforschen und vergleichen müssen, was ich zum Beispiel in drei Zivilgefangenenlagern ausgiebig tat. Immer waren die Krankheitszeichen der Hand für mich vorrangig. Aber auch Vergleiche, Ereignisse – den Ablauf des Lebens betreffend – bezog ich mit ein. Heute blicke ich auf eine Praxis von über 50 Jahren zurück, die mir das Studium von über 160 000 Händen ermöglichte, gleichzeitig aber auch als Material für meine empirischen Forschungen und deren treffsichere Ergebnisse dienten. Hierbei fand ich Kombinationen, die ich tausendfach erprobte und für richtig und zuverlässig erkennen mußte. Das für die Handdiagnosen Zuverlässige führe ich nachstehend auf.

Um Krankheitszeichen der Innenhand zur Diagnostik zu verwenden, sind Kenntnisse der Chirologie Voraussetzung. Es ist für den Arzt erforderlich, die Handfläche topographisch erfassen zu können. Die astrologischen Bezeichnungen der *Handberge* und *Handlinien* dienen dem besseren Verständnis.

Zur Frage: Wie und wodurch entstehen die Zeichen? gehört Bild 1 des Bildteils mit Einzeichnung der Berge im Zusammenhang mit den feinen Kraftströmen. Bild 2 veranschaulicht die Lage der Handberge mit angedeuteter Plastik, Bild 3 verdeutlicht das gleiche durch Punktierung, so daß Verwechslungen und Mißverständnisse ganz ausgeschlossen sind. Zu den in Betracht kommenden Bergen müssen auch die Linien genau beachtet werden, da an oder in diesen ebenfalls Zeichen und Runen enthalten sein können, die wertvolle Hinweise bieten. Die Konstellation der Hauptlinien und ihre Farben sind sehr entscheidend. Es ist selbstverständlich, daß das Folgende durch das Beherrschen der chirologischen Grundsätze gut verstanden wird, wenn die Einführungskapitel aufmerksam studiert werden.

Es wurde wissenschaftlich festgestellt, daß sich auf 6,5 Quadratzentimetern Handfläche 1 600 Nervenenden befinden. Ich bin von wissenden und kompetenten Persönlichkeiten (Yogis) unterrichtet worden, daß auf ca. 6,5 Quadratzentimetern der Handfläche 164 000 Astralnerven enden, die bei geistig bewußten Menschen so weit entwickelt sind, daß sie durch die Hand ein hervorragendes Hellfühlen besitzen.

Die in den letzten Jahren gewonnenen Erkenntnisse und Erfahrungen auf dem Gebiet der Strahlenforschung und der Parapsychologie bestätigen meine Ausführungen und die persönlichen Erfahrungen, die ich schon vor Jahrzehnten gewonnen habe.

Die parapsychologische Praxis beweist das Vorhandensein von feinstofflichen Wesenheiten. Daß ein Lebewesen – mag es noch so feinstofflich sein – einen ihm entsprechenden Organismus, also auch Nervenbahnen, besitzt, die viel feiner schwingen als unsere grobstofflichen Nerven, dürfte jedem logisch denkenden und unvoreingenommenen Menschen einleuchten. Die Benennung *feinstofflicher Wesenheit* und *Astralkörper* steht frei; es geht nur um die Tatsache des Vorhandenseins solcher einwandfrei bewiesenen feinstofflichen Körper.

Sind die Nerven sehr fein entwickelt, schwingen die astralen oder kosmischen Fluidströme bewußter und feiner, sind sie auch besser erkennbar an einem reicheren Linienfeld. Dadurch weiß man, daß der Besitzer linienreicher Hände spirituell polarisiert ist, daß die Nerven bei ihm feiner arbeiten und die Heilweise danach einzustellen ist. Je mehr Linien und Zeichen vorhanden sind, desto deutlicher und klarer wird die Diagnose.

Zwei Pole, die in ihrer Wechselwirkung unser Schicksal konstruieren und ständig beeinflussen, sind Charakter und Krankheit. Die Heiligen Bücher lehren: Krankheit ist Sünde; Sünde wird erst gedacht, dann getan. Also ist verkehrtes (negatives) Denken Sünde, die Krankheit zur Folge hat. Und so ist es auch. Wer sich und andere beobachtet, wird diese alte Weisheit bestätigt finden.

Die Unterschiede und Nuancen des menschlichen Charakters (beispielsweise Menschlichkeit oder Unmenschlichkeit, Härte und Weichheit, Empfindlichkeit und Unempfindlichkeit, cholerisches und phlegmatisches Temperament, Beweglichkeit und Trägheit, Festigkeit und Labilität, Eigensinn und Anpassungsfähigkeit, Herzhaftigkeit [Mut] und Weichlichkeit oder Feigheit, Standhaftigkeit und Verzagtheit, Verschiedenartigkeit der Stimmungen und des Humors und viele andere Charaktereigenschaften) sind bedingt durch:

den Grad der Assimilation des Nervenäthers;
seine größere Annäherung oder Entfernung von der Natur der elektrischen Materie;
den Grad der Verbindung desselben mit dem ganzen Nervensystem;
die Richtung, Intensität und Stabilität der Strömungen des Nervenäthers;
die Struktur und Beschaffenheit der Nerven selbst. Sie werden zu vorzüglichen Leitern des Nervenäthers.

Im eigentlichen Sinne liegt hierin auch der Grund der naturgemäßen Nervenreaktionen und der Nervenkrankheiten. Damit wird der Weg gewiesen, wie durch physische Mittel Charaktere beeinflußt, Nervenkrankheiten und persönlichkeitsbezogene Leiden erzeugt oder behoben werden können. Es zeigt sich also, daß man keine genaue Trennung zwischen Persönlichkeitsstruktur und Körper vornehmen kann. Eins fließt sehr fein in das andere über – eine beidseitige Wechselwirkung. Diese beeinflußt unser Schicksal. Auch die Motive, die unsere Handlungen bestimmen, ergeben neue Gesichtspunkte (Denken) für neue Verhältnisse, woraus weitere Wandlungen durch vielleicht andere Motive zu weiterem neuen Handeln führen. Jede Tat hat ihre Ursache und umgekehrt. So wird gestaltet, was wir unser Schicksal nennen.

Oft läßt sich die Ursache des Schicksals im Ablauf eines Lebens nicht erkennen. Da es aber keine Ungerechtigkeiten im Weltall gibt, sondern *alles geordnet ist nach Maß, Zahl und Gewicht*, also nach unwandelbaren Gesetzen, werden wir mit der Wahrscheinlichkeit, Vor- und Nachleben zu haben, konfrontiert. Dieses beinhalten auch alle Religionsformen, sofern sie keine »Korrekturen« erfahren haben. Durch die Vorleben (Präexistenzen) wird erklärlich, warum der Mensch einen ganz bestimmten Charakterkern und diesem entsprechende Krankheitsdispositionen hat. Ob sie sich physisch auswirken, ist nur eine Frage der Zeit und der Umstände (Anstoß, Anreizung, Entwicklung, Gedankenwelt und bewußter gesteuerte Gefühlswelt). Wenn der Mensch bewußter lebt, bewußter denkt, müssen sie sich nicht auswirken.

Viele Menschen folgen den Gedanken anderer. So empfinden sie auch bei der Transformation (Umwandlung) zur geistigen Heimkehr eines Menschen tiefen Kummer, anstatt das Erlebnis geistig-seelisch zu verarbeiten und die geistige Gesetzmäßigkeit anzuerkennen mit einer Resonanz tiefer Liebe.

Gram und Sorge wirken auf die Leber und hemmen ihre Arbeit; das ist eine altbekannte Tatsache. Ein Sprichwort heißt: »Dem wütenden Menschen läuft die Galle über.« Wut und Aufregung beeinflussen die Gallentätigkeit durchaus nicht zum Guten! Es lassen sich viele Beispiele anführen, die den Zusammenhang von Krankheit und Charakter (Denken) beweisen und metaphysisch erklären.

Alle Auswirkungen gestalten das Schicksal, ergeben sich automatisch. Ein gesund denkender Mensch wird allgemein – ohne alle Beschwerden, Schmerzen, Unpäßlichkeiten – bei guter Stimmung heiter sein und im täglichen Leben eine bessere und schnellere Arbeitskraft besitzen als einer, der sich nicht wohl fühlt.

Ein Kaufmann, der, in Gram und Schwermut versunken, schwer magenleidend ist, wird selten gute Erfolge haben oder gute Geschäftsabschlüsse tätigen. Ein gutes oder schlechtes Ergehen hängt von uns selbst ab.

Auch in dieser Beziehung ist die Handdiagnostik von großem Wert, weil man durch sie das Woher und Warum, die geistige, seelische und physische Konstitution und Einstellung herausfinden kann. Sie ist klar, einfach, leicht erkennbar und erfaßt in kurzer Zeit fast alles in allem.

Intuition oder ein Einfühlen ist hierfür nicht erforderlich. Wem die wechselseitige Wirkung von Denken und Krankheit nicht deutlich genug ist, dem will ich es hier noch genauer erklären.

Jede Wandlung im Gefühls- und Gedankenleben unserer Persönlichkeit ruft, weil sie geistiger Natur ist, Änderungen im Gesamtorganismus hervor, also auch in der Hand, mögen diese »Eindrücke« und Änderungen auch noch so feiner Natur sein. Die sich immerwährend vollziehenden feinen und feinsten Schwingungen und Schwankungen in unserem Organismus kommen uns durch die sehr feinen Wechselwirkungen nicht zu Bewußtsein, wenn wir nicht ständig darauf achten und uns selbst studieren. Sie lassen sich jedoch messen. Die Wechselwirkungen der Kräfte von Aufbau und Verfall können wir deutlich beobachten, zum Beispiel bei Gesundheit, Freudigkeit und Krankheit, Traurigkeit, Gram, Sorge, Ärger oder Wut. Die Verfassung eines gleichmäßig sich stetig regenerierenden Aufbaus mit minimalstem Abbau nennen wir Harmonie und Gesundheit. Keine Materie ohne Abbau. Alles hat zwei Pole; im Weltall existiert nichts Einseitiges.

Ob wir uns wohlfühlen oder krank sind, hängt davon ab, wie wir die Polarität regulieren. Man sollte das Wort »krank« nicht immer mit Schmerz oder Bettlägerigkeit in Verbindung bringen. Im allgemeinen ist es schwer, die Grenze zwischen »gesund« und »krank« zu ziehen, denn die meisten Menschen meinen, wenn sie krank sind, müßten sie auch Schmerz empfinden. Das ist ein großer Irrtum. Schmerzen sind der Warnruf des Körpers. Wenn Schmerzen fühlbar sind, hat das Leiden längst das Anfangsstadium (Krankheitsanlage oder -neigung ist im Unbewußten schon vorhandene Krankheit) überschritten. Bekannt ist beispielsweise, daß man bei Gallen- und Nierensteinen anfangs keinen Schmerz fühlen muß, obgleich die Steine schon recht groß sein können. Man kann auch 20 Jahre bettlägerig sein oder einen Mund voll hohler Zähne haben, ohne daß Schmerzen auftreten müssen.

Das ist krank, weil *nicht* gesund. Ähnliche Beispiele gibt es häufig; jeder kann sie herausfinden.

Viele nervöse Menschen sind durch ihre Geschäftigkeit und ihren pausenlosen Einsatz einem Zusammenbruch nahe. Nervosität betrachtet man als »Zeichen der Zeit«, während ein Zusammenbruch, die Erschöpfung, als Krankheit erkannt wird. Ein oft jähzorniger Mensch führt uns zur Überlegung, daß auch er durch ungesteuerte Überenergie (Übererregbarkeit) krank ist. Ein gesunder und deshalb auch harmonischer Mensch wird nicht jähzornig sein.

Hinter allem verbirgt sich ein tiefer Grund. Unausgewogene Charaktereigenschaften beeinträchtigen den Organismus; Zirkulationsstörungen sind die Folge. Zuerst setzt eine Hemmung ein, dann folgt die Spannung beziehungsweise Verspannung, daraufhin der Zusammenbruch (Hypertonie).

Ärger, Gram und Kummer erzeugen chronische Stauungen, die hemmend auf die Zirkulation einwirken und das Gewebe austrocknen, welken lassen, wodurch die Haut erschlafft und ein blasses, graues Aussehen – bei brünetten Menschen mit einem grünlichen Schimmer – erhält.

Eine Verschlackung stört das allgemeine Wohlbefinden, wodurch sich auch Nieren- und Gallensteine bilden können, zumal wenn fortgesetzter Ärger diesem Prozeß zugrunde liegt.

Feinnervige Menschen, die Erholung suchen, benötigen ein harmonisches Umfeld. Alleinsein im Wald, an der See, im Gebirge, fern von Menschenansammlungen wirkt aufbauend und regenerierend. Innere seelische Harmonie ist die Voraussetzung für jede Genesung. Ein nur materiell nach außen gerichtetes Denken läßt die inneren Werte verkümmern; brach liegt die innere Quelle, woraus Seele und Geist Kraft schöpfen. Verkümmert die Persönlichkeit, erkrankt der Körper. Die Seele bleibt inaktiv und kann sich nicht entfalten, wodurch sie die feinen Energien des Lebens nicht zirkulieren läßt.

Es ist bekannt, daß jedes organische Energiefeld chemischer Natur ist, ständig über den Stoffwechsel bewegt, den Umwandlungsprozeß integriert. Jede Störung, sei es von innen oder von außen, behindert die Ordnung. Sie zu erhalten sollte jeder Mensch bemüht sein. Die Verdauungsorgane sind bei vielen Menschen in den Funktionen behindert. Was die Persönlichkeit innerlich nicht verdaut, umwandelt, integriert, findet im Verdauungsprozeß (Stoffwechsel) Niederschlag. Auch die Drüsenfunktion ist für die Gesunderhaltung sehr wesentlich.

Die Leber als »Blutreinigungszentrale« produziert Säfte, die unter anderem zur Verdauungsregelung erforderlich sind. Läßt die Leberfunktion nach, ist die Folge davon Schwellung, Schrumpfung, Verstopfung ihrer Gefäße, Lähmung ihrer Nerven. Der gesamte Organismus erleidet eine Stauung, weshalb nicht nur Verstopfung, sondern auch eine Kristallisierung im Sinne einer Verhärtung einsetzt: Arterienverkalkung und Gicht.

Zur Erhaltung einer guten Lebertätigkeit dient – des öfteren eingesetzt, besonders im Frühjahr und im Herbst – eine Heißwassertrinkkur.

Die Niere ist ein anderes sehr wichtiges Organ. Sie enthält etwa 25 000 Glomeruli, die als Filter des Stoffwechsels dienen. Ein Nachlassen ihrer Tätigkeit schadet dem ganzen System: es verschlackt.

Durch eine verminderte Leistung wird auch das Herz betroffen. Herz, Nieren, Magen, Leber, Galle sind in ihren Funktionen voneinander abhängig. Das bestätigt sich auch in der Hand, beispielsweise wenn sich zu einem Zeichen, das Verdauungsstörungen zu erkennen gibt, noch andere Zeichen finden lassen, die auf eine funktionsschwache Leber- und Nierentätigkeit hinweisen. Hinzukommen kann, daß zwei Zeichen für nervöse Herzfunktionsstörung oder Herzschwäche sich anfügen, verursacht durch Gram und Sorgen als nervöse Spannungen. Eine weitere Ursache einer Herznervenschwäche liegt in der Aufnahme von Gift verschiedener Art, sei es Morphium, Chloroform, Äther, Arsen, Aspirin, Veronal als »Medizin«, Nikotin oder Alkohol.

Werden die Organe nicht übermäßig belastet, so kann das Blut in seinem Reinigungsprinzip die funktionelle Ordnung erhalten und die Herztätigkeit unterstützen. Das Bewußtsein dafür wäre jedem zu wünschen. Goethe läßt Mephisto im Faust sagen: »Blut ist ein ganz besondrer Saft.« Das Blut ist das Medium (Vermittler) der feinen aufbauenden Kräfte, die bis in die kleinsten Zellen des Körpers eindringen. Das Blut und die Nerven sind auch die Vermittler zwischen den feinen Astralkräften und dem grobstofflichen Körper. Wären diese beiden Vermittler in ihren Bestandteilen nicht halb astraler und halb stofflicher Natur, könnten sich die geistigen Einflüsse nicht durch Zeichen entstehender Krankheiten darstellen. Es ist verständlich, daß sich in einer Hand mit sehr vielen Linien mehr Zeichen finden.

Um die Schulmedizin zu Wort kommen zu lassen, nachfolgend einige Auszüge aus der Schrift *Handlesekunst und Wissenschaft* des Dr. med. Albert Freiherr von Schrenck-Notzing:

»Von der Berührungs-, Wärme und Schmerzempfindung ist die Muskelempfindung, das heißt die Empfindung der Muskelinnervation, zu unterscheiden, die man auch als sechsten Sinn bezeichnet hat. Dieser ›kinästhetische Sinn‹ besteht in der Empfindung aller von den Muskeln, Bändern und Sehnen ausgehenden Eindrücke, besonders über die Lage der Glieder und von der aktiven oder passiven Tätigkeit und Kontraktionen der Muskeln sowie der Gewichtsunterscheidung. Im allgemeinen bleiben diese Empfindungen unbewußt, aber sie treten mit der willkürlichen Muskelbewegung ins Bewußtsein und werden durch Gewohnheit automatisch. Die motorische Energie, die in den motorischen Nervenzentren zustande kommt, stellt also einen geistigen Vorgang dar. Nun ist die Hand ganz besonders geeignet als Instrument zum Studium des psychomotorischen Prozesses (einer Resultante aus Antrieb und Hemmung), da sich auch das unbewußte Seelenleben in unwillkürlichen Muskelbewegungen, wie sie jeden psychischen Prozeß begleiten, kundgeben kann. Bei den Willensübertragungen des Cumberlandismus hat man ein deutliches Beispiel für die Richtigkeit dieser Theorie.«

»Auch die muskuläre Aktivität der Finger ist das Objekt zahlreicher, wissenschaftlicher Untersuchungen geworden. Mehr noch als die Haut hängt die Muskelbewegung von psychischen Vorgängen ab; sie stellt eine der feinsten und unmittelbarsten physischen Reaktionen auf alle seelischen Vorgänge dar. Die Muskeln befinden sich nach den Feststellungen von Richter immer in einem Erregungs- oder Spannungszustand. Innervationsimpulse durch die motorischen Hirnzentren sind untrennbar mit jedem Sinneseindruck, mit jeder Empfindung und Vorstellung verknüpft. Besonders deutlich tritt dieser Ausdruck des geistigen Lebens in jenem Motilitätsorgan hervor, das wegen seiner relativen Unabhängigkeit und fein differenzierten morphologischen Ausbildung hauptsächlich den taktilen Verkehr des Körpers mit der Außenwelt besorgt, nämlich in der Hand, die stets ein bestimmtes Kriterium für jeweils vorhandene Mentalität abgibt.«

»Die kutane Sensibilität der nervösen Endorgane für die Schmerzempfindung ist ganz verschieden von derjenigen für Berührung, Druck und Temperatur. Die Papillarkörper der Epidermis können in konzentrischer Anordnung zeitweise oder auch andauernd kreisförmig über das Niveau der Haut hervortreten. Geschieht das gleiche bei den Haarwurzeln, zum Beispiel infolge Kälteeinwirkung oder psychischer Emotion, so nennt man das eine Gänsehaut. Psychologische Tatsachen dieser Art gehören zu den notwendigen Kenntnissen der Chiromantie.«

»Ebenso muß dieselbe den Unterschied der Hautfalten von den Kapillarfurchen erkennen und sich hüten vor Verwechslungen der durch Kontraktionen tiefer liegender Bündel von Muskelfasern bewirkten zufälligen Faltungen, die in ihrer Form stark variieren mit den Interpapillarfurchen. Allerdings hinterlassen die ersteren im Laufe des Lebens schließlich dauernde Spuren und Eindrücke auf der Haut. Sie haben auch den Plätzen und Lagen nach entsprechende Gründe ihres Erscheinens, folglich eine Bedeutung, die beachtet werden muß.«

»Krankhafte Abweichungen von der Norm, Ernährungsstörungen, Mißbildungen, überhaupt die ganze Pathologie der Hand in anatomischer und funktioneller Beziehung können wichtige Stichomata für die chirognomische Diagnostik darbieten. Zyanotisches Aussehen der Haut, Gelenkschwellungen, Knochenauftreibungen, Wachstumsstörungen und Deformationen der Nägel lassen Rückschlüsse zu auf bestimmte Erkrankungen (Gicht, Gelenkrheumatismus, Rachitis, Anämie). Auch die Funktionsstörungen der Muskeln gehören hierher, wie beispielsweise Zittern, Lähmungen, Krampfzustände (Akinese und Hyperkinese, Ataxie, Kontrakturen, Schreibkrampf). Pathogene Symptome dieser Art sind klinisch-diagnostisch wertvoll und können zu weitgehenden Rückschlüssen über den gesamten psychischen Habitus der betreffenden Person Veranlassung bieten, ganz abgesehen von der speziellen Erkrankungsform (wie zum Beispiel bei Hysterie und sonstigen Neurosen, Erschöpfungszuständen, Ernährungsstörungen, Geisteskrankheiten [besser: Gehirnkrankheiten]). Auf die degenerativen Abweichungen und anthropologischen Unterschiede der Handtypen möge hier nur hingewiesen sein.«

»Sowohl für das individuelle als auch für das psychosoziale Leben besitzt der menschliche Organismus in der Hand ein Ausdrucksmittel von besonderem Reichtum. Mit einem gewissen Recht weist Anaxagoras darauf hin, daß der Mensch seine Weisheit und seine Überlegenheit größtenteils dem Gebrauch seiner Hand verdanke. Den Ägyptern war die Hand das Symbol der Kraft, den Römern das der Treue. Druck und Geste der Hand bieten ein untrügliches Mittel zum Erkennen individueller Typen. Die Art und Weise, wie man bei der Grußformel ›Guten Tag‹ die Hand reicht, hinterläßt einen bestimmten Eindruck über den Charakter der betreffenden Person, zum Beispiel über ihre Willenskraft, Aufrichtigkeit, Loyalität, über herzliches oder kühles Verhalten, über Zaghaftigkeit, Bescheidenheit, Entschlossenheit oder über Verschlagenheit, impulsives Wesen, über seelisches Gleichgewicht und Erregtheit, innere Ruhe.«

»Nach den Beobachtungen von Vaschide stellt das Muskelsystem der Hand ein zusammenhängendes Ganzes dar und ist als solches dem Einfluß sowohl unterbewußter seelischer Regungen als auch der Suggestion zugänglich. Aber trotz seiner großen Erfahrung ist es diesem Forscher niemals gelungen, auf suggestivem Wege zum Beispiel eine isolierte Lähmung des langen Beugemuskels für den Daumen hervorzurufen oder auch der Strecker für die einzelnen Finger, während es nicht schwerfällt, eine Gesamtparalyse der Hand zu erzeugen. Aus dem Verhalten der Hände läßt sich aber auch leicht die Tiefe des hypnotischen Zustands erkennen, je nach dem Grad der suggerierten Krampf- oder Lähmungserscheinungen.«

»Auch die Hand des Sterbenden hat ihre besondere Psychologie. Ihre Bewegungen sind inkohärent; zur Geste und zum freien Händedruck fehlt oft die nötige Kraft. Der Versuch, die Hand zu schließen, geht in einen Krampf über. Oft preßt sich die Hand im Bettuch fest, eine Anstrengung, die das schwindende Bewußtsein festhalten soll, um sich herauszureißen aus der drohenden geistigen Umnachtung. Der Krampf der Streckmuskeln begleitet das letzte Aufgebot nervöser Energie. Die Dissoziation der muskulären Synergie, deutlich erkennbar an den Händen, wird zum Vorboten der Agonie; und das Ende ist begleitet von Krampfzuständen des ganzen Körpers.«

»Aus den vorstehenden kurzen Bemerkungen läßt sich bereits ersehen, in welcher Weise sich der menschliche Geist durch die Hand offenbaren kann. Es ist daher begreiflich, wenn die christliche Sekte der Barbariten die Behauptung aufstellte, daß die Hand eine Synthese des ganzen menschlichen Lebens darstelle.«

»Man kann schließlich in der Ausübung dieser Kunst so weit gehen wie Sicler, für den die ganze Handfläche eine Hieroglyphensprache darstellt, die er abzulesen verstand wie die Seite eines Buches. Vom mittelalterlichen Arzt wurden auch aus der Besichtigung der Hände Diagnosen und Prognosen gestellt (dies ist heute noch im Orient üblich).«

»Auch die Hand kann uns nach Analogie der Psychoanalyse intime Seiten unseres Seelenlebens entschleiern, nicht nur durch die am lebendigen Muskelspiel zum Ausdruck gelangenden psychischen Elemente, sondern auch durch den bleibenden, anatomisch fixierten Niederschlag bestimmter geistiger Qualitäten und gewisser Erlebnisse des Organismus (Krankheiten, berufliche Tätigkeiten). Auch die Hand ist im Laufe der individuellen Entwicklung einer Metamorphose unterworfen. Die Hand des Kindes von sechs Jahren ist eine andere als diejenige einer erwachsenen Person. Die Hand eines Mädchens ist eine andere als dieselbe Hand während des Zustandes der Gravidität. Das veränderliche Netz der Handlinien hat also eine psycho-biologische Bedeutung. Der ganze Mechanismus des Muskelspiels, der Unterschied in der Beweglichkeit der Gelenke, der Ernährungszustand der Haut mit dem darunterliegenden Zellgewebe bestimmen den Charakter und Verlauf der Linien, Furchen und Falten auf der Hand, die im Laufe des Lebens konstanten Änderungen unterworfen sind, aber dennoch mit ihren bleibenden Merkzeichen eine Art Gedächtnis für vergangene Erlebnisse darstellen.«

»Richtige Feststellungen aus Vergangenheit und Gegenwart haben für den Ratsuchenden selbst nur den Wert einer Nachprüfung der vorausgesetzten divinatorischen Begabung. Aber die wenigsten würden sich allein damit zufriedengeben. Offenbar fällt ein bestimmter, nicht durch Zufall erklärbarer Bruchteil von richtiger Zukunftsprognose nicht in den Rahmen banaler Prophezeiungen über das Eintreffen sich stets wiederholender Lebensvorfälle und Schicksale; dafür sprechen zahlreiche Zeugnisse zuverlässiger Berichterstatter.«

»Wie wir gesehen haben, hat sowohl die Handlesekunst, besonders wenn man die Chirognomie dazu rechnet, als auch die Graphologie eine reelle Unterlage, ja eine wissenschaftliche Begründung.«*

Obige Ausführungen des Herrn Dr. Schrenck-Notzing nehmen Bezug auf die Forschungen des Franzosen N. Vaschide. Die in dem genannten Buch aufgeführte Statistik Vaschides beweist in ihren recht traurigen Ergebnissen in bezug auf die Richtigkeit der Diagnosen, daß nicht sehr viel Erfahrung vorhanden war und daß Vaschide angeblich von Personen, die sich Chirologen nannten, wahrscheinlich aber auch aus den alten Büchern der »Überlieferungen« schöpfte. Was soll Vaschide auch an wirklich Gutem bringen, wenn er bei solchen Menschen seine Studien zu machen sucht, die intuitiv, aber nicht rein sachlich lesen?

Die Erkenntnis der metaphysischen Energien (die Sichtbares und Unsichtbares verbinden) und ihre Einflüsse auf die Persönlichkeit, auf den Charakter und die Krankheiten des Körpers sind uralt und zum Teil noch bewahrt worden. Von seiten einiger Gelehrter beginnt man, auf die Möglichkeiten dieser Einflüsse hinzuweisen.

Besonderes

Betrachten wir im alltäglichen Leben die Gesichter der Menschen, denen wir begegnen, so fällt eine gewisse Verschiedenheit auf, die sich im Ausdruck, in der Farbe im ganzen oder auf einzelnen Stellen oder in der Bewegung einzelner Partien bemerkbar macht. Wer tiefere Kenntnisse der Körperkunde besitzt, weiß diese Zeichen und Anzeichen zu lesen, zu verstehen.

Was man in dieser Richtung vom Gesicht sagen kann, gilt auch, wenngleich etwas eingeschränkt, von den Händen. Schon bei einem Händedruck erkennt man einiges, wenn man aufmerksam ist, sogar sehr viel. Auch sieht man an der Farbe der Hand große Verschiedenheiten im Ausdruck, in Form und Farbe, besonders dann, wenn mehrere Hände verglichen werden. Es ist ganz natürlich, daß sich die Beschaffenheit einzel-

---

* Hierzu lese und studiere man Ernst Issberner-Haldane: *Die Kunst, aus der Hand zu lesen. Ein Lehr- und Übungsbuch zur Persönlichkeitsanalyse* (im Verlag Hermann Bauer erschienen).

ner Organe auch in der Hand zeigt. Warum sollte sie sich nur im Gesicht oder in der Iris zeigen?

Die Natur ist immer vielfältig. Jede Zelle enthält die ganze Konstitution, das heißt, die Gesamtkonstitution ist aus jeder einzelnen Zelle erkennbar. Wo Form ist, da ist auch Gesetz. Aller Formenausdruck ist Gesetzmäßigkeit. Das Äußere ist Form und Ausdruck des Inneren (der Persönlichkeit), deshalb kann auch im Inneren nicht das sein, was man äußerlich nicht erkennen kann.

Aus den Schädelformen (Phrenologie) erkennt man, daß jede Stelle am Kopf den Sitz einer bestimmten Eigenschaft oder Fähigkeit anzeigt. Ist diese Stelle stark ausgeprägt, wird auch die betreffende Eigenschaft stark ausgeprägt sein; ist sie flach oder eingefallen, so ist die Eigenschaft weniger ausgebildet. Ist eine Nase in der Jugend nach innen gebogen und mußte der Betreffende später durch eine harte Lebensschule gehen, wird man auch beobachten können, daß der Nasenrücken eine Biegung nach außen annimmt. So ist es überall: Verkümmerung – Entwicklung. Daher läßt sich die Kopfform durch Arbeit und Entwicklung an sich selbst (im geistigen Sinne) beeinflussen, umformen; Zeitdauer: etwa fünf Jahre.

Auch bei der Hand ist solches durch geistige Arbeit möglich, doch in weit beschränkterem Maße. Die Zeitdauer hierfür beträgt etwa 15 Jahre, für den Daumen weniger. Ich meine hier selbstverständlich nur Formung in bezug auf Plastik allein. Körperliche Arbeit hat kaum nennenswerten Einfluß. Manche Menschen glauben aber, daß sie durch schwere Arbeit Deformationen ihrer Hände oder Finger erhalten haben. Demgegenüber könnte man anführen, daß die Nägel an einem oder einigen Fingern andere Formen und Biegungen (Wölbungen) haben als die restlichen. Das gibt es, aber nicht durch Arbeit, sondern dadurch, daß die einzelnen Finger und Fingerglieder und auch einzelne bestimmte Teile im Handteller mit den entsprechenden Organen im Körper in enger Verbindung stehen. Hat ein Fingerglied, ein Nagel oder eine Stelle in der Hand eine besondere Formation oder ein Zeichen, so schließt man auf das hierfür in Betracht kommende Organ. Ich erkläre dies weiter unten genauer. Gewiß kann man aus der Hand, die wenig mehr als die Hauptlinien aufweist, auch nur wenig erkennen, jedoch manches an Form und Nägeln. Was ist nötig, um sich diese Art der Diagnostik anzueignen?

Gutes Unterscheidungsvermögen und gute Augen, guter Verstand, Kombinationssinn, gutes Gedächtnis, denn man muß alle Zeichen auswendig kennen, Farbensinn, um die Färbung der Haut und der Linien zu unterscheiden und nicht zuletzt: die Praxis. Mit der Praxis kann man sofort beginnen; es gibt überall viele Gelegenheiten. Schon nachdem man wenige Hände genau angesehen hat, wird man die Unterschiede und Merkmale erkennen, besonders bei den Nägeln, und die Leichtigkeit und Zuverlässigkeit dieser Methode. Zum Abschluß dieser Einführung zeige ich noch einige Prinzipien auf, die man unbedingt beherrschen sollte, um zuverlässig zu sein.

1. Es gilt für jede Art von Diagnostik: Sind Merkmale einer Krankheit erkennbar, dann ist auch das Leiden vorhanden. Das Leiden kann aber auch vorhanden sein, ohne daß das Zeichen zu erkennen ist.
2. Ist ein Zeichen erkennbar, suche man nach weiteren, die das erste bestätigen. Diese Zeichen befinden sich in der Hand an verschiedenen Stellen.
3. Ein Zeichen besagt eine leichte Disposition, mehrere das Vorhandensein einer Krankheit.
4. Das Vorhandensein der Zeichen heißt noch nicht, daß die Krankheit schon aufgetreten ist. Sicher aber ist, daß die Disposition zu dem betreffenden Leiden tatsächlich vorhanden ist.
5. Alles im Weltall muß zuerst geistig vorhanden sein, erst dann materialisiert es sich. So sind auch alle Krankheitsdispositionen auf der Gedankenebene vorhandene Krankheiten. Wann sie sich körperlich bemerkbar machen, ist nur eine Frage der Zeit. Dies kann bald sein (je nachdem, ob die Umstände, Reizung, Entwicklung, Bedingungen dazu drängen); es muß nicht sein, wenn der Betreffende sich (geistig und physisch, das heißt vorbeugend durch Denken und Tat) rechtzeitig darauf einstellt.
6. Man muß immer beide Hände beachten, analysieren; oft ist in der einen Hand mehr zu sehen als in der anderen Hand; außerdem ergänzen sich beide.
7. Vererbungszeichen in der linken Hand zeigen die Dispositionen an, die der Betreffende aus der mütterlichen Generation übernommen hat.
8. Vererbungszeichen in der rechten Hand zeigen die Dispositionen an, die der Betreffende aus der väterlichen Generation übernommen hat.
9. »Generation« bedeutet hier nicht nur die direkte Linie der Vorfahren, sondern auch alle ihre Verwandten: Vater, Großvater, Urgroßvater und weiter zurück oder der Bruder des Vaters, Schwester, Onkel, Tante, Mutter, Großmutter, Urgroßmutter.
Dies gilt auch für die mütterliche Generation. Es ist bekannt, daß man viele Eigenschaften und Leiden besonders von Onkel, Tante

oder Großeltern übernimmt. Außerdem mag man beobachten, was ich oft fand: Wenn ein Onkel oder eine Tante stirbt, wird der Neffe oder die Nichte krank (siehe Periodenlehre).

10. Man vergesse nicht zu unterscheiden: Was ist durch Unfall deformiert, was ist angeboren.
11. Das Übergangsstadium zwischen Jugend und Alter, oder zwischen erster und zweiter Lebenshälfte in bezug auf Handzeichen, zwischen linker und rechter Hand, liegt zwischen dem 28. und 30. Lebensjahr. Anzuwenden auf folgende Art: Ein Zeichen für Hysterie, in der linken Hand angelegt, in der rechten nicht, bedeutet: Disposition zu Hysterie ist vorhanden, verliert sich aber im Alter von etwa 28 Jahren. Ist das Zeichen nur in der rechten Hand, bedeutet es: Die Disposition zu Hysterie wird sich in den ersten 28 Jahren nicht auswirken, doch besteht die Gefahr, daß sie sich nach dem 28. Jahr stärker zeigt und zur Auswirkung drängt.

Krankheitsmerkmale, die nicht Vererbungszeichen sind, gelten in der linken Hand sehr oft für die linke Körperhälfte, solche in der rechten Hand für die rechte Körperhälfte. Ich möchte an dieser Stelle besonders darauf hinweisen, sich nicht von »neueren Forschern« irreleiten zu lassen, die etwas anderes in bezug auf die Erbmassenverteilung in den Händen behaupten. Meine Erfahrungen auch in dieser Hinsicht sind mehr als zehntausendfach von mir und anderen erprobt und einwandfrei bestätigt worden.
12. Menschen mit sehr vielen Linien in den Händen sind immer feinfühliger, sensitiver und reagieren besser auf die ihnen entsprechenden feinstofflichen und geistigen Heilweisen wie zum Beispiel Homöopathie, Elektrotherapie in Verbindung mit Homöopathie, Biochemie, Kräutermedizin, Isopathie. Auch Vibrationsmassage und Magnetismus sind geeignete Anwendungen; alle Gifte (allopathisch) wirken hier in verstärktem Maße schädigend. Obige Heilsysteme gelten für alle Handeigner spiritueller und spirituell-materieller Natur. Für die konstitutionell stabileren (materiellen) Handeigner sind eher konzentriertere Naturheilmittel (Biochemie) geeignet.

Dazu möchte ich auf folgendes hinweisen: Hypnose wirkt bei spirituellen Menschen stärker als bei rein materiellen, ist aber in jedem Fall abzulehnen, denn sie heilt kein Leiden! Organische Veränderungen können nie durch Hypnose geheilt werden, andere ebensowenig. Man kann Gewohnheiten abschwächen, doch ohne Eigeninitiative des Handeigners kommt es zu Rückfällen. Ebensowenig läßt sich der Wille eines Menschen durch Hypnose stärken (siehe Länge des ersten Daumengliedes). Derjenige, der sich hypnotisieren läßt, muß sich naturgemäß dem Willen des Hypnotiseurs unterordnen, macht sich selbst also dadurch willensschwach. In dieser Willensschwäche wird der in Hypnose Befindliche zumindest während der Behandlung gehalten. Immer aber kann der Hypnotiseur den Hypnotisierten später noch beeinflussen, ganz wie er will und wozu er Lust hat. Das sollte doch besonders zu denken geben. Hypnose dürfte eigentlich überhaupt nur zu einem Zweck angewendet werden: zur Narkose. Sonst nie, weil sie eine Vergewaltigung ist und den Willen schwächt.

Hypnose ist jedoch nicht zu verwechseln mit Magnetismus!

Krankheit in bezug auf Mentalität

Sexualität steht immer in enger Verbindung mit dem schöpferischen Geist. Ein Mißbrauch der Geschlechtskraft hat ernste pathologische Folgen. Zu solchen Erscheinungsbildern gehören zum Beispiel Syphilis, Lungenleiden und Aids.

Sind bei einem Menschen die mentalen Kräfte vorherrschend, treten die Sexualkräfte zurück. Sind die Sexualkräfte vorherrschend, bleiben die mentalen Kräfte latent. Die Hautbeschaffenheit ist ein bedeutsames Merkmal für das Verhältnis von Sexualität und Mentalität. Ist die Epidermis normal durchlässig, wird auch die Lunge kräftig sein. Ist die Epidermis sehr durchlässig, ist die Lungenkraft schwächer.

Die geologischen und klimatischen Verhältnisse gestalten die verschiedenartige Welt der Formen und ihrer Strukturen, Fauna, Flora, Tierwelt sowie die Mentalität des Menschen. Die Natur enthält in ihrem Gesetz die Intelligenz der Anpassung. Die Haut wirkt wie ein Schutzschild für einen Organismus. Sie bildet die Grenze zwischen Innen- und Außenwelt. Ihre Beschaffenheit kann sehr unterschiedlich sein; die Funktion bezieht sich auf Atmung und Ausscheidung und ist ein Spiegelbild des Stoffwechselgeschehens. In wärmeren Zonen ist die Epidermis durchlässiger, und die Lungen sind weniger kräftig. Infolgedessen sind Hautatmung und Ausscheidung verstärkt (Schwitzen), so daß venerische Krankheiten kaum entstehen können. Denk- und Verhaltensweise: emotional.

In kälteren Regionen ist die Haut weniger durchlässig und die Lungentätigkeit aktiver. Um den Stoffwechsel anzuregen, ist ausreichend Bewegung erforderlich. Wird das Gesetz der natürlichen Anpassung nicht beachtet, wirken sich venerische Krankheiten gravierender aus. Denk- und Verhaltensweise: intellektuell.

In den kalten Regionen der Hochgebirgsebenen ist die Haut am wenigsten durchlässig. Störungen des Stoffwechsels im Sinne einer chronischen Verhärtung finden sich hier am häufigsten. (Mentalität: Denk- und Verhaltensweise vorwiegend nachahmend.) Ein heißes Klima reizt die Emotionen schneller an, während sie in einem kalten Klima zurückgehalten, gehemmt werden und sich schließlich in unerwarteten Handlungen äußern.

In einem gemäßigten Klima gelingt es naturgemäß am ehesten, die Emotionen zu disziplinieren. Der Zusammenhang zwischen Klima und Mentalität bestätigt sich.

Länger andauernde klimatische Veränderungen wirken sich auf den Organismus des Menschen einschneidend aus. Die Notwendigkeit der Anpassung erfordert viel Energie, der Mensch ist anfälliger für Krankheiten.

So vielfältig sich die Natur in ihrer Erscheinungswelt zeigt, so vielfältig sind die Bewußtseinszustände des Menschen.

Aufgrund seiner Konstitution und seines Charakters, seiner vorhandenen Fähigkeiten sowie seines seelisch-geistigen Bewußtseins, seines Umfeldes und seiner Geburtsstätte kann der Mensch wählen zwischen einem dem Sinnengenuß zugewandten Leben und einer geistig bewußten (mentalen) Entwicklung. Einsicht und Reife fördern sein geistiges Bewußtsein.

Wie und wodurch entstehen Zeichen?

Es ist eine allgemein anerkannte Tatsache, daß jeder Körper strahlt. (Siehe auch die Forschungen von Dr. Karl Freiherr von Reichenbach, 1788–1869.) Die Ausstrahlung des menschlichen Körpers wird »Od-Strahlung« oder »Aura« genannt. Wo etwas ausstrahlt, strahlt auch etwas nach innen zurück. Alles ist Wechselwirkung. Die Größe und Stärke der Körperstrahlung beim Menschen wächst mit dem Grad der geistigen (spirituellen, nicht intellektuellen) Erkenntnis und mit der Quantität des persönlichen Magnetismus, der allerdings vom Wohlbefinden und darum von der Gesundheit abhängig ist. Bei einem gesunden Menschen strahlen diese Kräfte im rechten Winkel. Bei einem Kranken ist die Richtung der Strahlung direkt dem Erdboden zugewandt.

Um den Kopf ist die Aura bedeutend größer. Hier werden die äußeren Einwirkungen aufgenommen und auf das Kleinhirn, das Unbewußte, und von dort auf das Großhirn (Tagesbewußtsein) übertragen. Einflüsse wie Schreck, Freude, Gram und andere empfinden wir durch das Sonnengeflecht (Solarplexus), mit dem wir im Traum auch schauen, hören, wortlos sprechen und erleben. Dieses Erleben durch Empfinden der Seele geht über auf das körperliche Gefühl. Das geschieht in folgender Weise: Das seelische Erleben ergibt eine seelische Vibration in verschiedenen Stärkegraden, von der zartesten, kaum bewußten Schwingung bis zur stärksten Erschütterung. Diese Vibrationen teilen sich unmittelbar dem feineren Nervensystem des Solarplexus mit und werden von hier aus weitergeleitet zum Zentralnervensystem, das mit der Blutbahn und den einzelnen Organen zusammenhängt. Sie beeinflussen bei Gram und Sorge die Leber, bei Ärger und Wut die Galle. Daraus resultieren die chronischen Störungen oder Leiden dieser entsprechenden Organe.

Bekannt ist, daß die Hände schneller auf Impulse des Gehirns reagieren als andere Organe des Körpers, ausgenommen die Augen, die Lippen und die Zunge. Da zwischen Hand, einzelnen Organen und Gehirn verschiedene Nervenzentren zwischengeschaltet sind, die ständig aktiviert werden, befinden sich in der Hand auch viele unterschiedliche Linienkonstellationen und Zeichen. Sind nur wenige Linien und Zeichen vorhanden, ist auf eine robustere Natur zu schließen, die auf die feinsten Schwingungen nicht reagiert.

Bild 1/1, Seite 124 zeigt die Strahlungen der Hand und der Finger. Unter den Fingerwurzeln und am Handrand entlang sowie auf dem Daumenballen sehen wir die Nervenzentren, die unter sich – aneinandergereiht – und durch das große Zentrum in der Handmitte verbunden sind.

Auf der Innenhand (Bild 1/1, Seite 124) stellen die Kreise in der Mitte ein sehr empfindsames Nervenzentrum, eine Membrane, dar, das eng verbunden ist: C mit dem Herzen, B mit dem Magen und A mit den Geschlechtsorganen.

Bei schüchternen Menschen werden durch innere Erregung erhöhte Vibrationen ausgelöst, die in Handschweiß ihren Niederschlag finden. Bezüglich innerer Erregungen bestehen auch Verbindungen der Handnerven zu Herz und Geschlechtsorganen.

Es ist eine bewiesene Tatsache, daß bei einem sechs bis acht Wochen alten Embryo schon die Hauptlinien in den Händen in ihrer Grundformation genau eingezeichnet sind. Die Grundformen sind bei allen Menschen verschieden, individuell. Sie haben ganz bestimmte Auswirkungen und Bedeutungen. Wer den Sinn der Einzeichnungen versteht, weiß auch um die Ursachen. Die Bedeutungen und die sich immer wieder bestätigenden Ergebnisse (laut Statistik) sind durch jahrzehntelange praktische Forschungen von mir festgelegt worden. Es ist demnach erwiesen, daß die Linien und Zeichen nicht durch Handfaltungen entstanden sind.

Die Hauptlinien sind gebildet, lange bevor die Papillarlinienmuster sich bilden, und werden durch diese nicht beeinflußt, ebensowenig wie sich die Bildung der Hauttextur durch die zwischen ihnen hindurch verlaufenden Hauptlinien beeinflussen läßt. Auf der Abbildung 1/2, Seite 125, ist beides sehr deutlich zu sehen. Diese feinen Papillarlinien der Hauttextur geben – je nach dem Grad der Feinheit – zusammen mit dem Handtyp die »Niveau-Unterschiede« hinsichtlich des Bewußtseins in geistig-seelischer Beziehung zu erkennen, was besonders bei der Psychodiagnostik zu beachten ist.

Da ein Embryo noch kein Persönlichkeitsbewußtsein besitzt, wohl aber schaffende geistige Kräfte, die in Ursache und Wirkung aktiv sind, müssen die Ursachen, die durch gesetzmäßig entsprechende Linien in Erscheinung treten, in einer Präexistenz liegen. Gesetz und Planmäßigkeit bestimmen das Weltgeschehen, im Makrokosmos wie im Mikrokosmos.

Vibrations- und Erlebnisfähigkeit sind von der Feinnervigkeit abhängig, nicht jedoch von der magnetischen Kraft des Körpers. Es kann ein Mensch stark magnetisch strahlen, ohne tiefere Erlebnisfähigkeit zu besitzen. Die Intensität der magnetischen Kraft ist von der Wärme und Fülle des Blutes abhängig.

Je feinnerviger ein Mensch ist, um so größer ist seine Empfindungsfähigkeit. Die Empfindungs- und deshalb auch Erlebnisbereitschaft wird durch nur-materielles oder durch nur-intellektuelles Denken abgestumpft bis fast zu ihrem völligen Verlust. Menschen, die sich von ihrer Empfindungswelt abwenden, stellen sich auf Gefühls- beziehungsweise Empfindungsstumpfheit ein oder, wie ich es bezeichne, auf »seelische Dickfelligkeit«. Hierdurch wird die seelische Entwicklung wohl hinausgeschoben, verzögert, aber nicht aufgehoben.

Tiefer empfindende, erlebnisfähige Menschen haben linienreiche Hände, seelisch weniger bewußte und erlebnisärmere Menschen besitzen weniger Linien und Zeichen, ausgenommen die drei bis vier großen, gut gezeichneten Hauptlinien.

Ebenso wie in der Graphologie »Niveau-Unterschiede« zu erkennen sind, verhält es sich auch bei der Chirologie. Die »Niveau-Unterschiede« lassen sich an den Schriftzügen oder in der Linienführung unterscheiden.

2. Nageldiagnostik

Zur besseren Übersicht dient Bild 5, Seite 131 bis 134, Zeichnungen von Nagelformen für die Nageldiagnostik. Über den Zeichnungen des Nagels sind die Wölbungen des Nagels dargestellt, die es mit zu beachten gilt. Die Diagnosen nach Form und Farbe der Nägel beschreibe ich im folgenden.

Der Bau des Nagels gleicht korbflechtartig zusammengepreßten Lagen von Haaren, die über kleine Drüsen ernährt werden.

Die Unterseite der Nagelfläche ist mit dem Finger leicht verwachsen; die Nagelwurzel reicht etwas tiefer. Wachstum und Nagelform richten sich nach der Beschaffenheit des Nagelbetts (Stauungen oder Ablagerungen). Die Tatsache, daß in den Fingerspitzen und Fingerballen unzählige Nerven enden und die große Empfindungsfähigkeit sowie Empfindlichkeit der Taststellen bewirken, läßt darauf schließen, daß die Nagelwurzel und auch die Unterseite der Nagelplatte sehr eng mit dem Blutkreislauf und Nervensystem in Verbindung stehen. Dies bestätigt sich durch das Erscheinen der kleinen weißen oder farbigen Flecke und Rillen, die mit dem Nagel in drei Monaten hinauswachsen. Wir haben drei Stellen, die uns die Beschaffenheit der Ausscheidungen des Körpers, die von der Qualität des Blutes abhängig ist, zu erkennen geben: die Fingernägel und -spitzen, die Haare und die Haut. Ist die Drüsentätigkeit schwach, läßt auch die Funktion von Leber und Nieren nach. Das hat zur Folge, daß die Schlacken der verbrauchten Stoffe aus dem Körper nicht auf natürlichem Wege ausgeschieden werden, sondern sich häufen und festsetzen. Zu diesen Schlacken gehören auch Kalk und Harnsäure. Die im Blut vorhandene Schärfe der Harnsäure macht sich auch im Schweiß bemerkbar. Manchmal wird sie von der Kopfhaut ausgeschieden; die Haare ergrauen, sterben ab, fallen aus. Auch Schuppen oder Grind gehören zu dieser Erscheinung (oft eine Folge von Skrofeln), gleichfalls kariöse Zähne und gespaltene Haare. Eine Behandlung der Symptome bleibt erfolglos, wenn die Ursache nicht erkannt und behandelt wird (Ausleitung der Giftstoffe, Blutreinigung).

Sind im Finger Ablagerungen vorhanden, beeinflussen sie das Wachstum des Nagels. Die Art der Ursache läßt sich an Form und Aussehen des

Nagels und des Fingers erkennen. Beispielsweise verdicken Kalkablagerungen das Nagelglied seitlich unterhalb der Nagelwurzel (unabhängig von einer mechanischen Einwirkung), so daß diese Finger oft mit dem knotigen Handtyp verwechselt werden.

Nicht jeder Finger einer Hand muß dieselben Merkmale und Nagelformen aufweisen. Haben alle Finger jedoch die gleiche Nagelform, kann wohl eine Störung vorliegen, die aber durch eine gute Gesamtkonstitution nicht in Erscheinung tritt. Eine gestörte Nierentätigkeit ist zuerst am Ringfingernagel (gewölbt) zu erkennen. Die Beschaffenheit des Nagels ist mit zu bewerten. Die Beschaffenheit (kräftig, hart, weich, spröde) gibt Aufschluß über die Konstitution der Knochen. Wenn die Fingernägel kräftig und etwas biegsam sind, ohne zu brechen oder leicht einzureißen, bestätigt es eine gute und gesunde Knochensubstanz. Sind die Fingernägel leicht brüchig und spröde, sind es auch die Knochen. Sind die Nägel sehr dünn und biegsam, sind die Knochen, besonders die Wirbelsäule, sehr schwach. Besteht ein Mangel an knochenbildenden Substanzen, wie Kalk und Kieselsäure, wird es am Nagel offensichtlich.

Der *normale* Nagel muß eine glatte Nagelfläche, ohne Riefen und Rillen, einen natürlichen Glanz, rosa Färbung und eine leichte Wölbung, Elastizität und einen normal großen Nagelmond (1/8 des Nagels) haben.

Die *Nagelmonde* sind eine hellscheinende Substanz, die durch gesunde Herzkraft erzeugt wird. Läßt die Herzkraft durch geschwächte Herznerven nach, wird die Zufuhr der weißen Substanz geringer, und der Nagelmond wird kleiner bis zum gänzlichen Verschwinden. Es ist ein Zeichen für Herzneurose (Herznervenschwäche). Je kleiner der Nagelmond, desto größer die Herzneurose. Sind jedoch die Nagelmonde durch Überaktivität der Herzkraft zu groß, ist die weiße Substanz entsprechend groß, was eine Tendenz zu Herzschlag bedeutet.

Die *Nagelhaut* befindet sich zwischen Nagel und Nagelbett. Sie dient als Schutz für die Nagelwurzel, ebenso wie die Augenbrauen und Wimpern die Augen vor Stirnschweiß und anderen Verunreinigungen schützen. Wird die Nagelhaut entfernt, dem Nagelbett der notwendige Schutz genommen, tritt ein Verlust an Magnetismus auf. Durch die Fingerspitzen entströmen feinere Kräfte. Bei einer Verletzung werden diese überaktiviert. Dasselbe geschieht bei einer Beschädigung der Nagelhaut. Auch die unscheinbarste Wunde muß wieder zuheilen und zieht einen Mehrverbrauch der Kräfte nach sich.

Den verschwundenen Nagelmond (Herznervenschwäche) durch Maniküre sichtbar machen zu wollen, ist müßig, denn er ist nicht mehr vor-

Nageldiagnostik

handen. Bei gesunder Lebensweise ohne Gram und Sorgen werden auch die Herznerven regelmäßig arbeiten und einen wohlgeformten Nagelmond hervorbringen.

Bei der Nageldiagnostik ist genau zu achten auf

die *Form* des Nagels, die man am besten erkennt, wenn man die Hände flach auf den Tisch legt (ob sie kurz, lang, breit, schmal, rund, eckig, oval ist);
das *Profil* des Nagels (normale Wölbung, Halbkreis; flache, scharfkantige, röhrenförmige, klammerartige Wölbung);
die *Zeichen*, die sich auf oder im Nagel befinden: Flecken, Vertiefungen, Erhöhungen, Rillen (längs oder quer), abnorme Bildungen;
die *Farbe* des Nagels (rosa, rot, blaß, weiß, bläulich, blau, gelb, grün, braun, schwarz, fleckig);
die *Konstitution* des Nagels (dick, dünn, zart, biegsam, hart, weich, brüchig, elastisch).

Durch Kombinieren dieser fünf Beschaffenheiten entsteht ein erster Überblick hinsichtlich der gesundheitlichen Verfassung des Handeigners.

Die *Länge* des Nagels wird *nur* nach der angewachsenen Fläche ohne seine darüber hinausreichende Länge beurteilt. Die Wachstumszeit des sichtbaren Nagels beträgt etwa drei Monate im Sommer, drei bis vier Monate im Winter, beim Daumen sechs Monate (Bild 4c, Seite 130).
Zernagte Nägel sind stets ein Zeichen für Nervosität und sekundär für Magenleiden, da durch das Nägelkauen eine in den Nägeln enthaltene, für den Magen giftige Substanz in den Magen gelangt und Störungen verursacht. Ist die Farbe des Nagels dazu noch dunkelrot, ist Blutfülle vorhanden, die auf Heftigkeit, Unzufriedenheit und Nörgelei des Handeigners schließen lassen.
Normale Nägel sind etwas länger als breit; sie sind elastisch, rosa und zeigen eine kleine Wölbung. Die Seitenränder sind eingebettet (Bild 5a, Seite 131).
Kurze Nägel sind normal breit, haben jedoch nur die halbe Länge eines normalen Nagels und sind etwas gewölbt. Diese Form bezieht sich auf organische, angeborene oder ererbte Herzstörungen. Immer eine Abweichung. (Bild 5b, Seite 131).
Sehr kurze Nägel bei Frauen: Ovarienstörung; Dekadenz (Bild 5c, Seite 131).

Seitenränder sichtbar (nicht eingebettet, nicht mit der Haut verbunden): Gravierende Störung im Stoffwechselgeschehen (Bild 5d, Seite 131).

Lange Nägel weisen auf mögliche Störungen im Lungenbereich hin (Bilder 5d und 5e, Seite 131).

Mandelförmige Nägel sind ein Zeichen für Stoffwechselstörung, Disposition zu Lungenleiden; sekundär Disposition zu Diabetes (Bild 5e, Seite 131).

Halbkugelförmige Nägel: Erbliche Belastung, Disposition zu Lungentuberkulose (Bilder 5f und 5g, Seite 131 und 132).

Krallenartig lange Nägel, der Länge nach gebogen; Disposition zu Lungenasthma, oft verbunden mit Intoleranz, Habsucht (Bild 5h, Seite 132), gravierender, wenn klammerartige Krallenbiegung hinzukommt.

Krallenartig kurze Nägel, an den Fingerspitzen klammerartig angewachsen: Disposition zu Herzasthma (Bild 5h, Seite 132).

Krallenartig deutlich kleinere, kurze Nägel: Disposition zu Nierenasthma.

Krallenartige Nägel nur an Daumen und Zeigefinger deuten auf Asthma in der väterlichen Generation, an Mittel-, Ring- und Kleinem Finger in der mütterlichen Generation.

Runder Nagel mit Wölbung nur am Zeigefinger: Skrofulose in der Jugendzeit, lymphatische Diathese (Bild 5i, Seite 132).

Nägel in Dreieckform (unten spitz, oben breit): Rückgratleiden, oft mit Herzleiden verbunden (Bild 5k, Seite 132).

Halbkreisförmig von Rand zu Rand gewölbter Nagel, der sich zuerst am Ringfinger bildet, gibt Nierenstörung zu erkennen. Zeigt sich diese Nagelform an allen Fingern, ist die Nierenstörung bereits chronisch, möglicherweise auch angeboren (Bild 5l, Seite 132).

Kurzer Nagel mit Wölbung bedeutet Disposition zu Nierenblutungen.

Röhrenförmig gewölbte Nägel, oft graulila, gelegentlich auch rosa, bilden sich bei Zelldegeneration (Bild 5m, Seite 132). In der Innenhand befinden sich weitere Merkmale für Zelldegeneration (Bild 32/4, Seite 199).

Seitlich nach oben gebogene Nagelränder mit Wölbung in der Mitte bedeuten Nervenstörungen und Disposition zu Lähmung (Bild 5n, Seite 133).

Löffelartig gebogener Daumennagel, eingezogen bis zum Gelenk, ist ein Merkmal für Alkoholismus bei den Vorfahren (Bild 5o, Seite 133). Ein Handeigner mit diesem Merkmal neigt zu schnellerer Ermüdung.

Keulendaumen weisen immer auf eine Disposition zu Jähzorn, Tobsucht, Aggression. Nicht steuerbare Heftigkeiten können plötzlich und unerwartet auftreten. Der Nagel am Keulendaumen ist immer kurz und breit (Bild 5p, Seite 133).

Wellige Querrillen (Berge und Täler) in den Nägeln: Ausscheidungen von Schlacken aus dem Körper (Bild 5r, Seite 133).

Längslinien bedeuten Darmerschlaffung.

Längslinien bei Rauchern, besonders stark am Daumennagel: mangelnde Durchblutung des Gehirns, die durch Schadstoffe entstehen kann (Bild 5s, Seite 133).

Längslinien mit Verdickungen: Darmerschlaffung und Unreinheiten im Blut; sekundär Milzleiden (Bild 5t, Seite 134).

Feine Längs- und Querrillen (selten!): Disposition zu Wassersucht (Bild 5u, Seite 134).

Vertiefungen (Löcher, wie mit einer Nadel eingestanzt) auf der Oberfläche des Nagels: Milzstörungen (Bild 5v, Seite 134).

Abblättern des Nagels am Ende (wie bei Schiefer oder Glimmer): Würmer (Bild 5w, Seite 134).

Halbgroße Nägel beziehungsweise verkleinerte normale Nägel: Disposition zu Hals-, Bronchialleiden; sekundär zu Unterleibsleiden (Bild 5x, Seite 134)

Kurze aneinandergereihte Striche in Linienbildung quer über dem Nagel (Bild 5z, Seite 134), besonders wenn dazu noch brüchig: Verkalkung.

Nagelmond nicht vorhanden: Nervöse Herzschwäche, Herzneurose (Bild 5c, Seite 131).

Nagelmond zu groß: Neigung zu Herzschlag (Bild 5e, Seite 131).

Nägel dunkelrot: Blutfülle (Neigung zu Heftigkeiten);

Nägel blaß: Blutarmut;

Nägel blaß mit roten Rändern: Stauungen;

Nägel bläulich: schwache Blutzirkulation;

Nägel blau: Herzstörungen;

Nägel mit grünen Flecken: Eiteransammlung in Blut und Muskeln;

Nägel mit gelben Flecken: Gehirnstörungen;

Nägel gelb gefärbt: Leber- oder Gallenstörung, Gelbsucht;

Nägel braun gefärbt: kommen bei schwerem tropischen Fieber (Gelbfieber, Malaria) vor;

Nägel grauschwarz gefärbt oder gefleckt: Quecksilberbelastung; Verschluß oder Verstopfung der Blutgefäße (Embolie, Thrombose). Diese Flecken sind verschwommen und weniger abgegrenzt;

Nägel mit schwarzen oder dunklen Flecken oder Punkten: Gifte im Organismus; oft Vorzeichen einer Blutvergiftung;

Nägel mit weißen Flecken oder Punkten: Ausscheiden von Unreinheiten; Harnsäurebelastung und Nervosität.
Nägel, die leicht einreißen: Unterleibsstörungen.
Nägel hart: Ein Zeichen für feste Knochensubstanz.
Nägel weich oder dünn: Schwache Knochen.
Nägel brüchig: Disposition zu Verkalkung im fortgeschrittenen Stadium. Es ist hierbei zu unterscheiden, ob die Nägel durch Stoffwechselbelastung oder durch Einwirkung von Chemikalien brüchig geworden sind. Der normale Nagel ist elastisch, fest und biegsam, aber nicht brüchig.

Am Kleinen Finger ist der Nagel kleiner als an den anderen Fingern, dem Größenverhältnis entsprechend. Ist der Nagel aber im Größenverhältnis am *Kleinen Finger zu klein* und zu kurz, kann man auf Herzstörungen in früheren Generationen schließen (linke Hand mütterlich, rechte Hand väterlich).

Nagel am Kleinen Finger schmal, dünn, hochgewölbt: Disposition zu Rückgratleiden, keine stabile Konstitution (Bild 5q, Seite 133).

Kleine, dünne und brüchige Nägel mit schmutziger Färbung sind ein Zeichen für Syphilis, die von früheren Generationen übernommen wurde; daher schlechtes Blut.

Verlust des Nagels kann eintreten bei Scharlach, Diabetes, Lepra und Syphilis.

Wenn man bei der Papillardiagnostik unter dem Mikroskop die stark vergrößerte Nagelhaut beobachtet, findet man in dieser viele feine Kanäle, in denen sich das Blut fortbewegt (Bild 4d, Seite 130). Wird die Nagelhaut abgeschnitten oder verletzt, werden es auch die feinen Blutkanäle, und die feinen Kräfte gehen verloren.

Die Zeichen aus der Nagelanalyse werden mit den Merkmalen der Handformen und mit den Linien und Zeichen der Innenhand kombiniert, damit eine vollständige Diagnose entsteht.

3. Erklärung der Bezeichnungen

Für ein gutes Verständnis und um Irrtümer auszuschließen, soll den Lesern, die nur den medizinischen Teil meines Werkes *Die Kunst aus der Hand zu lesen* verwerten wollen, die gebräuchlichen und alten Bezeichnungen der Topographie der Hände, Linien und die Anordnung ihrer Zeichen erklären. Wenn man sie im Gedächtnis behält, kann man sich gut zurechtfinden und entsprechend analysieren.

Die Zeichensymbole der Planeten werden auch in der Astronomie und – um innere Vorgänge zu erklären – in der Astrologie angewandt. Sie sind einfach, kurz und verständlicher als die medizinischen Fachausdrücke. Das vorliegende Buch wurde nicht allein für Experten und Berufsheiler geschrieben.

Die astrologischen Zeichen und Symbole sind auch in der Medizin bekannt, zum Beispiel Mars für das männliche und Venus für das weibliche Geschlecht. Dazu sei auf zwei wertvolle Bücher hingewiesen: *Medizinische Astrologie* von dem Wiener Arzt Dr. Feerhow und *Astromedizin* von Dr. Asboga. Jeder Heiler wird in diesen gutes und brauchbares Material finden und in seiner Praxis nutzen können. Es ist bedauerlich, daß die Intellektuellen mental häufig nicht offen sind für das geistige Wissen, das in anderen Ländern genutzt wird.

Bezeichnungen der einzelnen Finger, Berge und Linien

Daumen	– Daumen
Zeigefinger	– Jupiterfinger
Mittelfinger	– Saturnfinger
Ringfinger	– Apollofinger
Kleiner Finger	– Merkurfinger

Als erstes Fingerglied gilt das Nagelglied, als zweites das darunter sich anschließende mittlere Glied, als drittes das mit dem Handteller verbundene Glied.

Unter den einzelnen Fingern befinden sich Wölbungen, bezeichnet als Berge (Bild 2, Seite 126). Die oberen vier Berge beziehen sich auf die mit ihnen verbundenen Finger. Unter dem Zeigefinger befindet sich also der Jupiterberg, unter dem Mittelfinger der Saturnberg, unter dem Ringfinger der Apolloberg, unter dem Kleinen Finger der Merkurberg, im Anschluß an diesen am Handrand der Marsberg, ihm unterhalb gelegen der Mondberg, dem Mondberg gegenüber (der untere dritte Teil des Daumens) der Venusberg, zwischen Daumen und Beginn der Lebenslinie (im oberen Viertel des Venusbergs) der Kleine Marsberg. Die Ebene unter den oberen Bergen (zwischen Herz- und Kopflinie) wird als Marsfeld bezeichnet.

Auf Bild 6, Seite 135, sind die Haupt- und Nebenlinien der Hand, wie sie normal verlaufen sollen, dargestellt. Beim Betrachten der Hände erkennt man die Linien auch mit abweichendem Verlauf. Zum leichteren Auffinden der Linien wurden bei einigen Handabdrücken die Planetensymbole eingefügt.

    Marslinie (Schwesterlinie der Lebenslinie; in ihrem oberen Abschnitt
    Kleiner Marsberg),
    Lebenslinie (Vitalis),
    Kopflinie (Cephalica),
    Herzlinie (Mensalis),
    Schicksals-, Bewußtseins- oder Saturnlinie (Linea saturnalis),
    Sonnen- oder Apollolinie (Linea solaris),
    Venusgürtel (Cingulum veneris),
    Magen-, Leber-, Nerven- oder Gesundheitslinie (Hepatica),
    Intuitions- oder Uranuslinie (Linea intuitionis),
    Beziehungslinie,
    Gift- oder Neptunlinie (Linea toxica),
    Isis- oder Disziplinlinie (Temperenzlinie),
    Handgelenklinie, Armband oder Raszette (Restrictica).

Alle weiteren vorkommenden Linien sind Ereignislinien. Auf den Bildern 7 und 8, Seiten 136/137, sind die verschiedenen Linienformen, wie sie vorkommen können, genau dargestellt. Eine gute Linie zeigt sich auch gut im Verlauf. Eine Hauptlinie sollte 1,5 bis 2 Millimeter breit sein und eine rosarote Farbe haben. Sie kann gerade oder gebogen sein. Alle gebrochenen, zerrissenen, kettigen, gewundenen, gitterartigen und zu feinen Linien sind ungünstig, besonders wenn sich Punkte, Ringe, Inseln, Gitter in ihnen befinden. Die Stelle, an der sie sich gebildet haben, weist auf das entsprechende Organ. Feine Haarlinien und Quasten – ebenfalls ungünstig – deuten auf Krankheiten. Immer ist die Farbe einer Prägung, sei es der Fingernägel, der Linien oder der Zeichen, zu beachten.

Auf Bild 9, Seite 138, sind die verschiedenen Formen der Zeichen dargestellt. Alle unterschiedlich großen Punkte, Flecken, Kreuze, Sterne, Ringe, Inseln und Gitter sind ungünstige Zeichen, ob sie freistehen oder sich in einer Linie befinden. Vierecke aber sind Schutzzeichen und so günstig zu bewerten wie Dreiecke. Sie sind, wie andere Symbole und Runenzeichen – bis auf einige Ausnahmen – für die medizinische Beurteilung von Bedeutung. Auf den Handabdrücken wurden Punkte nachgezeichnet, weil sie keine Plastik besitzen. Die Größe des Punktes liegt zwischen Nadelstich bis Nadelkopfgröße.

Aus dem Händedruck eines Handeigners läßt sich schließen, in welcher Verfassung er sich befindet. Ein fester Händedruck von fester Hand bedeutet, daß der Handeigner auch eine stabile Konstitution besitzt und verläßlich ist.

Bei einer weichen Hand fehlt die Kraft der Widerstandsfähigkeit, so daß auch der Händedruck allgemein weniger fest sein wird. Die lymphatische Konstitution zeigt immer eine Belastung des Blutes und verschiedener Säfte (viel Harnsäure, später Rheuma). Weiche Hände: vertrauender im Wesen, aber unzuverlässiger, eindrucksfähig und ängstlich, träge und genußliebend.

Ist die Hand sehr hart, ohne Elastizität, ist Verkalkung vorhanden; ein anderes Zeichen hierfür sind die hervortretenden Adern an den Schläfen. Die Konstitution läßt sich am besten erfühlen, wenn man mit den Fingern die Innenhand und mit dem Daumen die Außenhand gleichzeitig abtastet. Es ist schnell zu fühlen, was hart, fest, elastisch oder weich ist. Aufgrund der Festigkeit läßt sich die Widerstandsfähigkeit ermessen. Auch die Finger lassen sich auf diese Weise abtasten. Ist die Haut der ersten und zweiten Fingerglieder nicht mehr verschiebbar, sondern fest gespannt, dann ist Verschlackung beziehungsweise Verkalkung vorhanden.

Normale Hände, die gute Elastizität des Körpers anzeigen, müssen auch biegsam sein, lassen sich gerade ausstrecken und nach hinten biegen. Nach innen gekrümmte Hände weisen auf Verhärtung (Verkalkung); eine Disposition leichterer Art dazu zeigt sich durch Hervortreten der Adern auf dem Handrücken.

Bläuliche oder blaue Adern auf dem Handrücken weisen auf Kohlendioxid im Blut hin. Frische Luft und viel Bewegung sowie langsames und tiefes Atmen sind leicht durchzuführende Hilfen, um den Gesundheitszustand zu verbessern.

Die Haut

Bläuliche Haut weist ebenso wie die blauen Adern auf Verkalkung.
Gelbliche Haut bringt Leber- oder/und Gallenstörung zum Ausdruck.
Blasse Haut läßt auf Blutarmut schließen (Fehlen roter Blutkörperchen).
Rote Haut besagt Vollblütigkeit und Neigung zu Schlaganfall.
Seidenartige, sehr feine, zarte Haut: Disposition zu Rheuma-, Nieren-, Blasenleiden, auch zu Gicht. Verbunden mit zarter Haut ist eine lange Jugendlichkeit, tieferes Empfinden und ein hohes seelisch-geistiges Niveau.
Trockene und rauhe Haut: Disposition zu Fieber und Hautkrankheiten.
Feuchte Haut (kühl und klamm): Neigung zu Leberleiden, Drüsenstörungen.

Finger und ihre Organentsprechungen

Bei Betrachtung der Außenhand fällt ein krummer oder gebogener Finger auf. Es muß unterschieden werden, ob verursacht durch Verkrüppelung oder Unfall. Die Verkrümmungen beziehen sich auf Anlagen zu bestimmten Leiden der entsprechenden Organe. Bild 10, Seite 140, stellt eine Hand dar, an der alle Finger gebogen sind. Es wird empfohlen, sich folgendes genau einzuprägen:

Der Daumen
Das erste Daumenglied, Bild 10/12, Seite 140, steht in Verbindung mit Kopf und Gehirn, das *erste und zweite Glied zusammen* (Bild 10/13, Seite 140) mit dem Rückgrat, der Wirbelsäule. In dem Maß, wie sich der Daumen nach außen biegen läßt, zeigt sich der Grad der Anpassungsfähigkeit. Personen, die einen steifen, eher unbeweglichen Daumen besitzen, sind wenig anpassungsfähig. Sie »biegen, beugen« sich nicht und wollen es auch nicht. Sie haben ein »steifes Rückgrat«; das muß nicht krankhaft sein. Es ist ein ausgeprägter Eigenwille vorhanden. Sie sind zuverlässig und kaum beeinflußbar. Für die Behandlung eines Kranken, gleich welche Heilmethode man anwendet, ist das Wissen der chirologi-

schen Zusammenhänge hilfreich. Am Daumen ist zu erkennen, wieviel Wille, Kraft zur Disziplin oder auch Beeindruckbarkeit, wieviel Vernunft und geistige Widerstandsfähigkeit vorhanden sind. Das erste Glied ist das Maß des Willens, das zweite Glied das Maß der Vernunft, das dritte Glied (der Daumenballenberg oder Venusberg) das Maß der Lebens- und Triebkraft. Der Knoten zwischen erstem und zweitem Daumenglied zeigt in seiner Ausbildung und Stärke das Maß der Zähigkeit im geistigen Sinne.

Es ist verständlich, daß sich ein Mensch mit kleinem schwachen oder sehr biegsamen Daumen leichter und schneller beeinflussen läßt als einer mit einem starken, geraden und festen Daumen.

Der Zeigefinger
Das erste Glied steht bei der rechten Hand in Verbindung mit der Leber, bei der linken Hand mit der Milz (Bild 10/1, Seite 140). Das untere Glied bezieht sich beidseitig auf die Lunge (Bild 10/2, Seite 140).

Der Mittelfinger
Das erste Glied steht in Verbindung mit dem Blinddarm (Bild 10/3, Seite 140). Das zweite Glied und Beugegelenk mit dem Darmkanal, mit der Verdauung (Bild 10/4, Seite 140). Verdickter Knoten zwischen zweitem und drittem Glied: Verdauungsstörungen.

Der Ringfinger
Das erste Glied steht in Beziehung zu der Niere (Bild 10/5, Seite 140), das zweite Glied zum Herzen; zu beachten ist die Biegung, markiert durch die Linie (Bild 10/6, Seite 140).

Der Kleine Finger
steht in Beziehung zum Bindegewebe und den Sexualorganen (Bild 10/7, Seite 140), die Biegung des ersten Gliedes bei Frauen: Uterussenkung (Bild 10/8, Seite 140); Verdickung, Knoten oder Verformung: Uterusknickung. Bei Männern: Schwäche der Sexualorgane.

Knöchel auf der Außenhand
treten bei geschlossener Faust deutlich hervor und korrespondieren mit den Organen der zu ihnen gehörenden Finger. Jeder hervortretende Knöchel ist ein Zeichen von Schwäche in seiner organischen Zugehörigkeit.

Unterhalb des Zeigefingers

neben dem Daumen, wenn er lose angelegt wird, bildet sich auf der Außenhand eine Wölbung – auch »Maus« genannt. Palpiert man mit einem Finger diese Wölbung, kann man feststellen, ob sie hart, fest oder weich oder in ihrer Stärke unterschiedlich ist. Sie bezieht sich, im ganzen gesehen, auf die Lungenkraft: rechte Hand = rechte Seite; linke Hand = linke Seite der Lunge. Die Festigkeit und Elastizität der »Maus« ist ein untrügliches Zeichen für gute Lungen- und Lebenskraft (Bild 10/9, Seite 140). Die Ziffern auf Bild 10 beziehen sich auf die einzelnen Abschnitte der Lunge: 10 = oberer Teil, 9 = mittlerer Teil, 11 = unterer Teil.

Wenn die Lunge geschwächt ist, wird auch die »Maus« weich sein, und man wird, je nachdem, sogar eine Vertiefung palpieren. Bei gravierenden Erkrankungen weist eine größere Vertiefung auf fehlende Widerstandsfähigkeit und Lebenskraft. Ist eine Schwäche der »Maus« chronisch, läßt sich häufig in der Innenhand ein Vererbungszeichen für Tuberkulose am Ende der Herzlinie als eine Insel finden (Bild 21/9, Seite 165).

An der Wurzel des Ringfingers kann sich eine Einziehung – als Verengung erkennbar – bilden. Es bedeutet Schwäche der Beine und Füße.

Venusberg
Bild 3/1, Seite 127

Ein übergroß gewölbter Venusberg macht geneigt zu folgenden Leiden: Übergroße Sinnlichkeit und ihre Begleiterscheinungen; Sexualleiden; verstärkte Disposition zu Hysterie. Der obere Teil des Venusberges bezieht sich auch auf die Bronchien. Der Venusberg – im ganzen betrachtet – gibt Aufschluß über Lebens- und Sexualkraft sowie Gutherzigkeit.

Roter Punkt in feiner Linie: Störung, Entzündung in den Geschlechtsorganen; möglich auch Gonorrhöe (Bild 30/3, Seite 193).

Brauner Punkt oder kleiner Fleck: Gehörstörung.

Ring mit Strich durch Punkt: Disposition zu Infektion und Überreizung durch Ausschweifung (Bild 30/3, Seite 193).

Gitter: Abnorme (verdorbene) Sinnlichkeit und leichte Ansteckung, Tendenz zu Geschlechtskrankheiten.

Jupiterberg
Bild 3/3, Seite 127

Ein übergroß gewölbter Jupiterberg macht geneigt zu folgenden Leiden: Schlaganfall, Lungen- oder Bronchialleiden, plötzliches Fieber, Arterienverkalkung, Haarausfall, hoher Blutdruck, Genußsucht.

Roter Punkt: Kleine Verletzung der Lunge; wenn sich der rote Punkt in einer aus der Magenlinie kommenden Linie befindet, ist der Lunge erhöhte Aufmerksamkeit zu schenken.

Dunkler Punkt: Warnung vor ansteckender Krankheit.

Insel, die senkrecht unterhalb des Zeigefingerbeugegelenkes hängt: Stirnhöhlenkatarrh, mitunter operativer Eingriff an der Schädeldecke (Bild 20/1, Seite 163; Bild 29/4, Seite 190).

Insel, die vertikal freisteht: Nasenerkrankungen (Polypen, chronische Entzündungen) – Bild 20/3, Seite 163.

Insel, die waagerecht freisteht: Ohrenerkrankungen (Bild 20/2, Seite 163).

Insel, die vertikal auf der Kopflinie steht: Augenverletzung, Operation (Bild 20/4, Seite 163).

Kleine aufsteigende Äste aus dem Beugegelenk des Zeigefingers: Leberstörung; zweites Zeichen: zerrissene Magenlinie (Bild 24/1, Seite 174).

Kleine senkrechte Linie, die das Beugegelenk des Zeigefingers schneidet: Kopfverletzung (Bild 29/3, Seite 190).

Kleine schräge Linie, die das Zeigefingerbeugegelenk schneidet und in Daumenrichtung verläuft: Fehlgeburt oder auch Bindegewebsschwäche (Bild 29/1, Seite 189).

Die gleiche Linie, nach unten verlängert: Erschlaffung der Mutterbänder mit Disposition zu Fehlgeburt; bei Männern Disposition zu Leisten-, auch Hodenbruch (Bild 29/2, Seite 189).

Kleine Halbbogenlinie, Beginn zwischen Zeige- und Mittelfinger, die in Richtung Mitte des Jupiterberges verläuft: Disposition zu plötzlichen Fehlgeburten und Eingriffen im Genitalbereich.

Die gleiche Linie in halber Länge, am Ende verdickt: Zangengeburt (Bild 29/6, Seite 191).

Große Bogenlinie, einfach oder doppelt, die quer über den Jupiterberg verläuft: Störung der Blase, oft Blasenschwäche (Bild 25/1, Seite 177).

Eine Linie, die schräg über den Jupiterberg läuft – von oben außen nach unten innen: Fluor albus (Weißfluß [Bild 30/1, Seite 192]) oder Harnröhrenentzündung (Bild 30/1, Seite 192).

Ein liegendes, flaches Kreuz: Überreizte Kopfnerven (Bild 23/5, Seite 173).

Saturnberg
Bild 3/5, Seite 127

Ein übergroß gewölbter Saturnberg macht geneigt zu folgendem: Leiden der Milz, Ohren, Zähne, Beine; alle chronischen Leiden, ferner Nervenreizung, Hysterie (Überreizung der Sexualnerven des Rückenmarks), Paralyse, Rheuma, Hämorrhoiden, niedriger Blutdruck, Grübelei, Schwermut.
Roter Punkt macht auf Entzündungen aufmerksam.
Rote Punkte in der Herzlinie oder um die Herzlinie: Schadhafte Zähne. Diese Punkte können wie ausgestanzte farblose Vertiefungen aussehen (Bild 24/4, Seite 175).
Brauner oder dunkler Punkt: Disposition zu Menstruationskrämpfen während der Pubertät.
Kreuz: Warnung vor Körperverletzung durch Unfall.
Stern: Dasselbe wie Kreuz, jedoch verstärkte Tendenz.
Inseln, die freistehen und sich senkrecht oder waagerecht unter dem Mittelfinger bis zum Handgelenk hin finden lassen: Operationen am Bauchraum, Verletzungen (Bild 20/5, 8, 9, 10, 11, Seite 163).
Gitter: Starke Melancholie.
Kleine Äste im Beugegelenk des Mittelfingers, dazu eine Kopflinie, die im unteren Mondberg mündet: Epilepsie (Bild 23/2, Seite 171).
Kleine senkrechte Linien, die das erste oder das zweite Beugegelenk des Mittelfingers schneiden: Verletzung im Bauchraum (Bild 29/3b, Seite 190).
Zwei kurze senkrechte Linien zwischen Zeige- und Mittelfinger: Rheuma. Ein zweites Zeichen: Großer Mondberg (Bild 26/2, Seite 180).
Mittelfinger: Querlinien oben im ersten Glied: Neigung zu Depressionen bis zum Lebensüberdruß.
Dazu Querlinien am ersten Daumenglied: Gedankenqualen aus dem Ego.
Querlinie in der oberen Hälfte des zweiten Fingerglieds zeigt Disposition zu Gasvergiftung.
Querlinie im mittleren Teil des zweiten Fingerglieds zeigt Disposition zu Vergiftung durch Medizinalgifte (mangelnde Bedachtsamkeit).
Querlinie im unteren Teil des zweiten Fingerglieds zeigt Disposition zu Körperverletzungen (auch Medizinalgifte).
Mehrere feine senkrechte Linien, die über das zweite Beugegelenk des Mittelfingers laufen: Tendiert zu Lebensmittelvergiftung (Botulismus).

Apolloberg
Bild 3/7, Seite 127

Ein übergroß gewölbter Apolloberg macht geneigt zu folgenden Leiden: Belastung von Herz, Rückenmark, Gehirn, Augen; möglich auch Geschwulst der Herzarterien.

Roter Punkt: Tendiert zu Blutvergiftung.

Dunkler Punkt: Tendiert zu Typhus und Gehirnstörung.

Ring oder roter Punkt unter dem Beugegelenk des Ringfingers: Tendiert zu Augenschaden (Bild 36/1, Seite 210).

Kleine senkrechte Linie, die das untere Beugegelenk des Ringfingers schneidet: Tendenz zu Bein- und Fußverletzung (Bild 29/3c, Seite 190).

Feine enge Gitter: Störungen im Solarplexus und Rückenmark (Bild 34/4e, Seite 205).

Merkurberg
Bild 3/9, Seite 127

Ein übergroß gewölbter Merkurberg macht geneigt zu folgenden Leiden: Starke Nervosität, Nervenirritationen, Belastung von Leber und Galle; sekundär: Gelbsucht, Irrsinn, Husten, Leiden der Stimmbänder.

Roter Punkt weist auf innere Verletzungen in Verbindung mit den Gehirnnerven.

Dunkler Punkt: Neigung zu fieberhaften Erkrankungen und Schlaganfall.

Ring zeigt Nervenleiden oder nervösen Zusammenbruch an.

Kleine senkrechte Linie im unteren Beugegelenk des Kleinen Fingers: Neigt zu Arm- und Handverletzungen (Bild 29/3d, Seite 190).

Marsberg
Bild 3/10, Seite 127

Ein übergroß gewölbter Marsberg macht geneigt zu folgenden Leiden: Belastung von Kehlkopf, Bronchien, Galle, Darm, Hämorrhoiden, Pocken.

Roter Punkt weist auf Darmverletzung, Darmgeschwür, Hämorrhoiden, auch Wundfieber (Bild 25/5, Seite 179).

Dunkler Punkt steht in Beziehung zu Darmfieber, auch Ruhr (Bild 25/5, Seite 179).

Kreuz oder Stern weist auf Verletzung durch Angriff.

Eine Linie, die aus dem Venusberg kommt und auf dem Marsberg endet, zeigt Operation an. Ist an dieser Linie oder auf dem Marsberg ein Stern, ist die Operation lebensgefährlich. (Der Zeitpunkt beziehungsweise das Jahr kann an der Stelle der Lebenslinie, an der sie von der obengenannten Linie geschnitten wird, abgemessen werden. Bild 33/6, Seite 203.)

Mondberg
Bild 3/15, Seite 127

Ein übergroß gewölbter Mondberg, der unterschiedliche Wölbungen aufweisen kann, macht geneigt zu folgenden Leiden: Nierenerkrankungen, Blasenstörungen, Gicht, Wassersucht, Blutarmut, Rheuma; bei lymphatischer Konstitution auch Disposition zu Augenleiden. Stimmungsschwankungen und Melancholie sind keine Seltenheit.

Oberer Mondberg stärker entwickelt: Disposition zu Magen- und Darmkatarrh.

Mittlerer Mondberg stark entwickelt: Disposition zu übermäßiger Harnsäure, Rheuma.

Unterer Mondberg stark entwickelt: Disposition zu Nieren- und Blasenerkrankungen, Erkrankungen des Stoffwechsels, Diabetes, Unterleibsleiden.

Ein großer Mondberg zeigt immer viel Fantasie an, läßt aber auch auf Rheuma schließen.

Rote Flecken, die zeitweise auftreten, deuten auf vorübergehende Herz- und Nierenstörungen, besonders wenn die Hände heiß sind.

Ein Kreuz auf dem Mondberg bringt starke Melancholie zum Ausdruck.

Stern auf dem unteren Mondberg gibt immer Neigung zu Fall oder zu Ohnmacht an; kann, muß aber nicht von Epilepsie begleitet sein (Bild 23/2, Seite 171).

Gitter auf dem unteren Mondberg: Tendenz zu Schwermut, zu starken Stimmungsschwankungen, verdorbener Fantasie.

Der untere Teil ist stark mit kleinen Linien belebt: Störungen der Milz, oft auch Bewußtseinsstörungen (Bild 25/2, Seite 177), auch Mondsucht, Schlafwandeln, Hypochondrie: schwere Träume.

Eine ausgeprägte waagerechte Linie, die bis in die Lebenslinie reicht: Leicht reizbare Nerven (durch Gifte, die aus der Erbmasse übernommen wurden), daher pathologische Medialität, die schädlich wirkt (Bild 30/5, Seite 194).

Alle Linien, die aus der Lebenslinie schräg zum oberen Mondberg streben, sind Giftlinien. Sie sind durch dem Organismus zugeführte Medizinalgifte entstanden (Impfgift, Veronal, Morphium, Aspirin, Salizylsäure, Betäubungsmittel, Nikotin und Alkohol). Bei Arsen, einem Gehirngift, nehmen die Linien einen leichten Metallglanz an (Bild 26/4, Seite 181).

Handberge und Handlinien
Bild 7, Seite 136

Die Berge sind als Sammelzentrum elektromagnetischer Kraftströme der Nerven zu betrachten, während die Hauptlinien als Flußbett anzusehen sind, unter dem die feinen Ätherströme entlanglaufen. Auf der Hautoberfläche und an dem Erscheinungsbild der Linie zeigt sich, wie diese Kräfte eingesetzt, angewandt und verbraucht werden.

In manchen Linien findet man einen zarten Bruch (Hemmung) oder ein Kreuz, einen Stern (Zusammentreffen mehrerer Energien, die zu plötzlicher Auflösung drängen) oder eine Insel (ähnlich einer flachen Blase), aus der sich eine erbliche Belastung ableiten läßt. Ein Gitter über einer Linie weist auf Zersplitterung und gleichzeitig auf Verschwendung feinstofflicher Kräfte. Eine Linie, etwa 1,5 bis 2 Millimeter breit, die in mehreren Haarlinien oder kurzen Teilen verläuft, bedeutet ein Abnehmen der Kräfte. Ein Breiterwerden der Linie entspricht einer Kraftverstärkung.

Teilt sich von einer Hauptlinie eine kleine Nebenlinie ab, ist sie als Nebenfluß anzusehen, der gerade, aber nicht wellig, ohne Zacken und unverkrüppelt dargestellt sein sollte und somit als harmonische, gute Linie gilt.

Ein roter Punkt auf einem Berg oder in einer Linie zeigt an, daß ein kleines Blutgefäß platzte. Da alle feinen Nerven mit bestimmten Organen in Verbindung stehen, läßt sich durch Gefäßverletzung eine gestörte Ordnung der entsprechenden Organe ableiten.

Ein blauer Punkt erscheint bei Nervenstörungen oder Fieber, ein dunkler bei Fieber oder Krampf, ein roter auch bei innerer Blutung, Verletzung, Entzündung. Die Farbe gibt deutliche Hinweise.

Lebenslinie – *Vitalis*
Bild 6, Seite 135

An der Lebenslinie zeigen sich viele Feinheiten, die nur hier in Erscheinung treten. Jede andere Linie außer der Lebenslinie kann verletzt, gebrochen und gerissen sein, ohne daß es für das Leben bedrohlich ist.

Eine dünne Lebenslinie: Schwache Lebenskraft. Ist diese Linie nur am Anfang dünn und zart, ist die Lebenskraft in der Jugendzeit nicht stabil (Bild 33/2, Seite 201). Ein Gitter an ihrem Anfang besagt, daß eine schwache Konstitution und Labilität vorhanden sind. Solange diese Zeichenprägung sichtbar ist, bleiben die schwache Konstitution beziehungsweise die Labilität bestehen. Bei einer mittelgroßen Hand entspricht 1 Millimeter genau 1 Jahr (Ausmessen der Linien siehe Bild 4a, Seite 128).

Blasse Lebenslinie zeigt Blutarmut an.

Bläuliche Färbung bedeutet Zirkulationsstörungen.

Gelbe Farbe am Anfang der Lebenslinie (etwa 20 Millimeter weit) findet sich manchmal bei frischer Gonorrhöe.

Kettige Lebenslinie deutet auf Störungen und Schwäche der Gesundheit in der entsprechenden Zeit (Bild 33/3, Seite 202).

Eine lange Lebenslinie muß nicht unbedingt ein langes Leben bedeuten. Entscheidend sind die kleinen Querschnitte. Ist eine Schnittlinie kurz, dünn und zart, handelt es sich um eine leichte Kränklichkeit. Ist eine Schnittlinie stark und tief, ist es ein Hinweis auf einen kritischen Zeitpunkt für die Gesundheit, möglicherweise auf das Lebensende.

Eine kurze Lebenslinie besagt nicht immer ein kurzes Leben. Es ist darauf zu achten, wie sie in der rechten Hand gezeichnet ist. Ist sie in der linken Hand kurz, dazu in der rechten Hand länger und kräftiger geprägt, bedeutet es in der linken Hand nur eine Krise zu diesem Zeitpunkt. Ist sie auch kürzer an der rechten Hand (ohne andere Ergänzungs- und Verstärkungszeichen), läßt sich eine ernste Krise ableiten, die auch das Lebensende bedeuten kann.

Bricht die Lebenslinie plötzlich ab, wird die Todesursache eine plötzliche sein; ebenso wenn die Lebenslinie in beiden Händen an der gleichen Stelle einen tiefen Einschnitt aufweist. Es kann durch eine scharfe Linie angezeigt sein, aber auch durch einen scharf eingezeichneten Stern.

Wenn mehrere Schnittlinien in der Lebenslinie sichtbar sind, läßt sich erkennen, wann Krisen im Leben des Handeigners auftreten. Paral-

Erklärung der Bezeichnungen

lel dazu bedeuten dieselben Schnittlinien auch die Todesjahre von Blutsverwandten. Dieser Rhythmus lebt also in den Nachkommen weiter.

Eine Teilung am unteren Viertel der Lebenslinie bedeutet Nachlassen der Lebenskraft, allgemeine Körperschwäche.

Quasten am Ende der Lebenslinie: Schneller Zerfall der Lebenskraft.

Roter Punkt in der Lebenslinie: Verletzung, Lebensgefahr.

Dunkler Punkt in der Lebenslinie: Fieber oder fieberhafte Krankheit in dem entsprechenden Jahr.

Kreuz oder Stern in der Lebenslinie: Lebensgefahr in dem entsprechenden Jahr.

Ring in der Lebenslinie: Gefahr für das Augenlicht (linke Hand = linkes Auge, rechte Hand = rechtes Auge).

Insel am Anfang der Lebenslinie: Schwäche in der Jugend durch schwache Erbmasse.

Eine am Anfang zarte, zerrissene oder kettige Lebenslinie: Schwache Gesundheit während dieser Zeitspanne.

Eine Insel in der Mitte der Lebenslinie: Schwäche des Handeigners in der abzumessenden Zeit für die Dauer der Länge der Insel.

Eine Insel oder ein kleines Dreieck im letzten Viertel der Lebenslinie bedeutet eine vererbte Anlage zu Zelldegeneration. Es heißt aber nicht, daß der Handeigner auch daran erkranken muß. Inselbildungen an der Schicksalslinie geben zu erkennen, welches Organ betroffen werden kann. Zeichen für ererbte Anlage zu Zelldegeneration: Bild 32/4, Seite 199.

Vorausgesetzt ein Dreieck oder eine Insel ist im unteren Viertel der Lebenslinie vorhanden, läßt sich in Kombination mit einer Inselbildung an der Schicksalslinie folgern, an welcher Stelle des Körpers sich die Zelldegeneration gebildet hat (Seite 165, Bild 21/14 = Magenkrebs; Bild 21/15 = Krebs im Brust- oder Halsbereich; Bild 21/16 = Mastdarmkrebs [auch Hämorrhoiden]; Bild 21/17 = Leber- oder Darmkrebs; Bild 21/18 = Unterleibs- oder Blasenkrebs).

Ist die Lebenslinie am Anfang mit Kopf- und Herzlinie verbunden, bedeutet es 1., daß Lähmungserscheinungen in der Familie auftraten, 2., daß der Handeigner, wenn sich diese Linienkombination in seiner rechten Hand darstellt, mit einem eher heftigen Lebensende (möglich auch durch äußere Einwirkungen) zu rechnen hat und 3., daß unter den Vorfahren wahrscheinlich Selbstmord verübt wurde (Bild 26/6, Seite 182). Siehe auch unter Herzlinie.

Endet die Lebenslinie mit einem starken Ast im unteren Mondberg, bedeutet es Ovarienleiden beziehungsweise Hodenleiden (Bild 30/2, Seite 192).

Eine Abzweigung der Lebenslinie muß nicht weit in den Mondberg reichen; es genügt, wenn sie über die Mitte der Handwurzel läuft. Die Disposition zu dem angezeigten Leiden bleibt vorhanden.

Kopflinie – *Cephalica*
Bild 6, Seite 135

Andere Bezeichnung: Linea naturalis oder Linea minervalis.

Sie umfaßt alles, was die Gedankenrichtung (= Verlaufsrichtung dieser Linie), Krankheiten des Gehirns, der Sinnesorgane, Augen, Ohren, Zunge, Nase, betrifft. Kopf- und Lebenslinie beginnen entweder verbunden oder (länger oder kürzer) unverbunden. Die Kopflinie verläuft entweder waagerecht quer über den Handteller oder zum oberen, mittleren oder auch zum unteren Mondberg.

Wie man beim Kopf Klein- und Großhirn unterscheidet, so gilt das gleiche für die Kopflinie. Denkt man sich eine Linie, die zwischen Mittel- und Ringfinger beginnt und bis in die Mitte der Handwurzel führt, schneidet sie die Kopflinie in zwei Teile: Der erste Teil reicht von der Daumenseite bis zur Mitte der Kopflinie, der zweite Teil von der Mitte der Kopflinie bis zum Handrand. Der erste Teil bezieht sich auf das Unbewußte und das Kleinhirn, der zweite Teil auf das Bewußte oder das Großhirn. Beginnt eine Spaltung oder Gabellinie unter dem Mittelfinger vor dem Teilungspunkt, ist Disposition zu Irrsinn vorhanden (Bild 23/4, Seite 172).

Beginnt die Spaltung unter dem Ringfinger, besteht eine Anlage zu Schwermut und Grübelei, krankhafter Unentschlossenheit, aufgebaut auf zwanghaften Vorstellungen.

Befindet sich das Zeichen für Irrsinn nur in der linken Hand, kann sich diese Krankheit, muß sich aber nicht auslösen. Ausschlaggebend für das Akutwerden ist ein entsprechender Anreiz. In der linken Hand bedeutet es, daß die Disposition von der mütterlichen Generation, in der rechten Hand von der väterlichen Generation übernommen wurde. Gravierender ist es, wenn sich in den Teilen der gespaltenen Kopflinie eine kleinere oder größere Insel befindet.

Eine lang gegabelte Kopflinie mit rautenartiger angeschlossener Insel be-

Erklärung der Bezeichnungen

zieht sich auf Gehirnerweichung (Paralyse) eines Vorfahren; Ende mit Irrsinn.

Zwei separate (für sich getrennte) Kopflinien: Alkoholismus bei einem Vorfahren. Wechselndes Verhalten des Handeigners.

Eine sehr dünne Kopflinie: Schwaches Denkvermögen.

Eine tief in den Mondberg bogenartig abfallende Kopflinie läßt Grübelei und Schwermut erkennen; außerdem Blutandrang zum Kopf, Neigung zu Schwindelgefühl und Fall, wenn der Mondberg stark gewölbt und gerötet ist, und Blutleere im Gehirn, wenn der Mondberg flach ist (Bild 23/1, Seite 171). Die Anlage zu Schwermut kann auch erblich sein. Vorfahre hatte Wahnideen (religiöser Fanatismus oder Verfolgungswahn, je nach Handtyp).

Eine mehrmals unterbrochene Kopflinie gibt Tendenz zu Schwindel und Fall an (Bild 23/1, Seite 171).

Kopf- und Herzlinie, nahe zueinander gewölbt, ist ein Zeichen für eine Anlage zu Asthma (Bild 22/5, Seite 170). Siehe auch unter Fingernägel (Bild 5h, Seite 132).

Fingernägel, lang und leicht gewölbt: Lungenasthma, besonders bei feuchten Händen.

Fingernägel, kurz: Herzasthma, besonders bei trockenen Händen. (Asthma ist oft die Folge von unterdrückten Krankheiten, beispielsweise Milchschorf. Asthma kann auch ererbt oder angeboren sein.)

Eine Kopflinie, die tief in den Mondberg reicht, mit einem Stern im unteren Teil des Mondberges sowie zweigartige kleine Linien am unteren Beugegelenk des Mittelfingers: Disposition zu Epilepsie (Bild 23/2, Seite 171).

Eine Insel am Anfang der Kopflinie: Disposition zu Augenschaden, ererbt (Bild 21/4, Seite 165).

Eine Insel in der Kopflinie, unter dem Saturnberg: Disposition zu Gehörschwäche, ererbt (Bild 21/5, Seite 165).

Eine große oder größere Insel in der Kopflinie unter dem Ringfinger: Starke Kopfschmerzen, Migräne, ererbt. Ein Vorfahr hatte Arterienverkalkung (Bild 21/6, Seite 165).

Kleine, feine Haarlinien in der Mitte der Kopflinie: Nervenreizung, vom Magen ausgelöst.

Roter Punkt in der Kopflinie: Augenschaden;

dunkler Punkt in der Kopflinie: Kopfnervenbelastung, zum Beispiel Überforderung;

tiefe Punkte in der Kopflinie: Kopfverletzungen;

tiefe kleine Punkte in der Kopflinie: Kopfnerven überfordert.
Ring oder Stern in der Kopflinie: Augenschaden durch Verletzung (Bild 24/5, Seite 176).
Halbstern am Ende der Kopflinie: Augenschaden durch Entzündung (Hornhaut- oder Bindehautentzündung, Star), (Bild 24/6, Seite 176).
Aufrecht stehende oder schräg stehende kleine Insel am Anfang der Kopflinie: Augenoperation (Bild 20/4, Seite 163).
Beginn der Kopflinie im oberen Venusberg (Kleiner Marsberg): Nörgelei, Unzufriedenheit und Gereiztheit.

Herzlinie – *Mensalis*
Bild 6, Seite 135

Andere Bezeichnungen in der alten Literatur sind außer den genannten: Linea pectoralis, veneris, generativa, spermatica, vesicalis, modalis und communis.
Die Gestaltung der Herzlinie bezieht sich auf das Herz als Organ sowie auf die Empfindungswelt. Die Herzlinie beginnt am Handrand unter dem Kleinen Finger und läuft in Richtung unterhalb des Saturnbergs oder auch bis in den Jupiterberg. Die Verlaufsrichtung ist der Kopflinie entgegengesetzt.
Eine Herzlinie mit vielen kleinen Ästen oder leicht kettig: Herzneurose (Herznervenschwäche), (Bild 22/1, Seite 168).
Eine Herzlinie mit vielen kleinen Ästen oder leicht kettig mit kleinen Inseln: Herzneurose, ererbt.
Breite Herzlinie: Herzmuskelvergrößerung oder auch Gefäßschwäche. Immer jedoch ein organisches Leiden.
Sehr breite, blasse Herzlinie: Körperliche Schwäche.
Brüche in der Herzlinie: Organisches Herzleiden, angeboren (Bild 22/3, Seite 169), ebenso wenn die Herzlinie unter dem Apolloberg aufhört (selten).
Mehrere senkrechte, kurze, die Herzlinie kreuzende Linien: Organisches Herzleiden, erworben (zum Beispiel können Geburten die Herzkräfte überfordern; Bild 27/4, Seite 184).
Kurze, senkrechte Linie, die durch eine Bruchstelle (Lücke) der Herzlinie läuft: Nicht ausreichende Herzkraft, dadurch auch lebensgefährliche Entbindungen (Bild 22/3, Seite 169).
Ende der Herzlinie unter Saturn-/Jupiterberg quastenartig (vier bis fünf

Linien) sowie zum Handteller gewölbte, hochgezogene erste Raszettlinie: Bindegewebsschwäche in Verbindung mit der Beckenbildung; sehr schwere Geburten (Bild 26/5, Seite 182).
Ende der Herzlinie unter Saturnberg: Herzschlag (Bild 27/6, Seite 185).
Punkte in der Herzlinie, wie mit der Nadel gestochene Vertiefungen unter dem Saturnberg: schadhafte Zähne, Karies;
unter dem Ringfinger blasse Punkte: Nierengrieß oder -stein;
unter dem Kleinen Finger blasse Punkte: Blasengrieß oder -stein;
unter dem Ringfinger dunkle (gelbliche) Punkte: Gallengrieß oder -stein.
(Bild 24/3, Seite 175; Bild 24/4, Seite 175; Bild 28/1, Seite 186).
Blauer Punkt in der Herzlinie: Neigung zu Herzkrampf.
Roter Punkt oder Ring in der Herzlinie: Herzleiden durch Gifteinwirkung.
Insel am Ende der Herzlinie (im oder am Jupiterberg): Vorfahre hatte Tuberkulose. Für den Handeigner bedeutet es geschwächte Lungenkraft, Tendenz zu Lungenentzündung (linke Hand = linke Lunge, rechte Hand = rechte Lunge, Bild 21/9, Seite 165).
Gelbliche, gelbe oder bleifarbene Herzlinie: Leberstörungen.
Lila gefärbte Herzlinie: Unterleibsstörungen.
Lange Herzlinie (von Rand zu Rand), nicht verbunden mit Kopf- und/oder Lebenslinie: Lähmungserscheinungen bei Vorfahren (Bild 27/1, Seite 183). Es besagt jedoch nicht, daß bei dem Handeigner auch Lähmungen auftreten müssen. Er neigt aber zu momentanem Aussetzen der Gehirnnerven oder des Herzens (ein Beispiel hierfür wäre Platzangst).
Herzlinie, mit Kopf- und Lebenslinie verbunden, zeigt ein Zusammentreffen von drei unterschiedlichen Energieströmen. Dieses Zusammenwirken löst ein heftiges oder gewaltsames Lebensende ohne Zeitbestimmung aus, jedoch nur, wenn sich die Linienkombination in der rechten Hand darstellt. Es wird immer wieder bestätigt, daß Selbstmord und Lähmung bei den Vorfahren auftraten. (Bild 26/6, Seite 182).

Schicksals- oder Bewußtseinslinie – *Linea saturnalis*
Bild 6, Seite 135; Bild 21, Seite 165

Das Symbol dieser Linie ist das Saturnzeichen.
Diese Linie hat mit der inneren Reife eines Menschen zu tun und kann sehr unterschiedlich geprägt sein, längere oder kürzere Abschnitte aufweisen oder im ganzen durchgezogen in Erscheinung treten. Außer-

dem kann sie durch verschiedene Ansätze auf den Ursprung eines Beweggrundes hinweisen. Die Vielfalt der Motive, der geistigen Energien, die der Bewußtseinsschulung dienen, kommt hier zum Ausdruck.

Die Schicksalslinie, die von der unteren Handmitte bis unterhalb des Mittelfingers reicht, enthält Inseln, die auf Bild 21, Seite 165, zu sehen sind. Die Inseln mit den Zahlen 19 bis 13 weisen auf Krankheiten hin, die als schicksalsgegebene Prüfungen zu betrachten sind.

Magen-, Leber-, Nerven- oder Gesundheitslinie – *Hepatica*
Bild 6, Seite 135

Das Symbol dieser Linie ist das Saturnzeichen.

Die Magenlinie gibt Aufschluß über den Zustand des gesamten Nervensystems, die Lebenszähigkeit, Störungen im Verdauungssystem, im Magen, im Darm, in der Leber, Niere, Galle, Milz.

Die Magenlinie zeigt sich nicht in allen Händen. Wenn sie fehlt, kann man auf eine robuste Konstitution schließen. Wenn sie vorhanden ist, kann der Handeigner mit feinstofflicher Medizin (Homöopathie, Isopathie, Biochemie oder auch Magnetismus) behandelt werden, da er hierfür ansprechbar und aufnahmefähig ist.

Die Magenlinie beginnt entweder im unteren Bereich des Venusberges, am unteren Teil der Lebenslinie oder daneben, im unteren Abschnitt des Handtellers, selten auch im unteren Mondberg. Wenn die Magenlinie im unteren Mondberg beginnt, ist das vegetative Nervensystem weniger widerstandsfähig durch den lymphatischen Einfluß der Milz, die dem unteren Mondberg zugeordnet ist. Da die Magenlinie in Richtung Kleiner Finger (Merkurberg) läuft, wird sie auch Merkurlinie genannt.

Eine gute Magenlinie bei schwacher Lebenslinie: Schwächere Gesundheit, aber große Zähigkeit.

Beginn der Magenlinie zu weit im Mondberg: Wechselnde Gesundheit, labiles Vegetativum, daher oft Unbeständigkeit und Launenhaftigkeit (Milzeinfluß, Bild 25/2, Seite 177). Disposition zu gestörter astraler Medialität.

Dünne Magenlinie: Schwache Verdauungsorgane.

Gewundene Magenlinie: Disposition zu Krampf (Bild 28/4, Seite 187). Zweites Zeichen für Krampf: dunkler Punkt auf Saturnberg.

Zerrissene Magenlinie (Enden spitz): Leberstörungen (Bild 24/1, Seite 174). Zweites Zeichen: Zweig im Zeigefingerbeugegelenk.
Doppelte oder dreifache Magenlinie, zerrissen: Leber- und Darmstörung (Bild 24/1, Seite 174; Bild 32/2, Seite 198).
Gebrochene Magenlinie (längere Teile wie abgebrochen, versetzt): Nierenstörung. Zweites Zeichen: ein auf die Spitze gestelltes Viereck mit übergeschlagenen Ecken auf dem Mondberg (Bild 24/2, Seite 174). Drittes Zeichen: Nierennagel.
Gebrochene Magenlinie, Beginn in dunklerer Farbe: Gallenstörung, chronisch; bei gelblicher Färbung: Gallenstörung, akut.
Magenlinie dünn, in ihrer Mitte dunkel gefärbt: Neigung zu Fieber (siehe dunkle Punkte in der Kopflinie).
Magenlinie, nur der obere Teil dunkel gefärbt: Neigung zu Kopfschmerzen.
Magenlinie blaß: Neigung zu Durchblutungsstörungen im Magen- und Darmbereich.
Magenlinie breit, blaß und glanzlos: Beginnende Verkalkung.
Magenlinie durchgehend dunkelrot: Neigung zu Heftigkeit.
Magenlinie, von Haarlinien geschnitten: Kleine gesundheitliche Beeinträchtigungen (Bild 7/f, Seite 136).
Zwei kleine, von der Magenlinie in die Kopf- und/oder Herzlinie aufsteigende Linien: Kongestionen (Blutandrang im Kopf beziehungsweise im Herzen; Bild 28/3, Seite 187).
Magenlinie kettig: Ständig kränklich, schwache Konstitution.
Magenlinie oder auch ein Ast der Magenlinie im Venusberg ansetzend: Leichte Anfälligkeit für Geschlechtskrankheiten.
Roter Punkt auf diesem Ast: Geschlechtskrankheiten.
Dunkler Punkt auf diesem Ast: Unterleibsleiden mit Fieber, Kindbettfieber.
Mißgebildete Abzweigung, die von der Magenlinie in den Jupiterberg reicht: Verdauungsstörungen, oft infolge von Schwelgerei.
Roter Punkt auf der Abzweigung: Neigung zu Lungen- und Herzleiden.
Dunkler Punkt auf der Abzweigung: Tendenz zu ansteckenden Krankheiten.
Mißgeformter Ast von der Magenlinie zum Saturnberg: Neigung zu Rheuma (siehe auch großer Mondberg und Krampf; Bild 28/4, Seite 187).
Roter Punkt auf diesem Ast: Entzündungen, oft in Verbindung mit dem Knochensystem.

Dunkler Punkt auf diesem Ast: Gemütsleiden, Schwermut, möglicherweise auch Krampfdiathese.

Mißgeformter Ast von der Magenlinie zum Apolloberg: Neigung zu Kopfnerven- und Gehirnleiden mit Fieber.

Roter Punkt auf diesem Ast: Disposition zu Blutvergiftung.

Dunkler Punkt auf diesem Ast: Disposition zu Typhus und Delirium.

Mißgeformter Ast von der Magenlinie zum Merkurberg: Gehirnnervenleiden infolge Überanstrengung.

Roter Punkt auf diesem Ast: Erkrankungen mit Fieber.

Dunkler Punkt auf diesem Ast: Neigung zu Gehirnschlag.

Mißgeformter Ast von der Magenlinie zum Marsberg: Neigung zu hitzigen, fiebrigen Krankheiten. Darmschwäche.

Roter Punkt auf diesem Ast: Darmblutung oder -entzündung, Darmgeschwür, Hämorrhoiden.

Dunkler Punkt auf diesem Ast: Darmfieber, Ruhr.

Mißgeformter Ast von der Magenlinie zum Mondberg: Neigung zu Wechselfieber, Nervenleiden, Anämie, lymphatischen Erkrankungen; gegebenenfalls auch Neigung zu Somnambulismus oder krankhafter Medialität.

Bilden eine sehr gute Magen-, Kopf- und Lebenslinie von hellroter Farbe ein geschlossenes Dreieck, ist es ein Zeichen für eine gesunde, stabile Lebenskraft. Ist das Dreieck nicht geschlossen, läßt sich an dieser offenen Stelle die entsprechende Organschwäche feststellen. (Beispiel: Zeigt das Dreieck am Beginn der Kopflinie eine Insel, stört diese den klaren Anschluß der Kopflinie an die Lebenslinie.)

Wichtig: Fast alle Krankheitszeichen werden bereits 1/2 bis zu 1 Jahr vor dem Akutwerden in den Händen sichtbar, sofern sie nicht von Geburt her veranlagt oder vererbt sind. Prophylaxe ist der Hauptwert der chirologischen Diagnostik. Rechtzeitiges Erkennen verhütet den Schmerz.

Sonnen- oder Apollolinie – *Linea solaris*
Bild 6, Seite 135

Die Apollolinie wird durch das Symbolzeichen der Sonne gekennzeichnet. Diese Linie ist der Ausdruck der Konstitution des Sonnengeflechts (Solarplexus) und bezieht sich auf die Empfindungswelt.

Eine gute Apollolinie von mindestens 40 Millimetern Länge besagt, daß der Handeigner für alles Kreative offen und tiefer Erlebnisse fähig ist.

Sein Nervensystem ist stabil. Eine zerrissene Apollolinie bedeutet, daß die Empfindungen durch zu große Zersplitterungen gereizt sind.

Ein auf der Spitze stehendes Gitter auf dem Apolloberg bedeutet, daß Nervenstörungen vorliegen und die Tendenz zu Besessenheit besteht. Dies wird fälschlicherweise mit Irrsinn oder Wahnsinn verwechselt. Besessenheit tritt oft durch Unerfahrenheit im experimentellen Spiritismus auf. Sie kann auch angeboren sein (Bild 34/4e, Seite 205). Man kann unterscheiden, ob die Besessenheit von der körperlichen, gedanklichen oder von der emotionalen Ebene ausgeht. Körperlich (ausgezogener oder zerrissener Venusgürtel mit einem auf der Spitze stehenden Dreieck auf dem Apolloberg) = sexuelle Besessenheit; gedanklich (Kopflinie, die zu tief in den Mondberg reicht, die hakenförmig, gespalten ist oder mit großer Insel versehen sein kann) = Besessenheit, von Fanatismus und anderen stark egozentrischen Vorstellungen ausgelöst; emotional (eine zerrissene Apollolinie und eine Intuitionslinie, die gebrochen ist und Knoten aufweist) = Besessenheit, hervorgerufen durch übermäßig starke Beeindruckbarkeit und Zerrissenheit in den Empfindungen.

Venusgürtel – *Cingulum veneris*
Bild 6, Seite 135

Der Venusgürtel wird mit dem Symbol der Venus bezeichnet. Er gibt die Konstitution der Sexualnerven des Rückenmarks zu erkennen. Wenn er klar geprägt vorhanden ist, gilt er als Zeichen für Feinnervigkeit im Gefühlsleben (körperlich). Der bogenförmige Venusgürtel beginnt zwischen Zeige- und Mittelfinger und endet zwischen Ring- und Kleinem Finger.

Es können auch nur Anfang und Ende sichtbar sein: Schwächezeichen für das Rückgrat.

Ist der Venusgürtel sehr zart, fein und vollständig dargestellt, bedeutet es betonte Feinnervigkeit.

Ist der Venusgürtel einfach oder mehrfach zersplittert, läßt sich Hysterie oder Neurasthenie (Überreizung der Sexualnerven des Rückenmarks) ableiten. Diese Disposition kann ererbt sein oder durch starke Enthaltsamkeit oder auch durch Ausschweifung erworben sein. Immer steht eine Überreizung dahinter. Jedes Übermaß ist schädlich und deshalb krankhaft.

Ein großer Venusberg (starke Vitalität und Sexualität) sowie ein großer Mondberg (reiche Fantasie) verstärken die Sinnlichkeit (Bild 26/1, Seite 180).

Ein langer, waagerecht verlaufender Venusgürtel, der bis in den Merkurberg reicht, zeigt Rückgratschwäche.

Uranus- oder Intuitionslinie – *Linea intuitionis*
Bild 6, Seite 135

Die Intuitionslinie wird mit dem Symbol des Uranus gekennzeichnet. Diese Linie ist nicht in allen Händen zu finden, selten in Händen, die nur einige Linien aufweisen. Hingegen findet man Ansätze der Uranuslinie in vielen Händen. Die Uranuslinie beginnt nahe dem Handrand auf dem unteren Mondberg und verläuft im Viertel- oder Halbkreis in die Magenlinie oder in die Apollolinie.

Die Uranus- oder Intuitionslinie (»Intuition« bedeutet seelisch tieferes Empfinden, das sich mit geistigem Schauen verbindet) zeugt von einem aufgeschlossenen Menschen, der auf sein Gewissen hört.

Intuition kann geweckt werden durch geistige Aufmerksamkeit und Kreativität.

Eine Insel am Beginn der Uranuslinie deutet auf eine ererbte Anlage zu Medialität.

Ein dunkler Punkt in der Uranuslinie kommt bei Nervenleiden durch Aktivieren okkulter Kräfte (ungünstig für mediale Betätigungen) zum Vorschein.

Ein blauer Punkt in der Uranuslinie zeigt Nervenkrampf an.

Neptun- oder Giftlinie – *Linea toxica*
Bild 6, Seite 135

Die Neptunlinie wird mit dem Symbol des Neptuns gekennzeichnet.

Diese Linie bildet sich in den Händen, wenn in dem Organismus Medizinalgifte vorhanden sind: Morphium, Opium, Veronal, Salizylsäure, Arsen, betäubende Gase (wie Narkosegift, Chloroform, Äther), Aspirin, Antipyretica, Pyramidon, zusammengefaßt alle Giftstoffe der Chemie in der modernen Medizin.

Die Neptunlinie beginnt am unteren Teil der Lebenslinie. Wenn sie am unteren Teil des Venusberges sichtbar ist, sind Medizinalgifte schon vorgeburtlich erworben worden.

Die Neptunlinie verläuft immer in Richtung mittlerer oder oberer Mondberg (Bild 26/4, Seite 181).

Durch Arsen erhalten Linien oftmals eine weißlich-metallisch glänzende Farbe. Arsen wird vom Organismus nicht abgebaut (außer in homöopathischer Dosis). Als Nebenwirkung kann sich Gedächtnisschwäche einstellen.

Eine waagerecht verlaufende Neptunlinie bedeutet: Durch Erbmasse übernommene Gifte, die im Nervensystem Übersensibilität erzeugen und dadurch auch pathologische Medialität mit sich bringen (Bild 30/5, Seite 194).

Eine in viele Haarlinien zersplitterte Neptunlinie bringt zum Ausdruck, daß die Nerven durch Gifte angegriffen worden sind; dazu, parallel psychologisch betrachtet, wird auf eine »zerrissene Natur« im Persönlichkeitsfeld hingewiesen. Möglich sind auch Bewußtseinsstörungen. (Heiße Bäder können die Ausleitung von Giften unterstützen.)

Raszette oder Armband – *Restrictica*
Bild 6, Seite 135

Die Raszettlinien, die zwei- bis dreifach, seltener vierfach als »Armband« um das Handgelenk laufen, werden nur an der Innenseite beurteilt. Sie zeigen Art und Stärke der Lebenskraft an, die durch die Erbmasse übernommen wurde, und gelten nur dann als gut, wenn sie klar und deutlich, nicht zerrissen sind. Eine kräftige tiefe Linie hat für die Konstitution einen höher einzuschätzenden Wert als eine dünne, zarte. Oft korrespondiert die Anzahl der Armringe mit der Anzahl der Halslinien: Die Bedeutung ist die gleiche wie bei den Raszetten.

Die Linien an den Handgelenken und am Hals stehen energetisch mit dem Becken in Verbindung.

Wenn die erste Raszettlinie zur Handmitte hin gewölbt ist, bedeutet es schwere Geburten (Bild 26/5, Seite 182). Zweites Zeichen für erschwerte Geburten ist das Ende der Herzlinie, quastenartig, 4–5 Linien.

Stern, seitlich in einer Raszettlinie: Bezieht sich auf Körperverletzung an Hüften.

Leberfleck seitlich in einer Raszettlinie: Bezieht sich auf Verletzung des entsprechenden Armes.

Drei Raszettlinien weisen auf hohes Alter der Vorfahren hin und vermitteln dem Handeigner gute Voraussetzungen dafür.

Das Abzählen oder Schätzen der Lebensdauer an diesen Linien ist nicht sinnvoll, da zu ungenau.

Verletzungszeichen
Bild 20, Seite 163

Abbildung 20, Seite 163, mit den freistehenden Inseln als Verletzungszeichen und Abbildung 21, Seite 165, mit den Inseln in den Linien als Vererbungszeichen, dienen einer besseren und leichteren Übersicht.

1: Stirnhöhlenkatarrh, auch Schädelverletzung.
2: Ohrenleiden, Mittelohrentzündung.
3: Nasenleiden, Polypen.
4: Augenverletzung, Operation.
5: Halsleiden, Mandeln, Schilddrüsen.
6: Brustleiden.
7: Blinddarmstörung, auch Operation.
8: Wahrscheinlich Geburt.
9, 10, 11: Leiboperationen (Brust, Rücken, Bauchraum, Unterleib).
12: Totaloperation (Uterus, Ovarien).

Vererbungszeichen
Bild 21, Seite 165

Die Erklärungen der Vererbungszeichen in den Händen befinden sich im zweiten Teil dieses Buches, »Diagnosen der Persönlichkeitsstruktur«, ab Seite 114.

Periodische Zusammenhänge

Unsere Natur, unser Leben, ist auf bestimmten Gesetzmäßigkeiten aufgebaut. Eines dieser Gesetze ist das der Periodizität. Es gibt Perioden für alle Menschen insgesamt und solche für den einzelnen Menschen.

Wir wissen, daß sich der menschliche Körper alle 7 Jahre erneuert. Alle 7 Jahre treten Veränderungen ein. Mit dem 7. Lebensjahr entwickelt sich die Verstandestätigkeit. Mit dem 14. Lebensjahr beginnt die Pubertät. Im Alter von 21 Jahren ist der Organismus voll entwickelt. Bis zum 28. Lebensjahr hält die Jugend an. Ab 28 Jahren beginnt der Übergang von der Jugend zur Reife. Im Alter von 35 Jahren sollte sich das geistige Bewußtsein entwickeln. Mit 42 Jahren erfolgt langsam die hormonelle Umstellung im Organismus.

Dem Siebener-Rhythmus unterstehen alle Menschen. Hinzu kommt, daß jeder Mensch seinen individuellen Rhythmus hat. Manche Menschen haben im Jahresablauf zu einer ganz bestimmten Zeit ihre Erkältung, ihre Grippe, ihre Angina, ihren Ausschlag, ihre Hautkrankheiten und ihre kalten Füße.

Zu bestimmten Zeiten, die bei jedem Menschen verschieden sind, treten Erkrankungen oder andere Ereignisse auf. Die Merkmale dieser einzelnen Rhythmen sind auch auf der Lebenslinie eingeprägt. Beispiel: Stirbt ein Onkel, eine Tante, wird zu gleicher Zeit eine Nichte oder ein Neffe krank. Auch in Verbindung mit Großeltern, seltener mit Eltern, ist es festzustellen. Das hängt mit der magnetischen Affinität zusammen, die zwischen manchen Eltern und Kindern besteht, so daß beispielsweise einer, ohne zu wissen, was dem anderen geschieht, es dennoch empfindet oder weiß.

Chirologische Drüsenmerkmale
nach Henri Mangin: *Wie die Hand, so der Mensch*

(Anmerkung des Verfassers: Diese Drüsenmerkmale nach Henri Mangin, Paris, sind teilweise richtig, erfordern aber weitere Beobachtungen und Prüfungen.)

Feminine Hände bei Männern, maskuline Hände bei Frauen: Zeichen einer gewissen Zwischensexualität (Intersex).
Auffälliges Mißverhältnis zwischen Hand- und Körpergröße: Störungen der Hypophyse.
Verfeinerter idealer Handtyp, spitze Finger: Erhöhte Funktion der Thymusdrüse.
Überempfindliche, schwache Hand älterer Menschen, mager, trocken, hart, dunklere Färbung: ungenügende Nebennierenfunktion.

Kräftige, dicke, massive Hand, fest, solide und stark gewölbt (Marsberg): mehr oder weniger übersteigerte Nebennierenfunktion, Übermaß an Libido.

Elegante, feine und lange Hand mit dünnen, langen Fingern: Überfunktion der Schilddrüse.

Plumpe, tollpatschig wirkende Hand, Gewebe undurchlässig und geschwollen: Neigung zu Arthritis, Arthrosis und Schilddrüsenstörungen.

Hände, die auch im Alter infantil bleiben: Schwäche der Genitaldrüsen.

Unterschiedliche Größe beider Hände: Endokrine Drüsenfunktion, Schwäche der betreffenden Seite.

Lange, grobe »Wurstfinger«: Überfunktion der Schleimdrüsen.

Lange, schmale Finger: Überfunktion der Schilddrüse und Unterfunktion der Nebennieren.

Kurze, grobe Finger von festem Gewebe: Überfunktion der Nebennieren und Genitaldrüsen.

Kurze, grobe Finger von feinem Gewebe: Unterfunktion der Schleimdrüsen.

Spitz zulaufende Finger: Überfunktion der Schilddrüse.

Kurze, feine, feminine Finger: Störung oder Überfunktion der Schilddrüse, oft Ursache für Kreislaufbelastung.

Steife und gekrümmte Finger: Überfunktion der Schilddrüse und kompensierende Überfunktion der Paraschilddrüsen bei Tuberkulosekranken mit guten Abwehrkräften.

Fingerknoten: Entsprechen einer Unterfunktion der Nebennieren.

Zusammenschnürung des Ringfingers (Mittelglied): Gestörte Schleimdrüsenfunktion ohne Reaktion der Schilddrüse.

Zu langer Mittelfinger: Überfunktion der Hypophyse.

Zu kurzer Kleiner Finger: Unterfunktion der Schleimdrüsen.

Der Kleine Finger ist nach außen gebogen: Stärker gekoppelte Funktion von Schilddrüse und Nebennieren.

Die Finger sind zum Ringfinger hin gebogen: Bezieht sich auf die Schilddrüse.

Die Finger sind zum Mittelfinger hin gebogen: Bezieht sich auf die Hypophyse.

Die Finger sind zum Zeigefinger hin gebogen: Unterfunktion der Hypophyse und Genitaldrüsen.

4. Alphabetisches Verzeichnis der Krankheitszeichen mit Beschreibungen

Ablagerungen sind immer vorhanden, wenn die Hände im allgemeinen und die Finger im besonderen hart oder gekrümmt sind.

Abortus (gewollt herbeigeführt) oder Ausschabungen: Eine Viertelkreislinie, die am Zeigefingergelenk beginnt und in der Mitte des Jupiterberges endet (Bild 29/1, Seite 189).

Ahnungsvermögen: Siehe »Intuition«.

Alkoholismus (bei Vorfahren): Zwei Kopflinien, von denen eine nicht voll ausgebildet sein muß. Für den Handeigner selbst bedeutet dies, daß er zeitweise zweierlei Wesenszüge und Verhaltensweisen besitzt, sich selbst wesensfremd ist (Bild 39/6, Seite 221).

Asthma (Herzasthma): Kurze Fingernägel (Bild 5b, Seite 131), an den Seiten krallenartig (Bild 5h, Seite 132), trockene Hände. Beachte in beiden Fällen Kopf- und Herzlinie, ob sie sich wie Bögen einander zu neigen (Bild 22/5, Seite 170).

Asthma (Lungenasthma): Lange Fingernägel, der Länge nach gewölbt, auch Asthma-Nägel (Bild 5h, Seite 132), feuchte Hände.

Augenleiden, durch Entzündung: Halbstern am Ende der Kopflinie; auch roter Punkt in der Kopflinie (Star; Bild 24/6, Seite 176).

Augenleiden, durch Verletzung: Roter Punkt in der Kopflinie unter dem Mittelfinger; Stern in der Kopflinie unter dem Ringfinger; kleiner Ring in der Kopflinie unter dem Kleinen Finger; Insel in der Kopflinie unter dem Zeigefinger; schräge Insel an der Kopflinie, auf den Jupiterberg gerichtet; kleiner Ring in der Lebenslinie; roter Punkt auf dem Apolloberg und roter Punkt in der Apollolinie über der Kopflinie (Bild 24/5, Seite 176; Bild 31/5, Seite 197).

Bauchhöhlenschwangerschaft: Wie unter Abortus, aber am Ende der Viertelkreislinie eine kleine Insel (Bild 34/6, Seite 206).

Behinderungen durch besonders tiefe Beeindruckbarkeit, angeboren (Bild 39/5, A, Seite 221): Die Vorgeburtslinie bedeutet, daß die Mutter während der Zeit der Schwangerschaft unter Depressionen litt. Diese Linie erscheint innerhalb des Venusberges am unteren

Drittel der Lebenslinie. Sind dazu auf der Apollolinie Inseln vorhanden, bedeuten B (unterhalb der Herzlinie): Schüchternheit und Erröten; C (oberhalb der Herzlinie): Lampenfieber vor Prüfungen.

Beinschwäche: Auffällige Verengung des unteren Teils des dritten Ringfingergliedes.

Blasenschwäche: Ein stark gewölbter unterer Mondberg sowie eine oder zwei Linien, die, von oben kommend, schräg über den Jupiterberg laufen, bedeuten Bindegewebsschwäche (Bild 25/1, Seite 177) und wenn sie von unten kommen Entzündung. Verstärkt wird diese Veranlagung durch mehrere von der Herzlinie in einen flachen Saturnberg aufsteigende Linien.

Blasensteine oder -grieß: Feine punktartige Vertiefungen in der Herzlinie unter dem Kleinen Finger (Bild 28/1, Seite 186).

Blinddarmstörung: Kleine Insel am Anfang zwischen Lebens- und Kopflinie, schräg auf den Merkur- oder Marsberg gerichtet (Bild 20/7, Seite 163).

Blutarmut: Blasse Fingernägel, oft auch bei zu weißer Haut. Blasse Linien.

Blutungen, zu starke, bei Frauen: Schräge nach außen gerichtete Schnittlinie über das untere Beugegelenk des Kleinen Fingers (Bild 30/4, Seite 193), auch bei schmerzhafter Menstruation.

Blut, Unreinheiten im: Längslinien mit stellenweisen Verdickungen auf den Fingernägeln (Bild 5t, Seite 134). Die einzelnen Finger zeigen an, wo diese Unreinheiten besonders stark vorhanden sind. Zeigefinger rechte Hand: Leber; Zeigefinger linke Hand: Milz; Mittelfinger: Magen- und Darmkanal; Ringfinger: Nieren; Kleiner Finger: Geschlechtsorgane; Daumen: Kopf.

Brechdurchfall: Zarte kleine Haarlinien zwischen dem unteren Mondberg und der Raszette sowie blasse Viertelkreislinie, die vom Saturnberg kommt und zwischen Zeige- und Mittelfinger endet (Bild 35/1, Seite 207).

Bronchialleiden: Fingernägel, die ebenso lang wie breit erscheinen, jedoch etwas gewölbt sind. Kreuz zwischen der Lebens- und Kopflinie am Beginn (Bild 5x, Seite 134).

Darmblutung, Hämorrhoiden: Roter Punkt auf dem Ast, der aus der Magenlinie kommt und auf dem Marsberg endet (Bild 25/5, Seite 179).

Darmfieber: Blauer Punkt auf dem Ast, der aus der Magenlinie kommt und auf dem Marsberg endet (Bild 25/5, Seite 179).

Alphabetisches Verzeichnis der Krankheitszeichen

Darmleiden, Obstipation: Magenlinie zerrissen, viele kurze Linien, auch mit kurzer Abzweigung, die in den Marsberg führt (Bild 32/2, Seite 198).

Darmschwäche: Eine unterbrochene, dünne, blasse Herzlinie, die von Querlinien durchzogen ist, auch Halbkreis im Mondberg. Dünne, zerrissene Magenlinie oder ein von der Magenlinie kommender Ast, der in den Marsberg reicht.

Diarrhöe, chronische; Dysbakterie: Stärker gewölbter Mondberg mit unklaren, waagerechten Strichelungen, stärker gewölbter Saturn- und Merkurberg (Bild 26/3, Seite 181).

Eiter im Blut oder Muskel: Grünliche Färbung der Fingernägel.

Epilepsie: Dispositionen finden sich oft, wenn die Kopflinie zu kurz, zu breit oder auch gewunden, die Kopflinie tief in den Mondberg geneigt und ein Stern auf unterem Mondberg zu finden ist. Tannenzweiglinie am unteren Beugegelenk des Mittelfingers (Bild 23/2, Seite 171).

Erschlaffung der Mutterbänder: Eine etwa 20 Millimeter lange Linie, die aus dem unteren Beugegelenk des Zeigefingers kommt und etwas schräg auf dem Jupiterberg verläuft (Bild 29/2, Seite 189).

Fall, Neigung zu: Eine tief in den Mondberg verlaufende Kopflinie gibt Disposition zu Schwindelgefühl und Fall; durch Blutandrang zum Gehirn, wenn der Mondberg stark gewölbt ist und die Fingernägel rot sind, oder durch Blutleere im Gehirn, wenn der Mondberg flach ist und die Fingernägel blaß sind (Bild 23/1, Seite 171).

Fehlgeburt: Kleine, schräge Linien, die aus dem unteren Beugegelenk des Zeigefingers kommen und in Richtung Handrand verlaufen (Bild 29/1, Seite 189).

Fieberdispositionen sind vorhanden, wenn sehr viele feine, waagerechte Linien die Handflächen bedecken (Bild 25/6, Seite 179). Rote Haut, stark gewölbter Marsberg. Fiebrige Krankheiten wie Masern (Kinderkrankheiten), Grippe und Lungenentzündung sind angezeigt durch kleine Linien, die aus dem oberen Venusberg (Kleiner Marsberg) in die Lebenslinie verlaufen (Bild 33/4 und 33/5, Seite 202/203).

Fieber- und Infektionskrankheiten (in der Jugend): Kräftige, kleine Linie im oberen Drittel des Kleinen Marsberges, bis hin zur Lebenslinie (Bild 33/4, Seite 202).

Fieberneigung, allgemein: Feine, wie abgerissen erscheinende Querstrichelungen zwischen Lebenslinie, Magenlinie und Kopflinie, dem sogenannten Großen Dreieck (Bild 25/6, Seite 179).

Gallenleiden: Unter dem Mittelfinger büschelartige Abzweigung der Herzlinie in Richtung Daumen (Bild 35/2, Seite 207). Gebrochene Magenlinie, unterer Teil dunkel gefärbt, oder Insel unterhalb der Kopflinie. (Siehe auch Vererbungszeichen, Bild 21/24, Seite 165.)

Gallensteine oder -grieß: Kleine gelbe oder bräunliche Punkte in der Herzlinie unter dem Ringfinger (Bild 24/3, Seite 175).

Gebärmutter...: Siehe »Uterus«.

Geburten, erschwerte: Zur Handmitte hin *gewölbte* erste Raszettlinie, quastenartig endende Herzlinie (Bild 26/5, Seite 182).

Gehirnerweichung (Paralyse): Große Insel in der Kopflinie unter dem Ringfinger mit gespaltenen, sich kreuzenden Enden, rautenförmig. Der Handeigner hat die Anlage zu Paralyse, die sich bei ihm selbst zeitweise als stärkere Kopfschmerzen äußert, von einem seiner Vorfahren geerbt (Bild 31/4, Seite 196).

Gehirnnervenleiden, allgemein: Roter Punkt auf Merkurberg. Irrsinn: Siehe unter Merkurberg, an der Kopflinie roter Punkt. Die Bezeichnung »Geisteskrankheit« ist irreführend, da nicht der Geist, sondern das Gehirn erkrankt aufgrund äußerer Einwirkungen und/oder ichbezogenen, geistfernen, negativen Denkens.

Gehirnnervenschwäche, vererbt: Insel am Ende der Magenlinie unterhalb des Kleinen Fingers. (Bild 39/3, A, Seite 220).

Gehirnschlag, Disposition zu: Bläuliche Färbung oder gänzliches Fehlen der Kopflinie, auch wenn eine 20 bis 30 Millimeter lange Linie aus der Handtischmitte zum Jupiterberg verläuft (Bild 35/5, Seite 209).

Gehirnschlag, Tod durch:

1. wie abgeschnitten wirkendes Ende der Kopflinie, ohne daß eine andere Linie den Abschluß bildet;

2. wie abgeschnitten wirkendes Ende der Lebenslinie bei dicken, schweren, festen oder harten Händen und bei Fingernägeln, die in der Mitte gewölbt sind mit nach außen gebogenen Rändern (Bild 5n, Seite 133).

Gehirnschlag; katarrhalische Verschleimung: Zwei Parallellinien, die quer über den Mondberg laufen und sich nahe der Lebenslinie schließen. Knoten (Zeichen für Verschleimung) auf der unteren Linie (Bild 35/4, Seite 208).

Gehirnschwäche (herabgesetzte Kapazität): Eine blasse, zarte Kopflinie, die am Ende lang und gespalten ist (Bild 34/4b, Seite 205: auf Spaltung bezogen). Gehirnschwäche kann auch durch Aufnahme von Arsen entstehen. Arsen im Organismus wird angezeigt durch weißlich-metallischen Glanz der Neptunlinie (Bild 26/4, Seite 181).

Genitalschmerzen: Zeichen D oder Ring im »Großen Viereck« zwischen Kopf- und Herzlinie, unter dem Ringfinger (Bild 36/1, Seite 210).

Gifte (Medizinalgifte) im Organismus: Aus dem Venusberg schräg zum Mondberg verlaufende Neptunlinien (Bild 26/4, Seite 181).

Gifte (vererbt): Waagerechte, aus dem mittleren Teil des Mondberges kommende, auf die Lebenslinie zulaufende Neptunlinie (Bild 30/5, Seite 194).

Grieß: Siehe unter »Blasensteine oder -grieß«, »Gallen- und Nierensteine oder -grieß«.

Haarausfall: Übergroß gewölbter Jupiterberg (Bild 31/1, Seite 195).

Halskrankheiten: Rötung am Ende der Kopflinie. Kleine, dünne, senkrechte kurze Linien zwischen Kopf- und Lebenslinie, gegabelte Linie auf Marsberg (Bild 34/5, Seite 206). Siehe auch Fingernägel (Bild 5i, Seite 132).

Halsoperation, Mandeln: Waagerechte Insel zwischen Jupiter- und Saturnberg (Bild 20/5, Seite 163). Siehe auch Fingernägel, wie beschrieben, als Zeichen für Unterleibsleiden (Bild 5x, Seite 134). Halsverletzung: Ende der Herzlinie im Beugegelenk des Zeigefingers.

Harnröhrenkatarrh (auch Gonorrhöe): Eine 5 Millimeter lange, schräg gestellte Linie auf dem Jupiterberg. (Dasselbe Zeichen gilt auch für Weißfluß (Bild 30/1, Seite 192).

Harnsäure: Rheuma bei großem Mondberg und kräftiger Hauttextur (Bild 26/2, Seite 180).

Hartleibigkeit, Obstipation: Viele kleine Punkte neben oder in der Magenlinie. Verstärkende Zeichen sind starke Rötung am Ende der Lebenslinie und eine dünne oder vielfach gebrochene Herzlinie (Bild 36/2, Seite 210).

Herzfehler, organisch, angeboren: Gebrochene oder zu breite Herzlinie (Bild 22/3, Seite 169).

Herzfehler, organisch, erworben: Kurze, senkrechte Schnittlinien in der Herzlinie (Bild 27/4, Seite 184).

Herzklappenfehler: Kleine Ausbuchtungen oder kurze Begleitlinien an der Herzlinie (Bild 27/2 und 27/3, Seite 183/184).

Herzklopfen: Am Anfang gerötete Magenlinie.

Herzkrampf, Disposition zu: Eine Kettenlinie entlang der Lebenslinie (Bild 36/4, Seite 211). Blauer Punkt oder Fleck in der Herzlinie (Bild 27/5, Seite 185).

Herzleiden, allgemein: Mehrere kleine durcheinanderlaufende Linien auf dem Apolloberg, noch ungünstiger durch die Symbolzeichen für Saturn und Mars (Bild 36/3, Seite 211).

Herzmuskelvergrößerung (Sportlerherz), Gefäßschwäche: (Bild 22/2, Seite 168).

Herznervenschwäche (Neurose): Fehlende oder kleine Nagelmonde. Etwas kettige Herzlinie (Bild 22/1, Seite 168).

Herzschlag, Tod durch: Unter Saturnberg wie abgeschnitten endende Herzlinie (Bild 27/6, Seite 185).

Herzschmerzen (nachlassende Vitalität): Eine mit kleinen Punkten, Kreuzen oder Haarlinien durchsetzte Lebenslinie (Bild 36/5, Seite 212).

Herzschwäche: Das zweite Glied des Ringfingers wespentaillenartig verschmälert (Bild 10/6, Seite 140).

Herzschwäche, als Veranlagung: Wenn Lebens- und Magenlinie am unteren Teil des Venusberges zusammentreffen, gerötet (Bild 36/6, Seite 212).

Hirnhautentzündung: Eine zarte oder dünne Herzlinie mit starker Rötung; auch wenn eine Herzlinie am Ende lang gegabelt ist und mit dem einen Ausläufer den Zeigefinger, mit dem anderen den Mittelfinger teilweise oder ganz einfaßt. (Bild 35/3, Seite 208).

Hoden- oder Ovarienleiden (Herzkraft, Nerven): Die Herzlinie am Anfang sehr verzweigt und wirr oder auch mit Halbringlinien (Bild 30/2, Seite 192; Bild 37/1, Seite 213).

Homosexualität: Es ist nicht zu erkennen, ob jemand Homosexualität auslebt oder diese Veranlagung unterdrückt. Eine Disposition ist vorhanden, wenn der Kleine Finger krumm ist und die unteren Fingerglieder schwächer als die oberen, möglicherweise auch platt sind. Viele Querlinien auf dem Venusberg (Hemmungen im Liebes- oder Triebleben), Schlaffheit der Hand sowie sehr zarte Haut (femininer Einschlag) und »Angstlinien« auf dem Venusberg; es sind kurze, horizontale Abspaltungen der Lebenslinie in den Venusberg. (Bild 37/4, Seite 214).

Hysterie: Siehe unter »Neurasthenie«.

Intuition, natürliche Medialität: Eine Schicksalslinie, die aus dem unteren Mondberg aufsteigt und zum Mittelfinger läuft (Bild 34/3, Seite 205).

Irrsinn, Disposition zu: In der rechten Hand unter dem Saturnberg eine gespaltene Kopflinie. In der linken Hand ist die Tendenz zum Akutwerden geringer und auch nur bis zum 30. Lebensjahr gültig. (Bild 23/4, Seite 172). Befindet sich eine Insel in der zweiten Hälfte der Kopflinie, wurde die Anlage zu Irrsinn vererbt. Zeichen für Disposition zu Irrsinn oder die einen Hinweis auf die Ursache geben (Bild 23/5, Seite 172); Andreaskreuz auf Jupiterberg: Überreizung der Kopfnerven; Stern auf Saturnberg: Körperverletzung durch Unfall; Gitter auf Apolloberg: Besessenheit; Stern auf Marsberg: Körperverletzung zum Beispiel durch Unfall; Stern auf Mondberg: Fall; Stern auf Venusberg: traurige Liebeserlebnisse. Große Insel in der ersten Hälfte der Kopflinie: Schizophrenie (Bild 39/3, B, Seite 220). Große Insel in der zweiten Hälfte der Kopflinie: starke Kopfschmerzen (Bild 23/3, Seite 172). Kopflinie, die zu tief in den Mondberg reicht: Grübelei, Schwermut, Lebensüberdruß oder Krampfanfälle. (Bild 23/1, Seite 172).

Knochenschwäche: Dünne, schwache Fingernägel (Bild 5q, Seite 133).

Kolik: Herzlinie entspringt unter dem Kleinen Finger, mit vielen kleinen Halbkreisen oder Grübchen bedeckt. Liniengewirr auf Saturnberg (Bild 37/2, Seite 213).

Kongestionen, schmerzhafte Stauungen: Von der Magenlinie kurze Abzweigung in die Kopf- und/oder Herzlinie. (Bild 28/3, Seite 187).

Kopfnervenfieber, Kopfnervenentzündung: Blauer Punkt in der Kopflinie unter dem Mittelfinger (Bild 31/5, Seite 197).

Kopfschmerzen: Ursache, die vom Magen ausgeht: Viele kleine, feine, senkrechte Linien im Magenfeld über und um die Mitte der Kopflinie. (Bild 22/4, Seite 169). Siehe auch »Magen, nervöser«.

Kopfschmerzen, vererbte Disposition: Große Insel in der zweiten Hälfte der Kopflinie. Ein Vorfahre ist an Verkalkung oder Paralyse gestorben (Bild 23/3, Seite 172; Bild 31/4, Seite 196).

Kopfverletzungen: Brüche in der Kopflinie unter Mittelfinger: durch Sturz, Fall; unter Ringfinger: durch Fahrlässigkeit; unter Kleinem Finger: nach Angriff (Bild 34/1, Seite 204).

Körperliche Schwäche in der Jugend, angeboren: Lebenslinie im ersten Drittel kurze, kleine, schräge Linien, zerrissen, wie ausgefranst (Bild 33/2, Seite 201).

Körperliche Schwäche in der Jugend, vererbt: Insel am Anfang der Lebenslinie (Bild 33/1, Seite 201).

Körperliche Schwäche im späteren Alter; Zerfall: Lebenslinie am unteren Drittel viele kurze Linien, zerrissen, wie ausgefranst (Bild 33/3, Seite 202).
Krampfdisposition: Wellige Magenlinie. Dunkler Punkt auf Saturnberg. Mißgeformter Ast von Magenlinie bis Saturnberg (Bild 28/4, Seite 187).
Krebs, Disposition zu: Insel im letzten Viertel der Lebenslinie oder ein Dreieck (Bild 32/4, Seite 199).
Krebskonstitution: Siehe Krebsnägel (Bild 5m, Seite 132).

Lähmung, Anlage zu; gewaltsamer Tod: Die Herzlinie ist mit dem Anfang der Kopf- und Lebenslinie verbunden. Ein zerrissener Venusgürtel läßt Nervenschwäche erkennen. Ein Stern auf dem Saturnberg weist auf mangelnde Konzentration hin. Ein zweiter Stern kann sich unterhalb der Kopflinie auf dem Mondberg bilden, dazu kleine Querstrichelungen, entstanden durch ein allgemein gestörtes Gefühlsleben. (Bild 26/6, Seite 182).
Lähmung, Disposition zu: Eine Herzlinie von Rand zu Rand ohne oder mit Verbindung zur Kopf- und Lebenslinie (Bild 27/1, Seite 183). Beachte Fingernägel; in der Mitte gewölbt, mit seitlich nach oben gebogenen Rändern (Bild 5 n, Seite 133).
Leberentzündung: Kopflinie gegen Mitte oder Ende von Büschellinien – Abzweigungen aus der Magenlinie – gestört, verletzt – (Bild 37/3, Seite 214).
Leberleiden, allgemein: Gelbe oder gelbliche Haut, Tannenzweiglinie im unteren Beugegelenk des Zeigefingers, zerrissene Magenlinie (Bild 24/1, Seite 174). Insel in der Magenlinie, Vererbungszeichen (Bild 21/26, Seite 165). Außerdem: Gebogenes erstes Fingerglied des rechten Zeigefingers (Bild 10/1, Seite 140).
Leber- und Darmleiden: Kleine, kurze, schräge Linien am unteren Zeigefingergelenk, nach oben weisend, rechts Leberbelastung, links Pankreasschwäche; Darmbelastung (Obstipation): Magenlinie zerrissen, viele kurze Linien, auch mit Abzweigung, die in den Marsberg führt (Bild 32/1, Seite 198).
Leberschwäche: Fehlende Mittelpartie der Magenlinie in beiden Händen (Bild 37/4, A, Seite 214).
Leberstauung, undurchlässige Gefäße: Starke Verzweigung der Magenlinie zwischen Kopf- und Herzlinie (Bild 37/5, Seite 215).
Lungenentzündung: Eine senkrecht stehende Insel auf dem Jupiterberg

an einer Linie, die aus der Lebenslinie aufsteigt (Bild 20/6, Seite 163; Bild 23/6, Seite 173).

Lungen- oder Rippenfellentzündung (in der Jugend): Kräftige kleine Linie im oberen Drittel des Kleinen Marsberges bis zur Lebenslinie, mit einer Insel am Anfang (Bild 33/5, Seite 203).

Lungen- oder Rippenfellentzündung: Kleine Punkte in oder an der Kopflinie unter dem Jupiterberg. Eingefallener oder sehr flacher Jupiterberg. Anfang der Kopflinie stark gerötet.

Lungen- und Lebenskraft: Die Wölbung der »Maus« (siehe Seite 140) auf der Außenhand zwischen Daumen und Zeigefinger ist ihrer Konsistenz nach fest, weich oder elastisch, stärker gewölbt bis eingefallen (Bilder 10/9, 10 und 11, Seite 139).

Lungentuberkulose, Disposition zu: Ein flacher oder eingefallener Jupiter- und Merkurberg. Viele ungünstige Linien oder Zeichen auf dem Jupiterberg oder eine kurze, unter dem Mittelfinger endende Kopflinie verstärken die Bedeutung. Auch Rötung am oberen Teil der Magenlinie, an dem sie sich mit der Kopfllinie schneiden würde (Bild 38/6, Seite 218).

Lungentuberkulose, vererbte Disposition zu: Tuberkulosenägel (Bilder 5f und 5g, Seite 131/132); Insel am Ende der Herzlinie auf dem Jupiterberg; schwache »Maus« (siehe Seite 140) auf der Außenhand (Bild 5f und g, Seite 131/132; Bild 21/9, Seite 165 Bild 28/2, Seite 186).

Magen- und Darmtraktstörungen; Kränklichkeiten: Kurze querlaufende Schnittlinien in der Magenlinie (Bild 32/4, Seite 199).

Magen, nervöser: Viele kleine, feine, senkrechte Linien im Magenfeld (Bild 22/6, Seite 170). Beachte Insel in der Magenlinie (Vererbungszeichen, Bild 21/23, Seite 165) und auch Knoten im zweiten Mittelfingergelenk.

Magen- und Leberstörungen: Kurze Striche unterhalb von Herzlinie und Mittelfinger (Bild 32/1, Seite 198).

Magenschwäche: Lebenslinie blaß und oft kurz, der obere Teil gefasert, eine ebenfalls gefaserte, in die Kopflinie reichende Linie (Bild 37/6, Seite 215).

Mandelentzündung: Wenn die Herzlinie dick und rot ist.

Medialität, natürliche (günstig): Eine Schicksalslinie, die aus dem unteren Mondberg aufsteigt und zum Mittelfinger reicht (Bild 34/3, Seite 205).

Medialität krankhafter Art: Zeichen, die jegliche Medialität verbieten (Bild 34/4, Seite 205):
  a) eine große Insel am Ende der Kopflinie;
  b) eine gespaltene Kopflinie;
  c) eine gebogene Kopflinie, die wie ein Haken zum Mondberg führt;
  d) eine Intuitionslinie, die gebrochen ist und Knoten aufweist;
  e) Gitterlinien unterhalb des Ringfingers;
  f) ein liegendes Kreuz unterhalb des Zeigefingers;
  g) ein ausgezogener Venusgürtel;
  h) eine zerrissene Apollolinie.
Denken und Fühlen sind bei diesen Handeignern gestört.

Milzhypertrophie: Eine anfangs gut gezeichnete, gegen Ende breiter werdende Herzlinie, eine zerrissene Saturnlinie und ein mit Liniengewirr bedeckter Saturnberg. Verstärkt wird diese Bedeutung durch Liniengewirr auf dem Jupiterberg (Bild 38/1, Seite 216).

Milzleiden, allgemein: Disposition hierzu ist gegeben, wenn das erste Glied des linken Zeigefingers gebogen ist; Magenlinie, die im Mondberg beginnt und viele kleine Linien und Zeichen auf dem unteren Mondberg (Bild 25/2, Seite 177).

Nasenleiden, verschiedene: Eine senkrecht stehende Insel auf dem Jupiterberg (Bild 20/3, Seite 163). Eine kleine Insel am Ende der Kopflinie unter Apollo- oder Merkurberg zeigt erbliche Belastung (Bild 21/7, Seite 165).

Nervenkrankheiten: Eine auf dem Saturnberg sehr zersplitterte Saturnlinie, verstärkt durch das Saturnsymbol oder ein verformtes Dreieck auf dem Saturnberg (Bild 38/2, Seite 216).

Nervenüberreizung: Im unteren oder mittleren Mondberg deuten kleine schräg laufende Strichlinien auf Gifte mit Milzbelastung sowie auf überreizte Nerven durch unverträgliche Medikamente (Bild 30/6, Seite 194).

Neurasthenie: Die gleichen Zeichen wie für Hysterie. Ein einfach oder mehrfach zersplitterter Venusgürtel, verstärkt durch übergroßen Venusberg (Sinnlichkeit) und übergroßen Mondberg (Fantasie), dazu eine am Anfang stark rötlich gefärbte Magenlinie sowie nach hinten biegsame Finger (Sinnlichkeit, Neugierde; Bild 26/1, Seite 180).

Nierenleiden, Nierenstörung: Nierennägel (Bild 5 l, Seite 132). Magenlinie mit Bruchstellen, ein auf dem Mondberg auf der Spitze stehendes, sich überlappendes Viereck (Bild 24/2, Seite 174). Sind karmesinrote Flecken auf warmen Händen vorhanden, zeigen sich momentane Störungen von Nieren und Herz.

Nierenbluten, Disposition zu: Kurze Fingernägel (Bild 5b oder 5c, Seite 131) mit starker Biegung von Rand zu Rand (Bild 5l oder 5m, Seite 132).

Nierensteine oder -grieß: Blasse Punkte in der Herzlinie unter dem Ringfinger (Bild 24/3, Seite 175). Beachte Vererbungszeichen: Insel in der Magenlinie (Bild 21/25, Seite 165).

Ohnmacht und Schwindel in der Jugend, Disposition zu: Kopflinie am Anfang gegabelt. (Bild 39/1, Seite 219).

Ohrenleiden: Waagerechte Insel auf dem Jupiterberg (Bild 20/2, Seite 163). Brauner Fleck oder Punkt auf Venusberg. Kleine Insel in der Kopflinie unter Saturnberg (Bild 21/5, Seite 165/1).

Operationen und Eingriffe: Kräftige Linie, die vom Venusberg in den Marsberg reicht,
 a) mit Insel: Magen- und Darmgeschwüre;
 b) mit Stern: Fieber (Bild 33/6, Seite 203).

Ovarien- oder Hodenleiden (Lebenskraft): Die Lebenslinie endet selbst oder mit einer Abzweigung im Mondberg (Bild 30/2, Seite 192; Bild 37/1, Seite 213). Siehe auch Fingernägel, wie unter »Bronchialleiden« beschrieben (Bild 5x, Seite 134).

Pankreasschwäche: Tannenzweiglinie am unteren Beugegelenk des linken Zeigefingers (Bild 32/2, Seite 198).

Paralyse: Siehe »Gehirnerweichung«.

Prostata- und Uterusbeschwerden, vererbt; Anlage zu Myom: Eckige Insel zwischen Zeige- und Mittelfinger (Bild 39/4, Seite 220).

Pylorus (Schließmuskel am Magenausgang), spastische Diathese, Verengung: Abzweigung von der Schicksalslinie zur Herzlinie in Richtung Jupiterberg (Bild 31/6, Seite 197).

Rheuma: Stark gewölbter Mondberg; zwei kurze, senkrechte Linien zwischen Zeige- und Mittelfinger (Bild 26/2, Seite 180).

Rippenfellentzündung: Siehe unter »Lungen- und Rippenfellentzündung«.

Rückgratschwäche: Ende des Venusgürtels verläuft waagerecht bis an den Handrand; gravierender durch hakenartige Kopflinie, die im unteren Mondberg endet (Bild 31/2, Seite 195). Beachte Fingernägel (Bild 5q, Seite 133) sowie einen übermäßig gebogenen und stark biegsamen Daumen.

Schilddrüsenleiden: Ein sehr kleines Kreuz neben einem größeren zwischen Anfang der Lebens- und Kopflinie (Bild 32/5, Seite 200).
Schizophrenie, Störung im Unbewußten, Gedankenleben außer Kontrolle: Große Insel, die vom Beginn der Kopflinie bis über die Mitte der Kopflinie reicht (Bild 39/3, B, Seite 220).
Schlacken, Ablagerungen: Verdickungen an harten Fingern und Händen sowie Gichtknoten an den Fingern. Korpulente Personen neigen oft zu Schlackenansammlungen. Beachte auch großen Mondberg, lymphatische Konstitution (Bild 26/2, Seite 180).
Schüchternheit: Diese hängt oft mit einem schwachen Herzen zusammen. Schwitzen der Handflächen (Bild 21/28 und 29, Seite 165) und Vorgeburtslinie (Bild 21/31, Seite 165).
Schwermut: Kopflinie verläuft sehr tief in den stark gewölbten unteren Mondberg (Bild 23/1, Seite 171).
Schwindelgefühl: Siehe unter »Fall, Neigung zu«.
Schwindel und Ohnmacht in der Jugend, Disposition zu: Kopflinie am Anfang gegabelt (Bild 39/1, Seite 219).
Selbstmord, Disposition zu: Tiefgeneigte, ausgezogene Kopflinie, die im unteren Mondberg endet, deutet auf schwaches Rückgrat in der Persönlichkeitsstruktur; Labilität (Bild 31/3, Seite 196).
Selbstmord, Neigung zu (Lebensüberdruß): Querlinien auf dem ersten Glied des Mittelfingers und des Daumens. Siehe auch Kopflinie (Bild 31/2, Seite 195 – Zeit abmeßbar – und Bild 31/3, Seite 196).
Sexualleiden: Kleine oder größere rote Punkte auf dem Venusberg (Bild 30/3, Seite 193).
Sexuelle Schwäche: Grübchen am Beginn der Herzlinie oder auch dicke rote Punkte. Eine kettige, rissige Herzlinie und zersplitterte Magenlinie, verstärkt durch Rötung und durch kleine Halbringlinien am Anfang der Herzlinie. Krummer Kleiner Finger, flacher Venusberg (Bild 38/3, Seite 217).
Sexuelle Kraft: Lange, gut gezeichnete, rötliche Herz- und Magenlinie.
Sexuelles Unvermögen (Impotenz): Ein kleiner Kreis (Ring) auf dem Apolloberg oder zwischen Apollo- und Merkurberg, aber nahe der Herzlinie.
Sinnesorgane, Schwäche der: Insel in der Kopflinie: unter Zeigefinger: Augen; unter Mittelfinger: Ohren; unter Ringfinger: Zunge; unter Kleinem Finger: Nase (Bild 32/6, Seite 200).
Spastische Diathese oder Verengung des Schließmuskels (Pylorus) am Magenausgang: Abzweigung von der Schicksalslinie zur Herzlinie in Richtung Jupiterberg (Bild 31/6, Seite 197).

Stauungen: Die Farbe der Linien ist abwechselnd rot und blaß. Die zart rötlichen Fingernägel sind in der Mitte aufgehellt (Bild 36/2, Seite 210).

Stirnhöhlenkatarrh oder -vereiterung: Eine unter dem Zeigefinger senkrecht stehende Insel (Bild 29/4, Seite 190).

Stoffwechselstörungen können verschiedene Ursachen haben, auch solche gedanklicher Art. Beachte Zeichen für Leber, Nieren, Milz, Herz (Bild 24/4, Seite 175) und mandelförmige Fingernägel (Bild 5e, Seite 131), kleine Gabellinie in der Magenlinie unterhalb der Herzlinie in Richtung Apolloberg sowie ein kleines Sternchen zwischen Jupiter- und Saturnberg, das auf verdorbenes Blut hinweist (Bild 24/4, Seite 175).

Tobsucht, Disposition zu: Dickes, kurzes und breites erstes Daumenglied – ein Daumen, der Brutalität zum Ausdruck bringt. Beachte Nagelformen (Bild 5p, Seite 133).

Tod, gewaltsamer: Siehe unter »Lähmung, Anlage zu«.

Tod, plötzlicher: Rechtsseitig eine kurze Lebenslinie, die wie abgeschnitten endet. Bei gleichem Erscheinungsbild in der linken Hand ist diese Tendenz verstärkt (Bild 34/2, Seite 204).

Triebleben, unterdrücktes: Kurzer Venusgürtel, Schwäche im unteren Rückenbereich sowie verhaltene Triebkräfte (Bild 39/2, Seite 219).

Unreinheiten im Blut: Längslinien auf den Fingernägeln, stellenweise verdickt, wie geflochten (Bild 5t, Seite 134).

Unterleibsschmerzen (Nabelgegend): Sehr rote, zum Jupiterberg kettig oder zersplittert auslaufende Herzlinie (Bild 38/4, Seite 217).

Uterusbeschwerden, vererbt: Siehe unter »Prostata- und Uterusbeschwerden«.

Uterusknickung: Verdickung, Versteifung oder Verhärtung des Gelenkes zwischen zweitem und drittem Glied des Kleinen Fingers (Bild 10/8, Seite 140).

Uterussenkung: Zum Ringfinger gebogenes erstes Glied des Kleinen Fingers (Bild 10/7, Seite 140).

Verbluten, Disposition zu; Bluter: Eine kleine Figur, wie eine querliegende Acht am unteren Teil der Lebenslinie (Bild 28/5, Seite 188).

Verdauungsstörungen, allgemein: Verdickter Knoten zwischen zweitem und drittem Glied des Mittelfingers (Bild 10/4, Seite 140). Mehrfach zerrissene Magenlinie (Bild 24/1, Seite 174). Beachte auch Darmerschlaffung, Magenstörung (Bild 25/4, Seite 178). Verstärkt durch viele kleine Haarlinien in der Kopflinie, eine dünne, kurze, blasse oder auch verschiedenartig gefärbte Magenlinie mit vielen kleinen Haarlinien (Bild 38/5, Seite 218).

Vererbungszeichen (Bild 21, Seite 165):
   1: schwache Körperkonstitution in der Jugend;
   2: schwache Körperkonstitution, begrenzt auf Zeit (Länge der Insel ist abmeßbar nach Jahren!);
   3: Krebsleiden bei Vorfahren der mütterlichen Generation (rechte Hand = väterlich);
   4: Augenschwäche linkes Auge (linke Hand);
   5: Gehörschwäche linkes Ohr (linke Hand);
   6: Migräne (Vorfahre hatte Gehirnverkalkung);
   7: Nasenleiden, verschiedene (Gedächtnis);
   8: Herzleiden (welcher Art: aus Konstitution der Linie erkenntlich);
   9: Lungentuberkulose in mütterlicher Generation;
10: Gebärmutter- oder Prostataleiden;
11: Bauchhöhlenschwangerschaft;
12: pathologische sexuelle Neigungen;
13: Gicht bei Vorfahren und Disposition dazu;
14 mit 3: Magenkrebs (bei Vorfahren mütterlicherseits);
15 mit 3: Krebs im Zungen-, Hals- oder Brustbereich (bei Vorfahren mütterlicherseits);
16 mit 3: Mastdarmkrebs (bei Vorfahren mütterlicherseits);
17 mit 3: Darmkrebs oder Leberkrebs (bei Vorfahren mütterlicherseits);
18 mit 3: Unterleibskrebs (bei Vorfahren mütterlicherseits);
19: natürliche Medialität (Inspiration), Wahrträume, Vorahnungen (atavistisch);
20: tiefgreifende Liebesenttäuschungen durch eigene falsche Vorstellungen;
21: Medialität (Intuition), Hellsinnigkeit;
22: überfeines Nervenleben, Nervenüberreizung;
23: Magenleiden, zumeist nervös;
24: Gallenleiden;
25: Nierenleiden;
26: Leberleiden;

27: zerebrales Nervensystem, Disposition zu Überreizung;
28: Lampenfieber (Hemmungen der Gedanken);
29: Jugendschüchternheit, Erröten (Gefühlshemmungen);
30: unterdrückter, verdrängter Sexualtrieb;
31: vorgeburtliche Einflüsse (von seiten der Mutter);
32: schwache Wirbelsäule, Rückenschwäche;
33: überanstrengte Gehirnnerven, Überforderung.

Verkalkung: Siehe unter »Schlacken, Ablagerungen«.
Verletzungen: Eine senkrechte, kurze Linie, die das untere Zeigefingergelenk schneidet, weist auf Disposition zu Kopfverletzungen; Mittelfinger = Leibverletzungen; Ringfinger = Bein- und Fußverletzungen; Kleiner Finger = Arm- und Handverletzungen (Bild 29/3, Seite 190).
Verletzungszeichen – freistehende Inselbildungen (Bild 20, Seite 163):
1: Stirnhöhlenkatarrh, auch bei Schädelverletzung;
2: Ohrenleiden, Mittelohrentzündung;
3: Nasenleiden, Polypen, Deformierung der Nasenscheidewand;
4: Augenverletzung, Eingriff, Operation;
5: Halsleiden, Mandeln, Schilddrüse;
6: Brustleiden;
7: Blinddarmstörung, auch Operation;
8: möglicherweise schwere Geburt;
9, 10, 11: Leiboperation, Eingriffe (Brust, Rücken, Bauchraum, Unterleib);
12: Totaloperation.

Verschleimung, katarrhalische: Siehe unter »Gehirnschlag; katarrhalische Verschleimung«.
Verstopfung der Blutgefäße: Grau-wolkig gefärbte Fingernägel.

Wahn (religiöser, Verfolgungswahn, vererbt): Kopflinie, die im unteren Mondberg verläuft (Bild 23/1, Seite 171).
Wechselfieber (Malaria), Disposition zu: Abzweigung am unteren Drittel der Magenlinie, die zum Milzsektor reicht (Bild 28/6, Seite 188).
Weißfluß: Gleiche Zeichen wie unter »Harnröhrenkatarrh«.
Wesensunstetigkeit, unruhige Wesensart: Ein von mehreren ungünstigen Linien oder Zeichen bedeckter Apolloberg (Bild 35/6, Seite 209).
Würmer: Schuppenartiges Abblättern der Fingernägel (wie bei Glimmer oder Schiefer [Bild 5w, Seite 134]). Kurzer Ast aus der Saturnlinie, der mit der Kopflinie ein Dreieck bildet (Bild 31/6, Seite 197). Oftmals Jucken der Nasenspitze oder des Bauchnabels.

Zangengeburt, Disposition zu: Eine aus dem Zwischenraum von Zeige- und Mittelfinger kommende gebogene Linie (Bild 29/5, Seite 191). Eine aus dem Zwischenraum von Zeige- und Mittelfinger kommende Linie endet in einer ausgefüllten schmalen Insel (Bild 29/6, Seite 191). Es sind auch chirurgische Eingriffe im Urogenitalbereich des Mannes möglich (Bild 29/6, Seite 191; siehe auch Bild 34/6, Seite 206).

Zähne, schadhafte: Punkte oder Vertiefungen in der Herzlinie unter dem Mittelfinger (siehe Bild 24/4, Seite 175).

Zirkulationsstörungen (Zyanose): Blasse oder bläuliche Fingernägel, wechselndes Farbbild in den Linien, bläuliche Haut, hervortretende Gefäße, blaue Adern auf dem Handrücken (zuviel Kohlendioxid im Blut).

5. Chirosophie – Charakter- und Persönlichkeitsanalyse

In früherer Zeit war die Psychologie eine sehr vernachlässigte und viel zu wenig beachtete Wissenschaft. Erst in unserem Jahrhundert zeigte sich ein nennenswerter Fortschritt, und mehrere Forscher traten mit ihren Forschungsergebnissen an die Öffentlichkeit. Die Psychoanalyse und die damit verbundene Psychotherapie wurde modern mit recht unschönen Auswüchsen und überaus fragwürdigen Ergebnissen. Dann aber trat ein Umschwung ein, und die Psychodiagnostik kam zu ihrem Recht.

Hatte man bisher – nach den Anweisungen von Freud und Adler – nur im Traumleben »gewühlt« und die Gründe der Leiden der inneren Persönlichkeit nur in der sexuellen Sphäre gesucht, besann man sich nun darauf, daß zur Aufhellung der Situation die Symbolik der Träume nicht ausreiche, sondern daß andere Ursachen vorhanden sein müßten, die zu inneren Störungen geführt hatten und die es aufzudecken galt.

Man zog verschiedene Zweige der Charakterwissenschaft hinzu, wie zum Beispiel die Graphologie, die Physiognomie; seltener, wenn auch mit gutem Erfolg, die Astrologie. Nur ein Zweig der Charakterwissenschaften wurde kaum beachtet: die Chirologie. Gerade diese bietet dem Psychotherapeuten eine objektiv eindeutige Basis der Erkenntnismöglichkeiten, wie es die anderen oben genannten Gebiete nicht in diesem Maße vermögen. Aus den Händen, ihrer Form und ihrer Plastik, besonders aus ihren Lineaturen sind die Art der materiellen, seelischen und geistigen Einstellung, die angeborene Richtung im Umweltverhalten sowie die Störungen auf den verschiedenen Gebieten deutlich sichtbar. Besonders wichtig ist hierbei, daß man aus den Handmerkmalen und Zeichen mit Sicherheit erkennen kann, ob die Störungen vererbt, angeboren oder erworben sind. Selbstverständlich ist das nur dem Sachkundigen vorbehalten, der die medizinische Hand- und Nageldiagnostik, aber auch die Charakter- und Schicksalskunde, also die wissenschaftliche Chirosophie, beherrscht.

Wie man sich in das Gebiet der Psychodiagnostik aufgrund der Chirologie einarbeitet, soll auf den folgenden Seiten – dem zweiten Teil dieses Buches – verständlich gemacht werden.

Die Störungen der inneren Persönlichkeit stehen in engem Zusammenhang mit dem Unbewußten (Kleinhirn) und dem Solarplexus. Sie machen sich in Hemmungen verschiedener Art bemerkbar (Bild 37/4, B, Seite 214). Die Entstehung dieser inneren Belastungen kann verschiedene Ursachen haben. Diese Störungen gehen zurück auf die embryonale Entwicklung, auf Erlebnisse der Mutter oder des Vaters, die während der Zeit der Schwangerschaft ihre Gedanken und Empfindungen auf das Kind übertragen haben. Die Tatsache, daß auch die Gedanken und Erlebnisse des Vaters während der 9 Monate einen starken Einfluß auf die geistige und seelische Entwicklung des Embryos haben, wird leider viel zu wenig beachtet.

Zum anderen können innere Störungen ihren Grund in falscher Erziehung und in Schockreaktionen haben oder auch in einem unbewußten oder bewußten anomalen Sexualgefühl. Auch metaphysische Ursachen und Zusammenhänge sind in Betracht zu ziehen. Astrologische Kenntnisse sind von Vorteil.

Allgemein ist die Psychoanalyse auf Berichterstattung des zu Behandelnden angewiesen, die oft lückenhaft und deshalb mit Vorbehalt zu betrachten ist. Mit der Anwendung der Chirosophie gelangt man zu Ergebnissen, die genauer, zuverlässiger und umfassender sind.

Schon die verschiedenen Handformen lassen die Art, das Naturell, das Temperament sowie die Einstellung zum Leben und zur Umwelt erkennen. Die unterschiedlich entwickelten (großen, eingefallenen, normalen) Berge in der Innenhand ergänzen in Verbindung mit der Daumenstruktur und Biegsamkeit das Gesamtbild der Hände.

An den Deformationen der Fingerglieder läßt sich leicht und sicher feststellen, welche Organe gestört arbeiten. Die Hauptlinien geben zu erkennen, wo und wie sehr ein Organ belastet ist. Das Denkprinzip steht mit dem Groß- und Kleinhirn sowie mit dem Kopf in Verbindung und bezieht sich auf die Kopflinie. Die Darstellungsfähigkeit läßt sich von dem Kleinen Finger und dem Merkurberg ableiten. Alles, was auf das Herz Bezug nimmt – empfindungsmäßig und organisch – ist in der Herzlinie verzeichnet. Sexuelle Beziehungen und Triebleben sind zu ersehen aus dem Venusberg, Merkurberg, Mondberg, am Kleinen Finger, in und an der Lebenslinie. Alle Erlebnisse und Erschütterungen der Persönlichkeit werden durch die Ereignis- und Erlebnislinien sowie durch kleine Zeichen, die zwischen den Hauptlinien, auf den Bergen und in Handwurzelnähe zu finden sind, angezeigt.

Auch hier sollte man sich daran erinnern, daß die linke Hand mit dem mütterlichen Erbgut, die rechte Hand mit dem Erbgut der väterlichen

Generation sowie mit allen Rhythmen der Lebensdauer in Zusammenhang steht.

Die Schicksalslinie teilt die Hand senkrecht in zwei Hälften. Die Daumenseite der Hand bezieht sich auf das Ich und die eigenen bewußten Zustände, die andere Seite bezieht sich auf das Du und die Einflüsse von außen.

Die Schicksals- oder Bewußtseinslinie gibt die Einstellung des Handeigners zu seiner Umwelt zu erkennen, und zwar in der linken Hand bis zum 30. und in der rechten Hand ab 28. Lebensjahr. Zwischen dem 28. und 30. Lebensjahr überschneiden sich Jugend und Reifezeit.

Die Schicksalslinie beginnt an der Handwurzel, entweder im Mondberg, in der Handmitte oder an der Lebenslinie. Je nach Ansatz der Schicksalslinie zeigen sich die Motivation oder auch die Lebensumstände des Handeigners. Der Ansatzpunkt ist ausschlaggebend für das weitere Leben des betreffenden Menschen.

Die Apollolinie bezieht sich auf die Konstitution des Solarplexus. Der Handeigner verfügt mit ihr über eine seelische »Empfangsstation« für die feinsten Schwingungen, die notwendig für eine Durchlässigkeit für Inspiration und Intuition ist. Unabhängig davon kann sich auf dem Mondberg eine besondere Intuitionslinie bilden. Die Apollolinie gibt die seelische Kreativität zu erkennen, die Intuitionslinie die geistige Kreativität. Beginnt die Apollolinie im Venusberg (selten!), zeigt sie eine Verwandtschaft zu schöpferischer Intuition an. Entspringt sie im Mondberg, kann man darauf schließen, daß Inspiration von Fantasie geleitet wird. Entspringt sie dagegen in der Handwurzelmitte, so zeugt das von ererbter oder atavistischer Intuition, die zugleich Instinkt mit einschließt. Seltener entspringt die Apollolinie auf dem Marsberg; in diesem Fall ist Geistesgegenwart vorhanden.

Für die »psychoanalytische« Beurteilung wäre noch die sogenannte »Angstlinie« – eine kleine kurze Linie auf dem Venusberg, nahe an der Lebenslinie, aber nicht mit ihr verbunden – zu nennen. Mit der »Angstlinie« wird angezeigt, wann der Handeigner mit Ängsten belastet war.

Ängste und Hemmungen sind auch mit der Vorgeburtslinie verbunden. Sie beginnt im unteren Venusberg, kreuzt die Lebenslinie und verläuft in Richtung Merkurberg, ein Stück parallel zur Magen- oder Giftlinie. Sie weist auf starke Störungen der Empfindungswelt der Mutter, die sie während der Schwangerschaft auf das Kind überträgt. Als Folge davon treten innere Störungen der Persönlichkeitsstruktur und Hemmungen in der Jugendzeit auf (beachte linke Hand!).

Die Längslinien auf dem Venusberg sind bei einer gestreckten Daumenhaltung verlängert zu sehen und reichen bis zur Lebenslinie: erotisches Wunsch- und Triebleben. Die Querlinien, die parallel zur Lebenslinie laufen, weisen auf Hemmungen aus ethischen Motiven oder bedingt durch äußere Anlässe hin.

Die Hände bieten eine reale Basis für eine Diagnose, da die Einflüsse für Störungen in der Persönlichkeit in ihnen einen deutlichen Niederschlag finden. Nicht nur ein Zeichen ist ausschlaggebend für eine Diagnose, sondern stets mehrere. Ergänzungszeichen verstärken oder schwächen ab, so daß sich ein sicheres Gesamtbild nur aus der Kombination aller Gegebenheiten entwickeln kann.

Zweiter Teil

Diagnostik der Persönlichkeitsstruktur

Die medizinische Handdiagnostik
im Dienste der Heilkunde

Wer körperlich und seelisch
gesund und kraftvoll ist,
kennt weder Angst noch Konflikte.

1. Organismus und »Schichten« der Seele

Die Problematik der Persönlichkeit (Ego) des Menschen gestaltete von alters her das Weltgeschehen. Es ist eine sehr traurige Tatsache, daß weit mehr Menschen an Störungen der Ichbezogenheit (fälschlicherweise »seelische Störungen« benannt) leiden, als man allgemein annehmen sollte. Es gab Zeiten, in denen man über die, die »seelisch krank« waren, lächelte. Man wollte auch von wissenschaftlicher Seite nicht wahrhaben, daß es so etwas gibt. Das Streben nach Selbsterkenntnis ist mittlerweile gewachsen und damit auch das Interesse an den Wissensgebieten für die seelisch-geistigen Zusammenhänge.

Die Schwierigkeiten eines Menschen beginnen damit, daß er an der Meinung festhält, sein Leben beginne mit der Geburt und ende mit dem Tod. Das Gesetz von Ursache und Wirkung ist kosmisch, und somit gibt es keine »Ungerechtigkeiten«. Es wird niemals ein absolut gesunder Mensch geboren; jeder bringt bestimmte Krankheitsdispositionen mit. Da diese nicht immer nur von den Eltern übernommen wurden, auch nicht von anderen Blutsverwandten, müssen sie andere Ursachen haben. Es ist das geistige Bewußtsein, das den Körper baut. Wenn fehlendes geistiges Bewußtsein ein Leiden schuf, das nicht vererbt wurde, muß die Ursache in der Individualität liegen.

Zieht man aber in Betracht, daß das menschliche Leben nur ein Abschnitt in der langen Kette der Daseinsstufen innerhalb des ewigen Lebens ist, öffnen sich unendlich viele Tore der Erkenntis, und alle Rätsel und »ungeklärten Fälle« lassen sich lösen, erklären.

»Die Eltern geben ihre Seele nicht, denn die Seelen der Eltern und Kinder sind oft so verschieden wie nur möglich; gute Eltern haben schlechte Kinder, und schlechte Eltern haben gute Kinder, und zuweilen, namentlich beim Genie, überragt die Geisteskraft des Kindes die der Eltern ganz bedeutend. Da nun aber die Eltern nicht mehr geben können, als sie haben, so kann die Seele des Genies nicht von den Eltern abstammen. Alle diese Rätsel lösen sich bei ... der Unsterblichkeit, der Wiederverkörperung des Geistes: Die Gerechtigkeit wird erfüllt, die Frage nach der Herkunft der Seelen wird befriedigend beantwortet, und die Verschiedenheit der Seelen von Eltern und Kindern erklärt sich ungezwungen aus der Verschiedenheit der sich verkörpernden Geister.« (Dr. med. G. Riedlin: *Kann ich genesen?*)

Wie will ein Psychotherapeut beispielsweise bei einem Menschen, der körperlich entstellt ist, dessen innere Bedrückung behandeln und heilen, die dieser aufgrund seiner Behinderung, die seit seiner Geburt besteht, fühlt und die ihm Minderwertigkeitskomplexe verschafft? Wie will er einen Menschen, der Vererbungszeichen für Selbstmord aufweist, behandeln und heilen?

Für den nur intellektuell (materiell) eingestellten Psychotherapeuten reicht das Leben nur von der Empfängnis bis zum Tod. Hieraus allein lassen sich aber die tieferen geistigen Ursachen nicht erklären, die gerade den einen Menschen aus einer Reihe von Geschwistern belasten. Die unbefriedigende Aussage, daß es sich hier um das Hervortreten einer besonderen Tendenz aus einem Teil der körperlichen Erbmasse der Vorfahren handele, ist nur eine Erläuterung, aber keine auf die tieferen Ursachen zurückgreifende wirkliche Erklärung.

Da der Geist immer das Primäre ist, das höchste Prinzip, die Ursache von allem, muß also auch die Ursache allen Geschehens im Geistigen liegen. Dieses Geistige aber wieder läßt sich nicht immer aus dem Wesen und der Art der Vorfahren erklären, denn eine geistige Vererbung gibt es nicht und hat es nie gegeben, sondern nur eine körperliche. Wäre es anders, wie kommt es dann, daß die Kinder von Genies diese nie erreicht, noch viel weniger übertroffen haben?

Hier könnte ich folgendes zu bedenken geben: Wenn eine Mutter zehn Kinder hat, so wird sie körperlich selbstverständlich viel abgegeben haben an Quantität und Qualität. Gäbe es nun eine geistige Vererbung, wäre die logische Folge, daß sie auch von ihrem Geist abgegeben hat, also geistig ärmer geworden ist. Das Leben und die Praxis beweisen das aber nicht. Solche kinderreichen Mütter waren geistig recht frisch und aufgeweckt. Von »Abnahme« also keine Spur.

Es kommen bei einzelnen Menschen Wesenseigentümlichkeiten, Charaktereigenschaften, Begabungen vor, die nicht vor ihnen in der Ahnenreihe anzutreffen waren. Folglich ist jeder Mensch, trotz körperlicher Erbmasse, geistig eine Einheit, eine Einmaligkeit für sich, die sich nur aus sich selbst erklären läßt.

Der Zeitablauf der geistigen Bewußtseinsentwicklung ist bei den Menschen ganz verschieden: bei dem einen gelingt sie in verhältnismäßig wenigen Jahren, bei dem anderen beginnt sie erst nach dem 30. Jahr, ohne daß besondere persönlichkeitsbezogene Störungen vorlagen. Ein anderer Mensch erreicht kaum eine nennenswerte geistige Bewußtseinsentwicklung trotz ausgezeichneter Gesundheit.

Ohne die Bejahung der Wiederverkörperung, der langen Reihe von aufeinanderfolgenden Leben, ist wohl eine körperliche Entwicklung erklärlich, nicht aber eine so auffällig intensive geistige Bewußtseinsentwicklung, wie sie oft anzutreffen ist.

Abgesehen von diesen Folgerungen haben zu allen Zeiten Menschen gelebt, die von ihren früheren Erdenleben wußten, auch Angaben darüber machten, deren Nachprüfung Bestätigung und Beweis erbrachte. Woher diese Personen das wußten? Aus sich selbst, manche im wachen Zustand, andere beim Befragtwerden, wenn sie sich im magnetischen (nicht hypnotisierten) Schlaf befanden. Jeder Mensch trägt ein Gedächtnis, jedoch nicht immer ein Erinnerungsvermögen, in sich.

Die Tatsache, daß Geschwister sich häufig geistig verschieden entwickeln, wird man wahrscheinlich auf einen bestimmten Rhythmus zurückführen müssen, ja man ist sogar aufgrund auffälliger Anzeichen berechtigt, verschiedene Rhythmen innerhalb derselben Blutlinie anzunehmen. Leider ist dieses Gebiet noch nicht hinreichend erforscht; es fehlt an Beobachtungsmaterial. Hier bleibt noch viel zu tun übrig. In meiner eigenen diagnostischen und charakterologischen Praxis habe ich auffällig oft folgendes beobachtet:

Wenn ein Onkel oder eine Tante starb, erkrankte um etwa dieselbe Zeit ein Neffe oder eine Nichte. Beim Tod der Eltern tritt dieses Phänomen zumeist nicht auf, sondern der Sohn erlebt oft bei dem Tod des Vaters einen materiellen Aufstieg (außerhalb der möglichen Erbschaft). Die Tochter oder der Sohn gehen eine Ehe ein, und im selben Jahr stirbt einer von den vier Elternteilen. Ein Großvater stirbt, und im Zeitraum eines Jahres wird ein Enkelkind geboren, oder ein Enkelkind hat zu der Zeit einen schweren Unfall.

Ein anderer Rhythmus: Woher kommt es, daß Menschen Unfälle, Operationen oder selbst den Tod erleiden in den erreichten eigenen Lebensjahren, in denen Vorfahren gestorben sind? Diese für jeden Menschen kritischen Lebensjahre lassen sich in den Händen genau ausmessen!

Parallelerscheinungen: Wie kommt es, daß mit Störungen der Nierentätigkeit auch auffällig oft Störungen im Liebesleben der Betreffenden stattfinden? Daß Magenstörungen auf chronisch gewordenen Streit in Familie oder Beruf hinweisen? Daß bei Milzstörungen der Betreffende an Grübelei und an Depressionen bis zur Schwermut leidet? Daß Leberleidende an Sorgen, Kummer oder schwerem Gram (Mangel an Religion) leiden? Daß Menschen, die sich leicht und viel ärgern, sehr heftig werden oder jähzornig sind, zu Gallenleiden neigen? Wie kommt es, daß Personen, die ihren Ehepartner aus Berechnung heirateten oder zuviel vom Partner verlangen, herzleidend werden? Wie kommt es, daß eifersüchtige Frauen Dispositionen zu Ovarienleiden beziehungsweise eifersüchtige Männer Dispositionen zu Hodenleiden haben?

Diese »Merkwürdigkeiten« zu ergründen hilft uns allein die »Metaphysik«, denn es sind immaterielle Einflüsse, die hier wirken. Es bietet sich dem begabten, vorurteilsfreien und mutigen Forscher noch ein großes Feld für wirklich positives Schaffen. Wer sucht, der findet!

Trotz manch ablehnender Haltung bleibt doch die Tatsache bestehen, daß uns gerade die »Metaphysik« tiefere Aufschlüsse geben kann in den verschiedenen Wissensgebieten, wie Charakterkunde, Geisteswissenschaften, Heilkunde, Religion, Vor- und Frühgeschichte. Es gibt keine wissenschaftliche Charakterkunde ohne Ethnologie, ohne Physiologie und »Metaphysik«; und es gibt keine wissenschaftliche Ethnologie ohne Charakterkunde und Physiologie! Krankheit und Charakter sind die Polaritäten, die unser Schicksal beeinflussen, wenn nicht gar ausmachen.

Die moderne Individual-»Psychologie« und Seelenheilkunde beziehungsweise »Tiefenpsychologie« befaßt sich schon seit geraumer Zeit mit den seelischen »Schichten«. Das Wissen um die seelischen Schichten ist uralt und in der alten indischen Literatur zu finden. Die seelischen Schichten sind mit den verschiedenen Körpern des Menschen identisch und werden der Reihe nach aufgeführt:

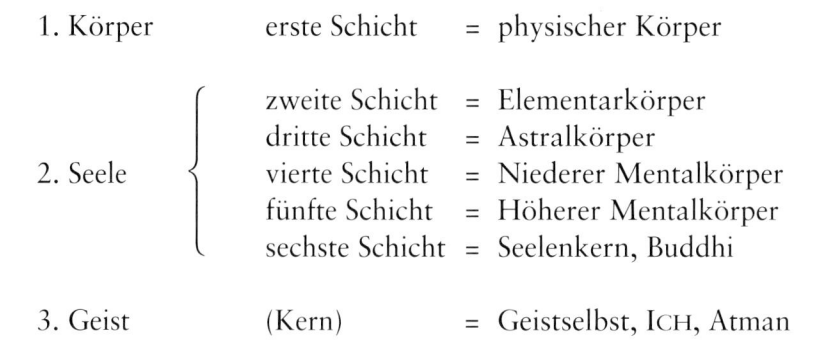

1. Körper	erste Schicht	= physischer Körper
2. Seele	zweite Schicht	= Elementarkörper
	dritte Schicht	= Astralkörper
	vierte Schicht	= Niederer Mentalkörper
	fünfte Schicht	= Höherer Mentalkörper
	sechste Schicht	= Seelenkern, Buddhi
3. Geist	(Kern)	= Geistselbst, ICH, Atman

Zu 2.: Eine Differenzierung der zweiten bis sechsten Schicht ergibt sich dadurch, daß die zweite bis vierte Schicht der Persönlichkeit zugemessen ist, die vierte bis sechste Schicht der Seele. Die vierte Schicht ist die sich

überschneidende Schicht zwischen Persönlichkeit und Seele. Dies zu unterscheiden ist für die bewußte Identifizierung notwendig. Diese Schichten sind nicht voneinander abgegrenzt, sondern fließen ineinander wie die Farben des Spektrums.

Die moderne »Psychologie« (hier: die Analyse der Persönlichkeitsstruktur) nähert sich immer mehr den Geisteswissenschaften verschiedener Richtungen an. Sie nutzt die Kenntnisse der Graphologie, der Phrenologie, der Physiognomik, der Hände und Beine. Ernst Kretschmer (1888–1964) verband die Handformenkunde (Chirognomie) mit der Konstitutionstypologie. Andere griffen auf die Naturell-Lehre von Carl Huter (1861–1912) zurück, wieder andere teilen ein in visuelle, akustische und motorische Typen oder auch in Farbentypen. Nach Jung nimmt man eine Einteilung in Introvertierte und Extrovertierte vor. Auch benutzen manche »Psychologen« die astrologische Typologie. Was sich bewährt, ist dienlich.

In die »Psychotherapie« ist auch die Traumdeutung mit einbezogen worden. Man bedient sich der uralten Erkenntnisse der Symbolik.

Es muß alles herangezogen werden, um das Wissen und die Erkenntnismittel auszubauen und im Dienste der Heilwissenschaft zu nutzen. Das Traumleben spielt sich im Unbewußten ab. Carl G. Carus (1789–1869) unterscheidet drei Stufen des Traumlebens: das ungeregelte, das geregelte und das prophetische (schauende) Traumleben. Man kann sich vorstellen, daß das geregelte Traumleben durch den Verstand beeinflußt wird. Woher kommen die ungeregelten und die prophetischen Wahrträume, in denen sich zukünftige Ereignisse so offenbaren, wie sie dann später auch genau eintreffen? Sie können nur deshalb möglich sein, weil ein Teil der Seele (Buddhi) mit dem Allbewußtsein verbunden ist und folglich dieser Teil der Seele auch selbst Allbewußtsein haben muß, für das es weder Raum noch Zeit gibt.

Warum träumen wir? Wahrscheinlich, weil das Erlebnisrecht der Seele (unbewußtes Leben) vom übermäßig hervortretenden Tagesbewußtsein des Ich zu sehr unterdrückt wird. Je stärker der äußere Mensch (Intellekt) in Erscheinung tritt, desto mehr riegelt sich der Mensch von seiner Seele ab. Die so hervorgerufenen Spannungen der Persönlichkeit drängen zur Befreiung im Traumleben. Wäre unser Tages- oder Solarbewußtsein mit dem Nacht- oder Erd(Mond)-Bewußtsein ausgeglichen, so würden wir wohl weniger Schlafträume und mehr Wachträume oder Schauungen haben, ähnlich wie es bei wirklichem Hellsehen der Fall ist.

Es ist die Entscheidung zwischen Intellekt und Vernunft, zwischen Logik und Intuition (innerem Schauen, Empfinden), zwischen Denken und Wissen, zwischen Schein und Sein! Mit einer geistigen Einstellung würde der Mensch kosmischer denken, sich gesünder fühlen und bewußter handeln.

Man spricht von einem disharmonischen Menschen. Die Unordnung im Denken und Erleben führt zu persönlichen Verkrampfungen und Hysterie, so daß sich die seelischen Energien nicht offenbaren können.

Persönliche Auseinandersetzungen und Dissonanzen haben ihre Wurzeln von Ursache und Wirkung mit dem ethischen Schicksalsgesetz von Tat und Ausgleich, die den Menschen nicht bewußt werden lassen (Karma). Kosmische Religion ist die Religion des Geistes, der Seele und des Körpers, eine Yogalehre.* Viele Menschen meinen, die Yogalehren seien indische und damit uns fremde Lehren. Im Gegenteil: Sie sind uraltes Wissen der Natur- und Gotteserkenntnis, die in früher Zeit nach Persien und Indien, nach Ägypten, Chaldäa und Griechenland gebracht wurden. Dort wurden sie unverfälscht erhalten, weil Indien keine »Religionskriege« kannte wie der Westen.

Die uralte Dreiteilung Geist – Seele – Körper findet sich in allem wieder; selbst im Sprachgebrauch hat sie sich erhalten. Man spricht von Geistesschärfe, nie von Seelenschärfe; von geistiger Gewandtheit, nie von seelischer Gewandtheit. Man darf nur nicht Geist mit Intellekt verwechseln, wie das noch immer von vielen getan wird. Geist besitzt Intelligenz, was man vom Intellekt nicht immer behaupten kann. Intellekt hat Logik, doch muß Logik nicht immer richtig, nicht immer beweisführend sein. Intelligenz kann Logik haben; sie hat schauendes Wissen, das ist umfassender und weitreichender.

Der physische Körper enthält die uns bekannten physischen Dichtigkeitszustände: Knochengerüst, Muskeln, Organe, Nervenmasse, Säfte (zum Beispiel Blut), mit den entsprechenden Eigenschaften und Funktionen; er ist in seiner Verdichtung der materiellen Welt angepaßt.

Der Elementarkörper ist der gröbste, dichteste der feinstofflichen Körper, der auch am längsten Zeit benötigt, um sich beim Absterben des physischen Körpers von diesem zu lösen. Er enthält den dichtesten Teil der Aura (Od-Ausstrahlung), die Lebenskraft und die elektrisch-magnetischen Strömungen des Weltäthers. Er ist gleicherweise Schutz und »Sieb«

---

* Siehe auch meine Schrift *Kosmische Religion*; zu beziehen über folgende Adresse: Rita Issberner-Haldane, Hansaallee 9, 60322 Frankfurt.

gegen äußere atmosphärische Einflüsse und gegen Einflüsse von Bakterien, Miasmen, Seuchen und anderem, jedoch nur ein Instrument. Dieser Elementar- oder Ätherkörper besitzt zusammen mit dem Astralkörper – der ähnlich wie der physische Körper ein Nervensytem hat, nur viel feiner organisiert – ein geistig entwickelbares System von Kraftzentren, die Chakras.

C. W. Leadbeater schreibt darüber in seinem aufschlußreichen Werk *Die Chakras*:

»Die Chakras oder Kraftzentren sind die Verbindungspunkte, durch die Energie von einem ›Vehikel‹ oder Körper des Menschen zum anderen fließt. Jeder, der auch nur in geringstem Grade hellsichtig ist, vermag sie unschwer im Ätherkörper wahrzunehmen, auf dessen Oberfläche sie als napfförmige Vertiefungen oder Wirbel erscheinen. Solange sie noch ganz unentwickelt sind, gleichen sie kleinen Kreisen von etwa zwei Zoll Durchmesser, die beim Durchschnittsmenschen dumpf erglühen; erweckt und belebt, sind sie jedoch strahlende, funkelnde Strudel, die an Größe sehr zugenommen haben und winzigen Sonnen gleichen. Man spricht manchmal von ihnen, als ob sie so ungefähr bestimmten physischen Organen entsprächen. In Wirklichkeit aber befinden sie sich auf der Oberfläche des Ätherkörpers, der sich ein wenig über den Umfang des physischen Körpers ausdehnt. Der Kelch einer Blüte der Convolvulus-Gattung, in den wir von oben hineinsehen, gibt eine ungefähre Vorstellung von dem allgemeinen Aussehen eines Chakras. Der ›Blumenstengel‹ entspringt einem Punkt des Rückgrates, so daß wir uns auch das Rückgrat als einen zentralen Stamm vorstellen können, aus dem in bestimmten Abständen Blüten entspringen, deren Kelche sich auf der Oberfläche des Ätherkörpers öffnen.«*

Weiter heißt es: »Alle diese Räder drehen sich unausgesetzt, und in die Nabe oder den offenen Mund eines jeden strömt unaufhörlich eine Kraft aus höheren Welten ein – eine Manifestation des Lebensstromes, der vom zweiten Aspekt des Sonnenlogos ausgeht –, die wir die ›Primärkraft‹ nennen. Diese Kraft ist siebenfältiger Natur, und alle ihre sieben Formen wirken in jedem einzelnen Chakra, wenn auch in jedem stets eine von ihnen den andern gegenüber vorherrscht. Ohne diesen Krafteinstrom könnte der physische Körper nicht bestehen; darum sind auch diese Zentren bei allen Menschen in Tätigkeit, obgleich sie sich in einem unentwickelten

---

* C. W. Leadbeater: *Die Chakras*. Verlag Hermann Bauer, Freiburg i. Br. 1996¹², Seite 4 f.

Individuum natürlich nur verhältnismäßig schwerfällig bewegen und gerade nur den für die Kraft notwendigen Wirbel erzeugen, aber auch nicht mehr. In einem entwickelten Menschen aber erstrahlen und pulsieren sie in lebendig erglühendem Lichte, so daß eine ungeheuer größere Energiemenge sie durchflutet, was wieder zur Folge hat, daß sich diesem Menschen weitere Fähigkeiten und Möglichkeiten eröffnen.«* (Siehe hierzu Bild 40, Seite 222.)

Auf Bild 41, Seite 223 (»Die Chakras nach Johann Georg Gichtel«), sind die einzelnen Kraftzentren durch Symbole der Planeten bezeichnet und der Weg der Entwicklung derselben durch die Spirale gewiesen. Die jeweiligen Planeten-Charaktere zeigen die durch Entwicklung gewonnenen Würden beziehungsweise Eigenheiten.

Der Elementar- oder Ätherkörper – eventuell auch noch Strahlungen des nächsten Körpers – läßt sich durch den Kilner-Schirm dem menschlichen Auge sichtbar machen. Auch bietet dieser Körper das »Material«, dessen sich die Wesenheiten in den parapsychologischen (spiritistischen) Sitzungen zur Sichtbarmachung bedienen, zum Beispiel bei schattenhaften oder leuchtenden Erscheinungen, dem Teleplasma.

Der Astralkörper (= Körper der Persönlichkeit) ist derjenige, den man irrtümlich als Seele und landläufig auch als Unterbewußtsein bezeichnet. Beides ist nur teilweise richtig. Er ist die dichteste Schicht des Unbewußtseins, Sitz des Traumlebens, des vorgeburtlichen Erlebens, der Medialität und niederen Hellsinnigkeit (Astralbewußtsein) sowie das Organ des Instinktes und des animalischen Erinnerungsvermögens. Er ist der »Ort der Dämonen« im Menschen (Ausbruch der Schizoiden, Tobsüchtigen, Wahnsinnigen, Mondsüchtigen und Besessenen, der Ort der Süchte, Leidenschaften, krankhaften Genüsse, der Irrungen und Verwirrungen, inneren Hemmungen, Verkrampfungen), aber auch der Ort für kreative Fähigkeiten, durch die eine Harmonisierung der Persönlichkeit erfolgen kann.

Diese bisherigen drei Körper sind auch im Tierreich, mit gewisser Ähnlichkeit noch im Pflanzenreich und in anderer Form im Mineral- und Steinreich vorhanden. Aus der Tatsache, daß alles lebt und organisch ist, beweist sich von selbst der Unsinn der Bezeichnung »anorganisch«.

Der niedere Mentalkörper enthält die schöpferischen Kräfte beziehungsweise ist er das Zentrum des Schöpferischen, der Intelligenz, der Organe für Hellsinnigkeit (Hellsehen, Hellhören, Hellfühlen, Hellriechen),

---

* C. W. Leadbeater: *Die Chakras*. Verlag Hermann Bauer, Freiburg i. Br. 1996[12], Seite 6.

für geistiges Schauen, Intuition, das Erbbewußtsein für Familie und Mentalität und die eigene Individualität sowie der Sitz des Gedächtnisses, der Bewußtseinsschwelle und der charakterbildenden Kräfte.

In dieser Sphäre befindet sich ebenfalls das geistig unbewußte (allgemeine) Denkvermögen. Die ausgesprochen einseitige Entwicklung und ständige Betätigung – ohne Rücksicht auf das höhere »schauende Denken« – ergibt die verkrampfte Denkrichtung, die man mit Intellektualismus (das *nur* verstandesmäßige Denken) bezeichnet: die Denkart, die eine Schwingung dieser Grenze »Bewußtseinsschwelle« nicht mehr zuläßt, weil sie verkrampft, verhärtet oder verbaut ist. Hier ist die Grenze, wo der Mensch erkennen und sich entscheiden muß, ob er von da an »abwärts« intellektuell-materiell denken, das heißt sich der Erde zuwenden will, oder »aufwärts« (ideal-spirituell), dem Himmel in sich selbst. Der intellektuell eingestellte Mensch hat einen mehr eckigen Schädel, eine senkrechte Stirnbildung, ein flaches Schädeldach; der ideal eingestellte Mensch hat einen birnenförmigen Schädel mit gewölbter Stirn und gewölbtem Schädeldach.

Zur Verdeutlichung sei noch ein Beispiel genannt, in dem Pastoren die beiden Typen darstellen: Der intellektuell eingestellte Pfarrer wird eine ausgezeichnet ausgearbeitete und »wissenschaftlich« begründete Predigt halten, die jedoch leblos und ohne Herz ist. Er beherrscht das Thema, doch er erlebt es nicht. Der ideal eingestellte Pfarrer spricht ungezwungen, natürlich, gerade, ist mit ganzem Herzen beteiligt: Er erlebt die Predigt, das Thema; die Aufgabe beherrscht ihn. Er ist der erlebende Mystiker, und es kann geschehen, daß seine Zuhörer seine Aura leuchten sehen. Beides ist bei ersterem nicht möglich. Er kann niemals Mystiker sein, denn er kann sich ohne Beleben der Herzkräfte, die zum Erwachen der Seele führen, nicht in höhere seelische Schwingungen versetzen. Der wahre Künstler schöpft aus dem vertieften seelischen Erleben.

Nun wird auch deutlich, weshalb sich ein Nur-Verstandesmensch und ein Empfindungsmensch nie verstehen können. Ebenso ergibt sich hieraus, daß ein Intellektueller nicht mehr naturverbunden, sondern nur materiell – »objektiv« – denken kann. Die persönliche Verhärtung vor der höheren Bewußtseinsschwelle verhindert da Weitergehen vom »Diesseits« in das »Jenseits« und daher auch das Verstehen aller Dinge, die jenseits dieser Grenze liegen oder von dort in unsere Welt des Realbewußtseins kommen. Inneres Schauen ist für ihn unmöglich, Intuition ist kaum vorhanden. Wo das Organ zum geistigen Erkennen noch nicht entwickelt ist, kann auch kein Verständnis aufkommen. Deshalb sind sie

Gegner jeder höheren Weltanschauung, der wahren Religion, jeder spirituellen Entwicklung. Es paßt ihnen nicht, daß es etwas geben könnte, was sie nicht begreifen können. Ein intellektueller Mensch kann sich jedoch langsam zu einem spirituellen entwickeln, wenn er den guten Willen dazu hat. Ein spiritueller Mensch kann sich aber nicht zu einem intellektuellen zurückentwickeln, ohne schweren inneren Schaden zu erleiden, wie das Leben oft beweist.

Der höhere Mentalkörper ist der Sitz des Gewissens, der Vernunft und, durch seine feinsten geistigen Schwingungen, das Organ für kosmisches Bewußtsein, göttliche Erkenntnisfähigkeit und das Erinnern an frühere Inkarnationen. Die Entwicklung und damit die Erweckung dieser Schicht des Seelenkörpers bewirkt Hellsehen in Vollkommenheit, die einen geistig bewußt gewordenen Menschen voraussetzt.

Buddhi ist unser Teil der kosmischen All-Seele, der All-Seele mit dem Ewigkeitsbewußtsein und dem Karma-Gedächtnis, das bis in unseren Urzustand zurückreicht, das Organ für Allwissenheit (siehe Karl Gustav Carus). Buddhi ist der Kern unserer Seele und die unausdenkbar feinste Schicht, die vermittelnde Membrane zum Sitz des Atman.

Atman ist der Gottesfunke in uns, unser unsterbliches, daher ewiges ICH BIN und SELBST.

Es ist nicht schwer, sich diese Körper oder Zustände ineinander übergehend verbunden vorzustellen. Vielleicht gibt aber das folgende Bild noch eine deutlichere Vorstellung.

So, wie der physische Körper auch feine und gröbere Teile hat (die ätherische Ausstrahlung [Aura], Lymphe und Blut, Nervensystem, Organe, Muskeln und Sehnen, das Knochengerüst) und man diese Systeme als verschiedene »Schichten« bezeichnen könnte, so stelle man sich auch ein sehr stark leuchtendes weißes Licht (Geist) vor, das umgeben ist von einer hauchdünnen Glasschicht, die – wie bei einer Glühbirne – von violetter Farbe (Buddhi) ist. Um diese legt sich wieder eine hauchdünne Glasschicht von gelber Farbe (höherer Mentalkörper), hierum eine weitere von blauer Farbe (niederer Mentalkörper) und weiter eine von roter Farbe (Astralkörper). Diese wird von einer dünnen Schicht von grüner Farbe (Elementarkörper) und diese wiederum von der äußersten Schicht in grauer Farbe umgeben. Von außen wird man zuerst das Grau, dahinter das Grün und schon weniger das Rot, noch weniger das Blau, kaum noch das Gelb, ahnend nur noch das Violett und in Gedanken die Kraft- und Lichtquelle im Zentrum, das Weiß, wahrnehmen. Trotzdem sind alle Farben vorhanden und strahlen durch bis nach außen, wenn auch nicht augenfällig. Man denke aber an die Möglichkeiten, daß in solcher Flamme einmal – bildlich gesprochen – das Rot, das Blau, das Grün, das Gelb, das Weiß stärker leuchten könnten.

Solche Fälle zeigen – übertragen – eine stärkere Entwicklung und Aktivität dieses betreffenden Seelenkörpers, dieser Schicht beziehungsweise ihrer Eigenschaften.

Genauso, wie es sichtbare und unsichtbare Strahlen gibt, gibt es auch sichtbare und unsichtbare Körper. Seele und Geist sind nicht sichtbar, und doch sind sie vorhanden, wie die Wirkungen beweisen. Dadurch wird klar, daß diese verschiedenen Körper des Menschen verschiedene Dichtigkeitsgrade oder verschiedene Strahlungsintensität besitzen. Man braucht nur an die Dreiteilung Geist – Seele – Körper zu denken, dann ist es auch verständlich, daß der Geist eine viel zu feine Kraft ist, um sich durch den materiellen, physischen Körper bemerkbar machen zu können. Er benötigt hierfür Vermittler, die weniger fein sind als er, aber viel feiner als der physische Körper. Da Geist, Seele und Körper unterschiedlich sind, müssen sie es auch in der Dichtigkeit in den Schichten der Seele sein. Entsprechend unterschiedlich sind die Phasen des seelischen Erlebens.

Das Wesen des Geistes ist Absicht und Zweck, er ist nicht nur die höchste Form der Energie, er ist mehr als diese, er beherrscht jede Energie, er leitet und lenkt sie bewußt; er ist Herr der Materie, nicht Funktion!

Die Entwicklung des physischen Körpers ist normalerweise am stärksten bei dem elementaren Menschen, dem Landmann, dem Seemann und bei dem Athleten. Der Elementarkörper ist besonders stark entwickelt bei dunkelhäutigen Menschen, bei Fischern des Meeres, nordischen Seeleuten und sonstigen körperlich robusten Personen, »die nie krank werden«. Der Astralkörper hat eine auffällige Entwicklung bei den Naturvölkern, besonders jedoch bei den Indern und in hohem Maße bei den Medizinmännern und Zauberern der Eingeborenen Afrikas, Amerikas, Australiens und der Südsee. Mehr oder weniger ist er bei spiritistischen Medien entwickelt, so auch bei den Menschen, die sich beruflich als »Hellseher« betätigen, die ein begrenztes Astralschauen besitzen.

Allgemein werden Medien oft als hysterisch bezeichnet. Das ist aber eine durchaus falsche Beurteilung. Ein Hysteriker kann medial sein, muß es aber nicht sein. Ein gesunder Hellseher ist nicht hysterisch. Das ist abhängig von der Entwicklung des Mentalkörpers.

Wie beschrieben, enthält der niedere Mentalkörper die Bewußtseinsschwelle, die hier die »Grenze« genannt wird. In der Mystik heißt sie kurz die »Schwelle«, weil jenseits davon erst das mystische Leben, das heißt das tiefere Erleben, beginnen kann. Das Jenseits ist nur der jenseits unserer Sinne liegende Teil des Diesseits. Diesem ist die Seele, unserem sinnlichen Bewußtsein unbewußt, dennoch angeschlossen. Im seelischen Bewußtsein beginnt die »geistige Wiedergeburt« des Menschen, das Große Erleben des Mystikers, die wirkliche Versenkung im allgemein verständlichen Sinn. Der wahre Idealist hat die Schwelle bereits überschritten, denn er lebt bereits – für den Durchschnittsmenschen – »in einer anderen Welt«. Dadurch unterscheidet er sich deutlich von dem Intellektuellen und Materiellen. Seine Ideen und Bestrebungen, seine ganze Einstellung, beziehen sich auf das höhere Prinzip. Das zu stark betonte Real-Bewußtsein der nur intellektuell eingestellten Menschen, die „moderne Sachlichkeit«, die Jagd nach dem materiellen Erfolg, hindert sie an der Erkenntnis, daß es noch etwas Höheres und Wertvolleres gibt.

Für die meisten Menschen scheint sich aber an der Schwelle kurz vor dem Tod etwas zu verändern, so daß sie einen kleinen Einblick in ihr im Inneren befindliches Jenseits tun können und erkennen müssen, was sie in ihrer »Jagd nach dem Mammon« versäumt, nicht erkannt, nicht begriffen haben beziehungsweise nicht begreifen wollten.

Der geistig Bewußte, der absolut Ideale, lebt vorwiegend jenseits seiner Bewußtseinsschwelle, deshalb auch die verstärkte und schöpferische Schwingung seiner Seele sowie seine größere und stärkere, man kann sagen tiefere Erlebnisfähigkeit. Der in der Welt der Tatsachen stehende praktische Mystiker hat ebenfalls das Jenseits – die Bewußtseinsschwelle – schon erreicht. Es ist für ihn nicht schwer, sich auf den seelisch-geistigen Ebenen zu bewegen. (Schmaler, hoher Kopf, breiteste Achse in waagerechter Linie über den Augenbrauen, kleine, etwas weiche Handschrift mit Girlanden oder straffem Fadenduktus, strahlende Augen, weicher und etwas voller Mund, gut geformte Beine.)

Erst wenn jemand in seinem Bewußtsein über diese Schwelle hinausentwickelt ist, kann die wahre Frömmigkeit und Religiosität erwachen; vorher ist sie nur verstandesmäßig vorhanden. Je weiter er sein Bewußtsein im niederen Mentalkörper entwickelt, desto mehr werden ihm die Zusammenhänge von Religion, Sexualität, Kunst, Wissenschaft, Lebenslehre, Symbolik, Mythos, Mystik nach und nach klar. Er erkennt, daß es nicht verschiedene Wissensgebiete sind, sondern *ein* Wissen, nämlich das *Weistum*. Weistum und Harmonie bilden eine Einheit in der Gesetzmäßigkeit der Natur.

Alle physischen Erkrankungen haben innere Ursachen, die in der Persönlichkeitsstruktur wurzeln. Negative Gedanken verletzen den Elementar- oder Ätherkörper und dringen bis zum Astralköprer vor. Durch die Disziplinierung der Persönlichkeit wird der Mensch zu seinem höheren Mentalkörper Zugang haben. Dann werden Krankheiten kaum noch auftreten.

Die Möglichkeiten, den höheren Mentalkörper zu entwickeln, sind dem Menschen dadurch, daß er Sklave seines Berufes ist, genommen oder zum mindesten erschwert, so daß es nicht verwundert, wenn man solche Persönlichkeiten nur selten trifft. Selbst wenn man einmal das Glück hätte, sie zu treffen, würde man nicht darüber sprechen wollen. Ihr Wissen und Können reicht weit über das allgemeine Bewußtsein hinaus. Frei von Egoismus, sind Erkennen, Verstehen, Güte und Liebe bei ihnen eins geworden.

Der letzte Körper, Buddhi, auch als erste Emanation des Geistes bezeichnet, enthält zugleich den Kern unserer Seele.

Das höhere SELBST ist der unsterbliche, unzerstörbare Geist der großen kosmischen Ur-Intelligenz, Gott. Darum ist es auch falsch, von *Geistes*krankheiten zu sprechen, denn der Geist ist unerreichbar für irgendeine Krankheit, wohl aber sein physischer Apparat, das Gehirn beziehungsweise die Hirnrinde.

Das hier Beschriebene sind uralte Lehren, die dem geistig Strebenden zunehmend vertrauter und verständlicher werden.

2. Über die Psychoanalyse und ihre Systeme

Als Begründer der Psychoanalyse wird Sigmund Freud angesehen, obwohl er nicht von der Psyche, sondern von der Persönlichkeitsstruktur ausgeht. Die Seele wird nicht geboren; sie ist unsterblich und rein, ein Teil des Absoluten. Man folge einmal seinen Gedankengängen:

Das Unbewußte ist der »alte Adam« in uns, der im Widerspruch zum sozialen kultivierten Selbst steht. Beide sind durch einen Mechanismus abgeschlossen, den Freud »Zensur« nennt. Es herrscht also ein unüberbrückbarer Zwiespalt zwischen der älteren und neueren Stufe geistiger Aktivität. Als Ergebnis des Konfliktes verkleidet sich das primitive Streben je nach dem kulturellen Stand des Individuums. Das Unbewußte ist also das Primitive in uns; es besteht aus Wünschen, die dem Bewußtsein widerstreben, da sich dieses weiterentwickelt hat.

Das Kind wird mit der »Erbsünde« des Unbewußten und dem begrenzten freien Willen des Bewußten geboren. Der stärkste Trieb des Unbewußten ist der sexuelle oder Liebestrieb. Der Sohn empfindet aus Eifersucht eine Abneigung gegen den Vater, die Tochter gegen die Mutter. Dieses Gefühl wird später unterdrückt. Als Ventil werden Träume erzeugt. Gelingt die Unterdrückung (Bewältigung) nicht vollständig, entstehen Nervenstörungen. Dieses Gefühl der Eifersucht und die mangelnde Bewältigung ergeben den berüchtigten Ödipuskomplex. Doch während Freud stets nur diesen Ödipuskomplex sucht, gehen seine Schüler darüber hinaus bis zur Entdeckung einer »Prä-Ödipus-Situation«. Otto Rank spricht von einer lustvoll betonten pränatalen Fantasie. Er nennt diese die »Urfantasie« von der intra-uterinen Coitusbelauschung. Von diesem Geschehen leitet Rank die Frigidität der Frauen ab.

Es ist die Aufgabe der Zensur (des Gewissens) zwischen Bewußtem und Unbewußtem, jedem Versuch des Unbewußten, irgendwelche Wünsche zum Bewußten zu fördern, Widerstand zu leisten. So können die Wünsche nicht in eigener Gestalt auftreten, sondern der Zensor fängt sie auf und verkleidet oder symbolisiert sie. Gelingt dem Zensor jedoch mächtigen, unbewußten Wünschen gegenüber keine wirksame Kontrolle, so zerstören diese die Nerven, es kommt zu einem Nervenzusammenbruch.

Die Psychoanalyse glaubt nun, wenn der Kranke seine unbewußten Wünsche kenne, so sei er auch imstande, ihren unterminierenden Einfluß durch bewußten Widerstand zu hemmen. Demnach ist es Aufgabe der Psychoanalyse, des Arztes oder des Erziehers, den unbewußten Wunsch herauszufinden.

Während Freud die Ursache des Traumes auseinandersetzt, dem Träumer aber in keinem Sinn behilflich ist, seiner Schwierigkeiten Herr zu werden, abgesehen davon, daß er eine klarere Erkenntnis seiner Lage bekommt, will C. G. Jung den Träumer mit Maßnahmen für die Zukunft versehen. Er geht nicht auf die Fragen nach der Ursache, sondern gleich auf die Lösung des Traumes ein. Im Gegensatz zu der Freudschen eingebildeten Erfüllung eines Wunsches legt er den Traum schöpferisch als eine zielbewußte Tätigkeit des Nervensystems aus. Der Hauptzweck des Traumes bestehe darin, die unangenehmen Bedingungen und Einschränkungen des Lebens dadurch zu erleichtern, daß während des Schlafes ein Ausgleich geschaffen und so das gesundheitliche Gleichgewicht aufrechterhalten werde. Freud »heilt« die üblen Folgen der Vergangenheit, Jung beugt den üblen Folgen für die Zukunft vor. Nach Jung ist die Fantasie eine von der Natur geschenkte Hülle, um die Schläge des Lebens zu ertragen. Je sensitiver der Mensch, desto notwendiger ist für ihn gegenüber der nüchternen Wirklichkeit der Schutz der ausgleichenden Fantasie. Dazu beschränkt Jung die Erregbarkeit der Träume nicht – wie Freud – auf sexuelle Wünsche.

Ein Schüler Freuds, Wilhelm Stekel, sagt nun wieder, daß unser teilweise unbewußtes Wunsch- und »Begehrungsleben«, wie es in den Träumen zutage tritt, nur im Haß wurzele. Nach ihm entsteht jede Liebe nur aus Haß. Das Kind lerne, an den Objekten der Umgebung den Haß überwinden und verzichte auf feindliche Regungen zugunsten einer geliebten Person, es lerne lieben und den Haß überwinden. Er sagt außerdem, es gäbe zwischen zwei Menschen keine andere Beziehung als die erotische. Nach ihm ist die Inzest-Liebe (Ödipus-Motiv) keineswegs krankhaft, sondern eine normale Erscheinung, Durchgangsstation zur Umwandlung des gesellschaftsfeindlichen Hasses in menschenfreundliche Neigungen.

Einem ganz jungen Kind sind »Haßgefühle« fremd, mögen sie auch in der Charakterveranlagung vorhanden sein und sich später entwickeln.

Alfred Adler, ein Schüler Freuds, konstruierte eine Individual-Psychologie. Daß für ihn das Leben nur von der Geburt oder Empfängnis bis zum Tode währt (!) und darum aus diesem Zeitraum allein alle Störungen zu erklären seien, ist nicht überraschend. Doch Freud und auch Adler sind heute längst überholt.

Über solche Auswüchse artfremder Mentalität, die nur intellektuell (an der Oberfläche haftend) und nicht geistig-seelisch (das heißt in die Tiefe und wahren Hintergründe gehend) ist, darf man sich nicht wundern.

Es ist unsinnig und unverständlich, alles nur auf Sexualität zurückführen zu wollen. Die wahren Ursachen liegen auf anderen Ebenen und werden nicht beachtet. Die Wiedergeburtslehre – eine Selbsverständlichkeit – gibt erst die richtige Antwort. Also ist die Psychotherapie, ohne diese in Betracht zu ziehen, keine wahre Heilmethode. Psychologie – die Lehre von der Seele – läßt sich mit dem Nur-Intellekt nicht erfassen. Es gehört *religio* dazu, Gottesbewußtsein, denn die Seele kommt aus der geistigen Welt Gottes. *religio* ist die echte, wahre Grundlage für Erfolge. Aber das ist oft aus Mangel an Verständnis nicht erwünscht.

Wir benötigen keine Theorien, sondern empirische Forschungsergebnisse, erkenntnisreife Forscher, tiefgründige Wissenschaftler, die naturnahe Wege gehen und auch nicht kompliziert sind.

3. Die Chirologie als Hilfsmittel der Heilkunde für die Persönlichkeitsstruktur

Es ist die Pflicht eines jeden Heilers, sei er Arzt oder Heilpraktiker, sich aller guten Mittel zu bedienen, um der leidenden Menschheit zu helfen. Es gibt genug Methoden, man muß nur den Mut besitzen, sie zu studieren und praktisch zu nutzen. Die einst belächelte Graphologie und die als »abergläubisch« verrufene Traumdeutung werden heute mit Erfolg angewandt und geben gerade bei der Psychotherapie den oft fehlenden Aufschluß, den man auf andere Art nicht erreichen kann. Beide Richtungen sind von der geistigen Intelligenz, die der Persönlichkeit jedoch nicht bewußt ist, weitgehend beeinflußt; so auch die Linienstruktur der Innenhand.

Die Hand eines Kindes gehört in den ersten Lebensjahren immer dem »Genießertyp« an, entsprechend der Entwicklungsstufe des Kindes. Erst etwa ab dem 8. Lebensjahr beginnt sich die Hand zu einem bestimmten Typ zu formen – analog der angeborenen persönlichen Eigenart und den Charaktereigenschaften, soweit sie sich auf Umweltverhalten sowie Berufs- oder Betätigungseignung beziehen. Die Nagelformen spiegeln bereits in den ersten Lebensjahren die Stoffwechselvorgänge im Organismus wider.

Die wissenschaftliche Chirologie kennt sieben Handtypen mit je einer besonderen Charakteristik. Diese Einteilung zusammen mit den Merkmalen der Innenhand bieten ein ausgezeichnetes Hilfsmittel, um die Störungen der ichbezogenen Persönlichkeit besser ergründen zu können. Dazu dient nicht allein die Form des Handtyps, sondern auch jedes Merkmal der Innenhand. Zu den Aussagen der wissenschaftlichen Chirologie gelangt man nicht durch Intuition, sondern durch jahrzehntelanges empirisches Forschen und ständiges Überprüfen. Handlinien entstehen nicht durch Faltung (etwa als Folge bestimmter manueller Tätigkeiten). Tatsache ist, daß ein Kind bei der Geburt in seinen Händen schon ein reiches Linienbild hat, das innerhalb einiger Tage und Wochen teilweise wieder zurücktritt. Doch die Anordnungen der Hauptmerkmale bleiben für das ganze Leben erhalten, da sie durch ein bestimmtes Gesetz vorgeburtlich geschaffen und festgelegt wurden.

Alles in der Natur hat seine Ordnung, alles schwingt in Harmonie.

Jede persönliche Veränderung aufgrund des seelisch-geistigen Bewußtseins, ob Fortschritt oder Rückschritt, alles findet äußeren Widerschein. Angeborene Schönheit oder Vornehmheit wandeln sich durch ausschweifendes Leben in ein gewöhnliches, disharmonische Gepräge. Häßliches verschönt sich durch gutes Denken und bewußte geistige Arbeit. Das seelisch-geistige Bewußtsein beeinflußt das Physische, die körperliche Verfassung wirkt reflektorisch auf die Persönlichkeit. Die Formen lassen den Charakter erkennen.

Sie wurden von den alten Forschern »Signaturen« (Merkmale) genannt und betreffen natürlich nicht nur – wie Franz Joseph Gall (1758–1828) und Johann Kaspar Lavater (1741–1801) es annahmen – Schädel und Gesicht, sondern den ganzen Körper.

Die Nerven, die den ganzen Körper wie ein Netz durchziehen, lassen die vitale Elektrizität kreisen, von der sie durchdrungen sind. Der empfindliche Strom in den Nervenwänden dient als Leiter der Gefühle und Empfindungen. Im Gehirn befinden sich das Zentrum des Lebens (Zirbeldrüse) und die fünf Sinne: Gesicht, Gehör, Geruch, Geschmack sowie der Tastsinn (Gefühl), der sich auf den ganzen Körper erstreckt und für die Hände besonders wichtig ist.

Die äußere, die negative Seite der Hand, auf der sich die Chirognomie (die Physiognomie der Hand) aufbaut, enthält kein einziges Tastkörperchen, während sich auf der inneren, der positiven Seite eine große Anzahl von Tastkörperchen befindet. Der Daumen, der die Persönlichkeit des Menschen darstellt, weist bei einem angeborenen Gehirngeschädigten keine Tastkörperchen auf. Es fehlt die Koordinierung zwischen innen und außen; die Persönlichkeit ist gestört.

Die Außenhand bezieht sich auf das Prinzip der Statik (Chirognomie – Form), die Innenhand bezieht sich auf das Prinzip der Bewegung (Chiromantie – Zeichen). Alle Energieeinwirkungen, von den vielfältigen Einflüssen des Lebens ausgelöst, hinterlassen ihre nachhaltigen Spuren, die sich auch in den Händen als Zeichen wiederfinden.

Jeder Mensch – ohne Ausnahme – wird mit einem bestimmten und zerstörenden Keim des Abbaus und der Auflösung geboren. Es gibt keinen Menschen ohne Krankheitsdisposition. Jeder unterliegt einmal einer physischen Schwäche, die zu gegebener Zeit seine körperliche Wandlung und Auflösung herbeiführen muß.

Die Zeit des Aufbrechens des im Organismus latent vorhandenen Keims, der zum Tod führt, ist im Gehirn vermerkt und, entsprechend in der mit dem Gehirn eng verbundenen Hand, angezeigt.

Warum sollte die Natur dem Menschen zu erkennen geben, wann kritische Zeitpunkte – Krisen – sein Leben bedrohen? Gibt sie ihm Gelegenheit, geistig bewußter zu werden und damit sein Leben zu ändern? Krisen bedeuten immer Lebensstufen auf dem Weg zu sich selbst. Das Observatorium sagt durch Berechnung voraus, wann Sturm oder Unwetter eintreffen, wodurch viel Schaden und Unglück durch Intelligenz und Willenskraft vermindert werden kann. Aristoteles sagt: »Der weise Mensch beherrscht die Sterne [kosmischen Einflüsse]«. Dem Unwissenden erscheint es unmöglich, die Vergangenheit wie die Zukunft zu erkennen. Wenn aber vergangene Geschehnisse Spuren zurücklassen, ist es ebenso sicher, daß auch kommende Ereignisse ihre Wurzeln haben. Die wissenschaftliche Chirologie basiert, ebenso wie andere Wissenschaften, auf dem Gesetz von Ursache und Wirkung. Da die Ergebnisse der Chirologie unter gleichen Voraussetzungen immer die gleichen sind, die Chirologie also objektiv gelehrt und erlernt werden kann, erfüllt sie auch die Anforderungen, die an eine Wissenschaft zu stellen sind.

Wenn heute oftmals noch die Bezeichnung »Handlesekunst« (in deutscher Sprache) gebraucht wird, so deshalb, weil es eine Kunst (= Können) ist, aus der Hand zu lesen. Ebenso verhält es sich bei der Heilkunst. Beiden Methoden liegt eine wissenschaftliche Basis zugrunde.

Besondere Merkmale für die Heilkunde sind die Beschaffenheit der Kopflinie, Apollolinie, Herzlinie, Lebenslinie, des Venusgürtels und das Vorhandensein einer Vorgeburtslinie, ferner der Daumen als Ausdruck der Persönlichkeit und Zeichen für das Maß an Energie, Willen und Vernunft.

Hände mit nur den drei Hauptlinien: Lebenslinie, Kopflinie, Herzlinie, bieten kaum Anhaltspunkte, um in der Persönlichkeit liegende Störungen zu erkennen. Entscheidend sind der Handtyp und das Niveau.

Kurze Charakteristik der verschiedenen Handformen

Die ursprüngliche, elementare Hand
Bild 42, Seite 224
ist kurz, breit, gedrungen, mit dicken, kurzen Fingern und einem kurzen, festen und geraden Daumen versehen. Die Innenhand weist selten mehr als drei oder vier Linien auf. So naturgemäß wie diese Handform ist auch der Handeigner. Bei ihm kommen tiefergreifende Störungen kaum vor; er hat damit nichts zu tun. Er kennt keine Konflikte, und äußere Einflüsse

können ihm wenig oder nichts anhaben. Dieser Typ kommt durchweg bei Männern vor, bei Frauen so gut wie nie.

Die spatelförmige oder praktische Hand
Bild 43, Seite 224
– Fingerspitzen sind breiter als die Finger – ist sehr verschieden in bezug auf die Anzahl der Linien. Manche dieser Hände haben wenig Linien; hier handelt es sich um rein praktisch und materiell eingestellte Personen, willensstarke Menschen mit ausgeprägtem Verwirklichungssinn und guter Durchführungskraft. Diese Menschen besitzen viel Gemüt, körperliche Feinfühligkeit, aber weniger Empfindungsfähigkeit. Die innere Widerstandskraft ist groß und zäh, weshalb es auch wenig Konfliktmöglichkeiten gibt. Diese Tatmenschen werden recht gut mit sich und allen Situationen fertig. Sind in einer spatelförmigen Hand viele Linien vorhanden, ist die Empfindungsfähigkeit viel intensiver. Ebenso verstärken sich die Konfliktmöglichkeiten, besonders bei Handeignerinnen. Durch seine praktische Lebenseinstellung wird sich dieser Handtyp stets wieder schnell zurechtfinden, so daß es gar nicht erst zu tiefergehenden Störungen kommen kann.

Die eckige oder nützliche Hand
Bild 44, Seite 224
gehört jenen Personen, die zu den meisten Konflikten neigen und den Konfliktsituationen den größten Spielraum lassen. Durch ihr mehr oder weniger stark ausgeprägtes konservatives Wesen hängen sie an althergebrachten Sitten und Anschauungen. Sie sind deshalb eher engherzig, ehrgeizig, rechthaberisch, bestimmend, berechnend sowie leicht in ihrer Ehre gekränkt, kleinlich, übermäßig sparsam und oft auch nörglerisch.

Diese Menschen sind schon mit vielen Wenn und Aber geboren worden, da sie als reine Verstandesmenschen wenig Vertrauen besitzen und stets Bedenken haben. Sie sind wohl für den technischen Fortschritt aufgeschlossen, doch fehlt ihnen das Bewußtsein für die Auswirkungen auf das Leben. Der eckige Handtyp ist nützlich, aber nicht immer dienlich. Da diese Handeigner sich schwer umstellen und anpassen können, leiden sie darunter, daß nicht alles so ist, wie gewohnt. Sie sind selten gelockert, schwungvoll oder unternehmungslustig. Sie werden sich kaum vordrängen oder auffallen wollen, da sie innerlich durch ihr Verstandesdenken gehemmt sind.

Innerhalb ihres Aufgabenbereiches sind sie fleißig, zuverlässig, immer aktiv. Sie sind ethisch und ästhetisch und haben alles in bester Ordnung, regen sich aber über Kleinigkeiten leicht auf. Sie sind nur froh und aufgeschlossen unter gleichgearteten Menschen und legen Wert auf Klasse und Kaste, Titel und Orden.

Die knotige, philosophische Hand
Bild 45, Seite 224
war früher seltener zu finden, heute häufiger. Durch die religiöse Einstellung dieser Handeigner und die liberalere Denkrichtung neigen sie am wenigsten zu inneren Konflikten. Falls Konflikte dennoch auftreten, finden diese Menschen selbst eine Lösung dafür. Seelisch-geistig geöffnet, denken sie auf philosophische Weise nach. Ihre tiefe Nachdenklichkeit und oft auch kosmisches Denken, wozu sie mehr als andere Handtypen neigen, läßt sie für alles besseres Verständnis aufbringen. Sie versuchen, mit Verständnis dem Leben zu begegnen, womit schon vieles erreicht ist.

Die konische, gefühlvolle Hand
Bild 46, Seite 225
zeigt den Empfindungsmenschen an. Abhängig von seinen Stimmungen und Empfindungen, der Weichheit seines Gemüts, ist er innerlich sehr geöffnet, persönlich leicht irritiert und somit aufnahmebereit für Konflikte. Leicht gekränkt und verletzt, trägt er persönlich lange daran und bewahrt alles nachhaltiger. Dies um so mehr, je zarter die Haut ist. Das Reale, Materielle – soweit es die praktische Betätigung betrifft – liegt diesen Menschen weniger, ausgenommen, wenn sie oder ihre Angehörigen krank sind. Dann ist auch ihr Mitleid groß. Bei weichen Händen und kleinen Daumen kommt eine gewisse Haltlosigkeit durch Mangel an Willen dazu. Dieser Handtyp ist oft auch ängstlich und nicht wagemutig aus körperlicher Schwäche. Er lebt mehr an der Oberfläche, deshalb belastet er sich nicht gern mit Sorgen.

Die ideale, empfindungsstarke Hand
Bild 47, Seite 225
zeigt den empfindsamsten Handeigner an, der durch größeres geistiges Bewußtsein persönlich und seelisch widerstandsfähiger ist. Da das Denken dieser Menschen herzbezogen ist, vorwiegend intuitiv und fast ausschließlich empfindungsmäßig, erkennen und überschauen sie Situationen schneller und besser.

Die gemischte, vielseitige Hand
Bild 48, Seite 225
setzt sich aus verschiedenen, manchmal aus allen obengenannten Handtypen zusammen. Die Einstellung dieser Handeigner zur Umwelt ähnelt sehr stark denen des spatelförmigen Typs.

Die Genießerhand
Bild 49, Seite 225
ist weich, »schwammig«, fleischig, mit vielen Grübchen versehen, in der Form zumeist konisch. So weich diese Hand ist, so schwach ist auch die körperliche Konstitution und Persönlichkeit. Die Handeigner sind allen Suggestionen leicht zugänglich, ängstlich, träumerisch und beschaulich bis zur Bequemlichkeit und Faulheit, genießerisch bis zur Schwelgerei, aber auch gutmütig bis ins Pathologische. Sie sind am ehesten leid- und suchtanfällig und am schwersten von Konflikten zu befreien.

Bei den beschriebenen Handformen handelt es sich um reine Handtypen, die heute selten vorkommen. Die hier gegebenen Eigenschaften beziehungsweise Umweltverhaltensweisen der einzelnen Handtypen sind allgemein gehalten. Inwieweit Abweichungen davon im Sinne einer Verstärkung oder Abschwächung der Eigenschaften in Betracht kommen, ist an der Form, an dem Ausdruck und an der Art des Daumens zu ersehen. Ein starker, gerader (unbiegsamer) Daumen verstärkt die Eigenschaften in bezug auf Persönlichkeit, Selbstvertrauen und Selbstbewußtsein, Durchsetzungskraft, Energie. Ein biegsamer, weicher Daumen betont Eigenschaften in bezug auf Anpassung, Nachgiebigkeit, Willensschwäche, Laschheit, Beeinflußbarkeit. Deformierte (krumme) Finger weisen auf die ihnen entsprechenden Organe und deren Schwäche hin (siehe Bild 10, Seite 140).
Für die Heilkunde bieten die Handberge, falls sie plastisch stark hervortreten, ergänzende Hinweise (Bild 2, Seite 126):

Venusberg: starkes sexuelles Wunschleben, Magnetismus, Gutherzigkeit, Lebenskraft;
Jupiterberg: Neigung zu Genußsucht, Heftigkeit, Aufbrausen, Geltungsdrang;
Saturnberg: Nervenüberreizung, Grübelei, Schwermut, Hysterie;
Apolloberg: erhöhte Tätigkeit des Solarplexus;
Merkurberg: Nervosität, Nervenirritationen (Gehirnnerven);

Marsberg: starke Widerstandskraft, persönlichkeitsbezogen; zähe Konstitution;
Mondberg: große Phantasie, Melancholie, Stimmungen, Hypochondrie.

Je weicher eine Hand, desto schwächer die körperliche Widerstandskraft und die Widerstandskraft im Persönlichkeitsbereich.

Die Niveau-Unterschiede der Handeigner lassen sich aus dem groben und feinen Hautgewebe erkennen, wie es auf Bild 1/2, Seite 125, auf dem Mondberg ersichtlich ist. Je feiner die Haut des Handrückens und die Hauttextur der inneren Handfläche ist, um so höher ist das geistig-seelische Niveau des betreffenden Menschen. Die Feststellung des geistig-seelischen Niveaus ist sehr wichtig sowohl für die Charakteranalyse als auch für die »Psychotherapie«, um dem Individuum gerecht zu werden.

Vererbungszeichen
Bild 21, Seite 165

sind Inselformationen, besonders in den Hauptlinien. Die meisten dieser Merkmale sind organischer Art. Nur einige davon kommen für die allgemeine Heilkunde in Betracht, so Zeichen 28: Schüchternheit, Lampenfieber (Hemmungen der Gedanken); 29: Schüchternheit, Erröten in der Jugend (gehemmte Empfindungen); 30: verhaltener Sexualtrieb, sexuelles Ungewecktsein; 12: Disposition zu Onanie; 31: vorgeburtliche Einflüsse durch traurige Erlebnisse der schwangeren Mutter. Die Merkmale 28, 29, 31 sind oft gemeinsam vorhanden, da 28 und 29 in 31 ihre Ursache haben. Zeichen 20: schicksalhafte tiefe Liebesenttäuschungen; 21: Nervenüberreizung, erhöhte Sensibilität; 27: Nervenüberreizungen. Bei den anderen organischen Vererbungsmerkmalen muß man die Entsprechungen der Persönlichkeitsstruktur kennen, um sie als Hilfsmittel erfolgreich anwenden zu können. Nachfolgend sind die Vererbungsmerkmale organischer Art zu Bild 21, Seite 165 (betrifft linke Hand = mütterliche Vorfahren) aufgeführt.

1: Schwache Körperkonstitution in der Jugend;
2: schwache Körperkonstitution, begrenzt auf Zeit (Länge der Insel, abmeßbar nach Jahren);
3: Krebsleiden bei Vorfahren der mütterlichen Generation;
4: Augenschwäche linkes Auge;
5: Gehörschwäche linkes Ohr;
6: Migräne (Vorfahren hatten Gehirnverkalkung);

7: Nasenleiden, verschiedene (Gedächtnisschwäche möglich);
 8: Herzleiden (entsprechend der Konstitution der Herzlinie und der Merkmale);
 9: Lungentuberkulose in mütterlicher Generation;
10: Gebärmutter- oder Prostataleiden;
11: Bauchhöhlenschwangerschaft;
12: Pathologische sexuelle Neigungen;
13: Gicht bei Vorfahren und Disposition dazu;
14 mit 3: Magenkrebs (bei Vorfahren mütterlicherseits);
15 mit 3: Krebs im Zungen-, Hals- oder Brustbereich (bei Vorfahren mütterlicherseits);
16 mit 3: Mastdarmkrebs (bei Vorfahren mütterlicherseits);
17 mit 3: Darmkrebs oder Leberkrebs (bei Vorfahren mütterlicherseits);
18 mit 3: Unterleibskrebs (bei Vorfahren mütterlicherseits);
19: natürliche Medialität (Inspiration), Wahrträume, Vorahnungen (atavistisch);
20: tiefgreifende Liebesenttäuschungen durch eigene falsche Vorstellungen;
21: Medialität (Intuition), Hellsinnigkeit;
22: überfeines Nervenleben, Nervenüberreizung;
23: Magenleiden, zumeist nervös;
24: Gallenleiden;
25: Nierenleiden;
26: Leberleiden;
27: zerebrales Nervensystem, Disposition zu Überreizung;
28: Lampenfieber (Hemmungen der Gedanken);
29: Jugendschüchternheit, Erröten (Hemmungen der Empfindungen);
30: unterdrückter, verdrängter Sexualtrieb;
31: vorgeburtliche Einflüsse (von seiten der Mutter);
32: schwache Wirbelsäule, Rückenschwäche;
33: überanstrengte Gehirnnerven, Überforderung.

Die Nummern 14, 15, 16, 17 und 18, die auf Inselbildungen hinweisen, sind im Zusammenhang mit Nummer 3 (Krebsleiden bei Vorfahren) zu werten, das heißt, es läßt sich ersehen, welches spezielle Organ von einer Zelldegeneration betroffen ist oder war.

Bei den Vererbungszeichen muß unterschieden werden, ob sie angeboren sind oder erworben wurden. (Zu solchen gehören auf Bild 21, Seite 165, die Zeichen 11, 30, 31, 32, 33.)

Zum besseren Verständnis sei folgendes hinzugefügt: Entsprechend der materiellen oder/und intellektuellen Einstellung haben der rein ursprüngliche, elementare, der rein spatelförmige und der rein eckige Handtyp oft nicht mehr als drei Hauptlinien. Knotige, konische und ideale Handtypen weisen aufgrund ihres tieferen Erlebens immer mehr Linien entsprechend ihrer intensiven Empfindungen und Erschütterungsfähigkeit auf.

Da es kaum noch reine Handtypen gibt, sondern vorwiegend gemischte, ist es selbstverständlich, daß auch spatelförmige und eckige Handtypen – mit anderen Handtypen kombiniert – einen größeren Linienreichtum aufweisen. Die ursprünglich reale Denkweise läßt dem Spirituellen größeren Raum, das heißt, das Empfindungsvermögen und Erleben dieser Handeigner vertieft sich. Damit entsteht ein neues Charakterbild.

Es kommt jedoch auch vor, daß konische, knotige oder ideale Handformen nicht mehr als drei oder vier Hauptlinien aufweisen. Menschen, die von Natur aus ein tiefes Gemüts- und Empfindungsleben besitzen, zeigen durch ihre Linienarmut, daß sie eine materielle und intellektuelle Gedankenrichtung eingeschlagen haben. Von dieser Diskrepanz läßt sich ableiten, daß die entsprechenden Handeigner schwerwiegende Lebensprüfungen geistig-spirituell nicht verarbeitet haben. Die Einstellung vom Idealen zum Materiellen kann zu Unaufrichtigkeit führen, bisweilen zu bewußter Falschheit, Heuchelei, intriganter Berechnung, ja sogar manchmal bis zum Kriminellen.

Oft weisen konische und zarte, schlanke Hände mit vielen Linien, die an sich auf ein reiches Empfindungsleben schließen lassen, durch eine waagerecht verlaufende Kopflinie (Intellekt) auf eine geringe Empfindungsfähigkeit. Diese Konstellation zeigt beim ersten Blick in die Hand einen disharmonischen Menschen an. Der Handeigner befindet sich in ständigem Kampf zwischen Empfinden, Intuition, Gemüt und dem verstandesmäßigen Denken. Er empfindet sehr richtig, wie er handeln soll, doch gehorcht er mehr dem Verstand, der sich vordrängt, und handelt dann gerade falsch und kommt deshalb zu Mißerfolgen oder Schaden. Er handelt gegen inneres, besseres Wissen! Da das intuitive Erkennen naturgegeben und echt ist, das verstandesmäßige Denken aber diese klare Erkenntnismöglichkeit verhindert oder verdeckt, sollten diese Menschen durch bessere Einsicht auf ihre Intuition zurückgeführt werden.

Daß eine vollständige Charakteranalyse für die Heilkunde der Persönlichkeitsstruktur als gute Basis unabdingbar ist, ist selbstverständlich, da Krankheit und Charakter Polaritäten sind, die beide vom höheren Bewußtsein beeinflußt werden und das Schicksal mitgestalten.

4. Diagnosen der Persönlichkeitsstruktur

Ergänzende Hinweise

Der große Wert der medizinischen Hand- und Nageldiagnostik liegt darin, daß eine erbliche Belastung durch entsprechende Merkmale sicher zu erkennen ist. Kaum eine andere Untersuchungsmethode ermöglicht es so schnell und treffend festzustellen, ob beispielsweise bei den Vorfahren Lähmung oder Alkoholismus auftraten oder ob es dramatische Ereignisse gegeben hat (zum Beispiel Selbstmord).

Die Kürze der benötigten Untersuchungszeit und die Treffsicherheit von 98 Prozent aus den Merkmalen der Hände ist ein besonderer Vorzug dieser Untersuchungsmethode. Als Regel für jede Art von Diagnostik gilt: Ist das Merkmal für ein Leiden vorhanden, so ist auch das Leiden vorhanden. Es kann aber auch ein Leiden vorhanden sein, ohne daß ein diagnostisches Merkmal dafür angezeigt oder gegeben ist. Auch die Handdiagnostik macht hier keine Ausnahme.

Obwohl in der Handdiagnostik noch nicht alle Leiden und erblichen Belastungen gefunden wurden, ist doch die Anzahl der vorhandenen und sichergestellten Merkmale sehr groß und bedeutsam. Hinweise auf Dispositionen und Anlagen sind für die Prophylaxe wesentlich. Ein Akutwerden hängt immer von einem Anreiz ab. Dies gilt insbesondere bei Ohnmacht und Schwindelgefühl, obgleich es wahrscheinlich ist, daß die Auswirkungen der Disposition an bestimmte individuelle körperliche oder seelische Rhythmen gebunden sind.

Die folgende Aufstellung soll – unabhängig von den bereits genannten Merkmalen – ergänzende Hinweise zur Diagnose der Persönlichkeitsstruktur geben.

Hände mit wenigen Linien bringen eine materielle oder aber – bei »guter«, harmonischer Handform – eine rein verstandesmäßige, daher reale Einstellung zur Umwelt zum Ausdruck. In solchen Fällen sind kaum mehr als drei Hauptlinien zu erkennen, und deshalb auch keinerlei Merkmale für eine persönlichkeitsbezogene Analyse gegeben, es sei denn man findet in charakterologischer Hinsicht Hinweise aus der Hand- und Fingerform oder aus der Plastik der Berge. Doch diese Handeigner sind weniger kompliziert, ohne tiefergehende Konflikte und persönlichkeitsbezogene Störungen, ausgenommen jene Menschen, die durch Erziehung und aufgrund übernommener Anschauungen falsches Denken entwickelt haben. Eine grobe Hauttextur weist auf Robustheit und auf Mangel an tieferem Empfinden.

Linienreichtum der Hände hingegen weist auf die Anlage zu tieferen Empfindungen hin. Handelt es sich um einen konischen oder idealen Handtyp, so kommt große Erlebnisfähigkeit zum Ausdruck. Durch einen mehr praktischen und eckigen Einschlag der Handform (konservativ, verstandesbezogen) ist die Erlebnisfähigkeit jedoch gehemmt. Gut entwickelte, gerade, unbiegsame, etwas derbe Daumen zeigen eine Persönlichkeit, die sich zu beherrschen weiß.

Sind die *Hauptlinien kaum erkennbar*, d. h. undeutlich eingezeichnet, eher wie ein Netzgeflecht feinster Haarlinien, deutet dies auf eine *Gehirnschädigung* hin.

Typisch hierbei ist eine zu breite, verästelte und mit Inseln versehene Herzlinie, die, wie die zerrissenen, mit großen Inseln versehenen und links doppelt erscheinenden Kopflinien sowie die oft fadendünn gezeichnete Lebenslinie, von einer Flut aus dem Venusberg ausströmender Haarlinien überschwemmt wird. Alles ist fast ins Unkenntliche verzerrt. Die Hauptlinien zeigen Merkmale erblicher Belastung und teilweise auch Hinweise auf durch Medizinalgifte beeinflußtes Erbmaterial. Gehirnschädigungen der Vorfahren sowohl väterlicher- als auch mütterlicherseits sind angezeigt (Paralyse, Irrsinn, Wahnsinn).

Oft sind bei diesen Merkmalen die Voraussetzungen einer Bewußtseinsschulung für die Bildung einer Persönlichkeit nicht gegeben.

Mögliche Merkmale einer Erkrankung des Gehirns bei den Vorfahren:
Eine Spaltung der Kopflinie rechts der Handmitte (rechts einer gedachten Linie zwischen Apollo- und Saturnfinger beginnend und bis zu den Raszettenlinien führend) zeugt von Irrsinn bei Vorfahren (in der linken Hand: Vorfahren der mütterlichen Generation, rechte Hand: Vorfahren der väterlichen Generation).

Eine Bogenlinie von der Lebenslinie abwärts in den Mondberg gibt Selbstmord bei Vorfahren (linke Hand: Vorfahren der mütterlichen Generation, rechte Hand: Vorfahren der väterlichen Generation) zu erkennen. (Eine Insel an dieser Bogenlinie zeigt Nervenirritationen, bzw. Nervenschwäche an.)

Siehe auch: Gehirnerweichung (Paralyse) bei einem Vorfahr: Bild 31/4, Seite 196, auch Bild 23/3, Seite 172; Wahn: Kopflinie führt tief in den Mondberg, Bild 23/1, Seite 171.

Ein seltenes Merkmal ist eine *steil abfallende Kopflinie*, die bis in den unteren Mondberg reicht (Bild 31/3, Seite 196). Sie ist ein typisches Merkmal für *angeborene krankhafte Grübelei, Depressionen* bis zum *Wahnsinn* und *Selbstmord*. Eine Spaltung am unteren Ende der Kopflinie zeigt Bewußtseinsstörungen und weist auf astrale Einflüsse, die zur Besessenheit führen können. Dies um so mehr, wenn die Handform sehr feingliedrig ist.

In Zusammenhang mit der Disposition zum Selbstmord sei noch auf einige weitere Merkmale hingewiesen:

Querlinien auf dem ersten Glied des Saturnfingers und des Daumens sind ebenfalls Hinweise auf Selbstmordneigung. Auch senkrechte kleine Linien im ersten Mittelfinger- und im ersten Daumenglied zeugen von Gedanken des Lebensüberdrusses.

Eine Parallele zur Lebenslinie weist auf Angstgefühle in der Jugend bis zur Lebensmitte. Ein markanter Stern auf dem Saturnberg deutet auf eine Katastrophe (Unfall schwerer Art). Eine Insel in der Apollolinie ober- und unterhalb der Herzlinie bedeutet Scheu, innerlich und äußerlich, verstärkt durch zweite Lebenslinie. Abwärtsgerichtete Beziehungslinien am Handrand unter dem Kleinen Finger sind schicksalhaft: alles Merkmale von Kräften und Mächten, die im Zusammenwirken Selbstmord auslösen können.

Eine lange Lebenslinie bedeutet nicht immer ein langes Leben. Es kommt auf die kleinen, scharf gezeichneten, die Lebenslinie schneidenden Querlinien in der rechten Hand an. Diese Querlinien – bei den meisten Menschen vorhanden – zeigen die von den Vorfahren väterlicherseits erreichten Lebensalter an und bedeuten immer in allen Händen gesundheitliche Krisen; die tiefste Schnittstelle steht für das Ableben.

Ein Bruch in der Lebenslinie bedeutet Lebensgefahr, ist jedoch eine feine Haarlinie als Verbindung der Lebenslinie über die Bruchstelle hinweg vorhanden, weist dies auf Lebenserhaltung.

Weitere Merkmale für Störungen der Persönlichkeitsstruktur

Eine sich zum Mondberg neigende Kopflinie zeigt eine Tendenz zur *Melancholie*, während ein gerader Verlauf eine intellektuelle Gedankenrichtung anzeigt.

Ist die Kopflinie von Anfang an kettig, gesplittert und unter dem Mittelfinger gespalten, und endet sie in einer zerrissenen großen Insel, dann ist die Gehirnkraft schwach, das Lernen und die Konzentration sind erschwert (oft gänzlicher *Mangel an Konzentration*). Tritt dieses Merkmal in der linken Hand auf, bezieht es sich auf die Jugendzeit, in der rechten Hand auf die späteren Jahre (nach dem 28.–30. Lebensjahr). Hinzu kommen Dispositionen zu quälender Migräne, Verträumtheit und Grübeln.

Ist die Kopflinie am Anfang gespalten, weist dies auf ein zeitweise *reduziertes Wahrnehmungsvermögen*, kurze *Ohnmachten* oder Benommenheiten hin (siehe auch Bild 39/1, Seite 219).

Wirre Linien und Insel auf dem Merkurberg (Bild 39/3/A, Seite 220) zeigen *geschwächte Gehirnnerven*, vererbt. Bestätigt wird dies noch, wenn statt einer Kopflinie zwei dünne Parallellinien vorhanden sind.

Eine doppelte Kopflinie zeigt Alkoholismus bei den Vorfahren an (siehe Bild 39/6, Seite 221).

Eine große Insel am Anfang der Kopflinie weist auf *Störungen im Unbewußten* durch Vererbung hin (Bild 39/3, Seite 220). Ist die Insel nicht geschlossen bedeutet das eine gelöste, d. h. nicht mehr akute Schizophrenie.

Giftlinien (Neptunlinien) weisen auf einen durch *Medizinalgifte* geschwächten Körper mit Disposition zur Bewußtseinsstörung hin (Bild 26/4, Seite 181; siehe auch Bild 30/5, Seite 194).

Inseln in der Apollolinie bedeuten *Schüchternheit*, Unsicherheit im Benehmen, Lampenfieber und Erröten in der Jugend (siehe auch Bild 39/5, Seite 221). Eine Insel in der Apollolinie über der Herzlinie zeigt Schüchternheit und Unbeholfenheit im Umgang mit anderen Menschen sowie Lampenfieber.

Schlußbemerkung

Die geschilderten Merkmale der Handabdrücke lassen sich leicht herausfinden, wenn man sich einmal mit der Materie vertraut gemacht hat. Dann wird man auch Formen, Linien und Merkmale im Zusammenhang erkennen können und verstehen lernen.

Manch einen wird vielleicht die Frage beschäftigen: »Ist ein Vererbungszeichen, das auf Lähmung bei den Vorfahren hinweist, auch noch weiter vererbbar?« Die Lähmung selbst vererbt sich nicht, doch die Ursache, die zu der Lähmung geführt hat (zum Beispiel Angst), kann vererbt werden. Als Nachfolgeerscheinung kann Platzangst auftreten, auch ein Ausdruck von Lähmung der Persönlichkeitsstruktur.

Wenn bei einem Handeigner eine kettige, schwache oder zerrissene Lebenslinie vorhanden ist, bedeutet es reduzierte Lebenskraft. Das gibt dem Handeigner Aufschluß darüber, wie er mit seinen Energien hauszuhalten hat. Eine nachhaltig schwache Konstitution bildet keine gute Grundlage für die Gesundheit von Nachkommen!

Es mag sich jemand fragen: »Was hat es auf sich, wenn jemand in der Familie an Alkoholismus litt beziehungsweise dadurch ums Leben kam?« Die Folgen sind häufig geschwächte Gehirnkraft bei den Nachkommen (gemeint sind hier *nicht die direkten Nachkommen!*) mit weiteren tiefgreifenden Störungen im Organismus und im Persönlichkeitsfeld; in charakterologischer Hinsicht ein Mensch mit »zweierlei Charakteren«. Die Denkfähigkeit des Handeigners bewegt sich wechselweise in zwei verschiedenen Richtungen (zwei Kopflinien oder auch nur Teile einer zweiten Kopflinie). Bei dem Wunsch nach einem Kind sollte man reiflich überlegen, ob die Voraussetzungen für seine Weiterentwicklung förderlich sind. Die entsprechenden Merkmale aus den Händen der Eltern weisen ihnen den Weg zur Selbsterkenntnis. Es sollte das Hauptanliegen jedes in einem Heilberuf Tätigen sein, den Ratsuchenden mit seinem Wissen zu unterstützen.

Menschen mit vielen oder auch sehr feinen Linien in den Händen weisen immer auf einen »Nervenmenschen«, das heißt angeborene, große Feinnervigkeit. Diesen Handeignern wird man vornehmlich mit fein-

Schlußbemerkung

geistigen Mitteln wie Biochemie oder Homöopathie, auch in hohen Potenzen, helfen können.

Manche Menschen mögen noch denken, daß, materiell betrachtet, hohe Potenzen keine Heilwirkung haben. Die Wissenschaft erkennt, daß Materie Energie beinhaltet und daß keine Energie, auch nicht in der Verwandlung, verlorengeht (Energie = Strahlung, Schwingung, Leben).

Nehmen wir zum Beispiel ein allopathisches Mittel: Arsen. Bei Null (0) ist es starkes Gift! Zehnfach verdünnt (bei A) hat es an Materie zehnfach verloren, es kommt die zehnfache geistige Wirkung zustande (B). Bei tausendfacher Verdünnung (C) der Materie ergibt sich eine tausendfache geistige Wirkung, die nicht mehr giftig ist (D). So ist es auch bei allen anderen homöopathischen Medikamenten: Die Materie ist verschwunden, die geistige Kraft entsprechend frei geworden und dadurch gestiegen.

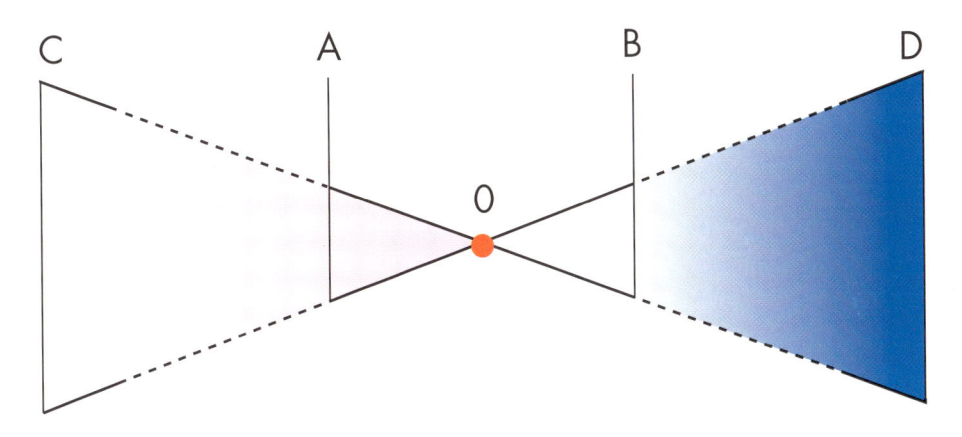

Abschließend sei noch auf die Möglichkeit der Arbeit mit den Reflexzonen an den Füßen hingewiesen. Es ist erwiesen, daß an den Füßen durch Druck an bestimmten Stellen die Empfindlichkeit oder Schwäche eines Körperorgans sowohl festgestellt als auch durch Nervenpunktmassage dieser Reflexzonen heilend behandelt werden kann.

Hanne Marquardt, die sich schon seit längerem mit der Reflexzonenarbeit an den Füßen befaßte, konnte schließlich mit Eunice Ingham, Schülerin von Dr. W. Fitzgerald, dem Begründer der Reflexologie, zusammenarbeiten. Sie vervollkommneten dieses Wissen bis ins Detail.

Dritter Teil

Abbildungen und Zeichnungen mit Text

Diagramm der Persönlichkeitsstruktur

Die Formseite der Persönlichkeit setzt sich mit den Emotionen und Verstandeskräften auseinander. Hier liegen alle Spannungen und Auseinandersetzungen mit dem eigenen Ich. Hier sind auch die Ursachen aller Dissonanzen mit sich und der Umwelt zu finden. Übermäßig aktivierte Emotionen führen zu feurigen »heißen« Erkrankungen, beispielsweise zu Fieber, aber auch zu Tuberkulose. Auf der anderen Seite läßt die Ichbezogenheit der Verstandeskräfte die sogenannten »kalten« Krankheiten, zum Beispiel Durchblutungsstöungen oder Arthrose, entstehen. Viele Spannungen entwickeln sich durch Unzufriedenheit, fehlende Wärme, Güte und Nächstenliebe und führen zu Verhärtungen. Das Sich-in-die-eigene-Mitte(in den Herzpunkt)-Nehmen läßt Emotionen und Verstandeskräfte in Übereinstimmung kommen, wodurch sich der Kontakt mit dem höheren Prinzip über Seele und Geist erschließt. Von der sichtbaren Ebene erfolgt der eigene Aufstieg in die unsichtbare Ebene des Menschen zum Bewußtsein. Erfüllt von der Urkraft des Lebens übernehmen Seele und Geist die Führung im Menschen.

Die Lebensspirale befindet sich in unendlicher Bewegung, verbindet das Unsichtbare mit dem Sichtbaren. Sie bezieht sich auf die allgegenwärtige Schöpferkraft.

Die Mitte des Menschen ist der Herzpunkt. Über diesen führt die Bewußtseinsentwicklung zum seelisch-geistigen Energiefeld, der wahren Bewußtseinserweiterung, wodurch Emotion und Verstand – eingebettet in die Gesetzmäßigkeit des höchsten Prinzips – Erlösung und Befreiung finden. Sie sind nunmehr nicht einseitig nach außen, sondern auf das Ganze ausgerichtet.

Der Abstieg des Geistes durch das Symbol des mit der Spitze nach unten gerichteten Dreiecks ist Ausdruck für die Bewußtwerdung.

Die Umkehrung wird mit dem Symbol des mit der Spitze nach oben gerichteten Dreiecks dargestellt, dem Bewußtseinsvollzug, dem Aufstieg zur Ganzheit.

Ausdruck dieser Wegweisung ist die Lebensspirale innerhalb des sichtbaren und unsichtbaren Ganzen, eine vollendete Lebenskugel des Seins.

Hier nun finden Sie die individuelle Charakteristik der verschiedenen Handtypen in ihrer Einstellung und Gesinnung zum Lebensprinzip:

Konischer Handtyp	= stärker emotional
Eckiger Handtyp	= stärker intellektuell
Spatelförmiger Handtyp	= mehr nach außen gerichtet
Knotiger Handtyp	= nach außen und innen gerichtet
Idealer Handtyp	= mehr nach innen gerichtet
Gemischter Handtyp	= entsprechend der Kombination

Rita Issberner-Haldane

Diagramm zur Analyse der Persönlichkeitsstruktur

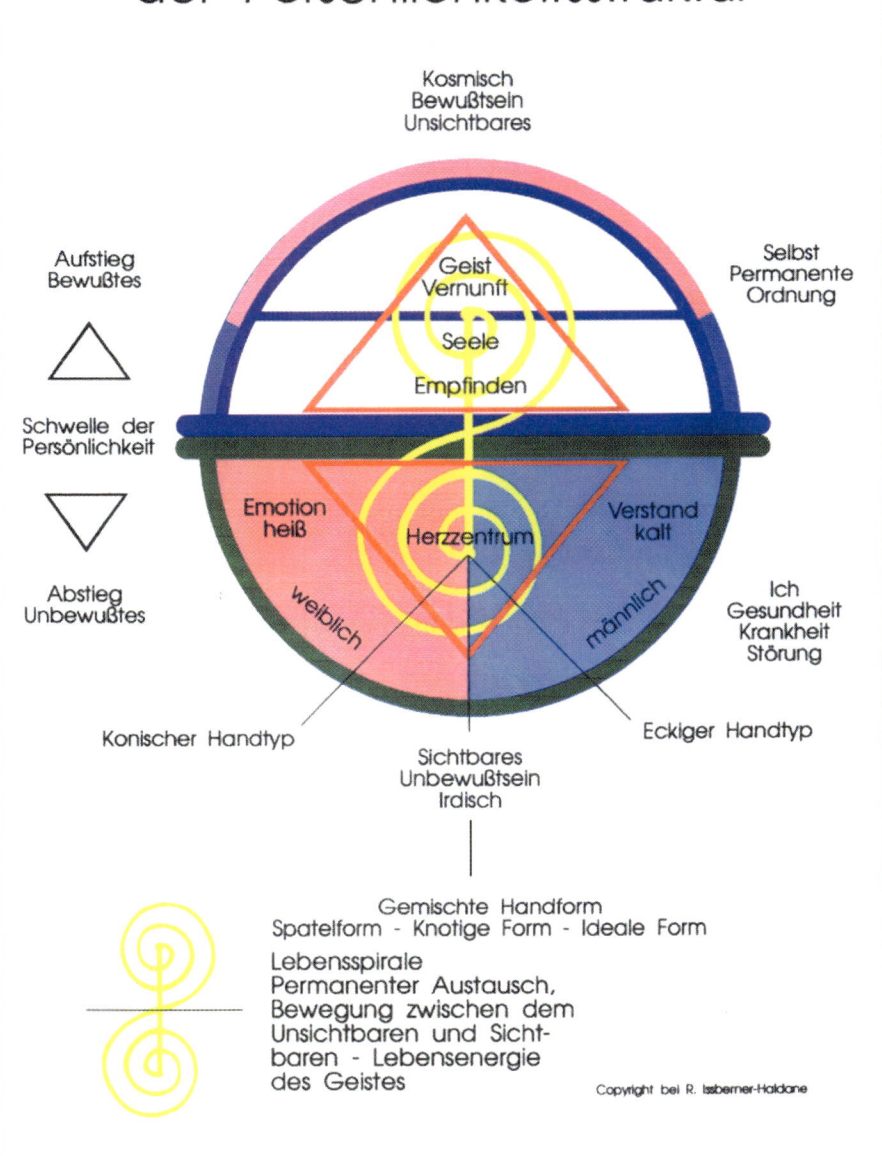

Kosmisch
Bewußtsein
Unsichtbares

Aufstieg
Bewußtes

△

Schwelle der
Persönlichkeit

▽

Abstieg
Unbewußtes

Geist
Vernunft

Seele
Empfinden

Selbst
Permanente
Ordnung

Emotion
heiß

Herzzentrum

weiblich

Verstand
kalt

männlich

Ich
Gesundheit
Krankheit
Störung

Konischer Handtyp

Sichtbares
Unbewußtsein
Irdisch

Eckiger Handtyp

Gemischte Handform
Spatelform - Knotige Form - Ideale Form

Lebensspirale
Permanenter Austausch,
Bewegung zwischen dem
Unsichtbaren und Sichtbaren - Lebensenergie
des Geistes

Copyright bei R. Issberner-Haldane

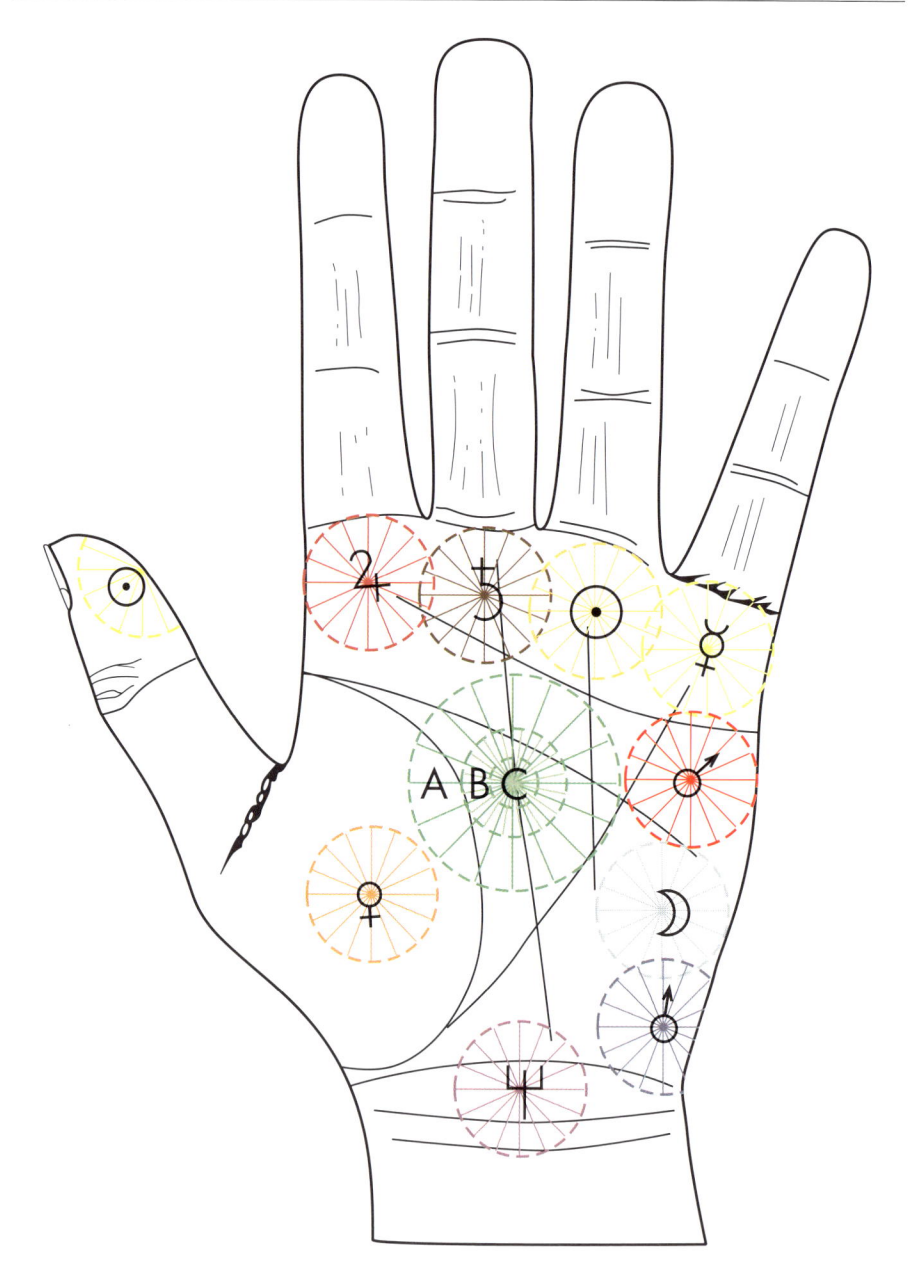

Bild 1/1: Strahlen, Aura und Nervenzentren
der Hand: flache Innenhand
(siehe Seite 33)
Verbindung der Nervenzentren der Hand mit
Sexualorganen = A / Magen = B / Herz = C

Abbildungen und Zeichnungen 125

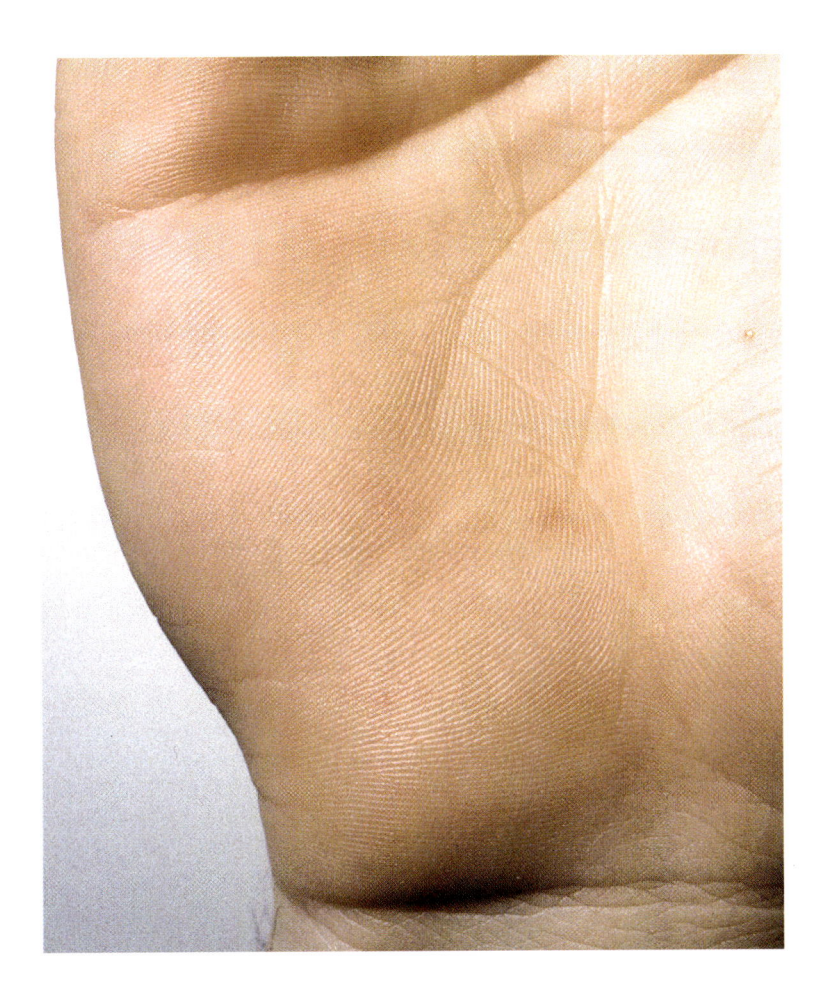

Bild 1/2: Unabhängig vom Verlauf der Handlinien
bildet sich die Hauttextur (Papillarlinien) und zeigt das
Niveau der Persönlichkeit und den seelisch-geistigen Einfluß
(siehe Seite 33/111)

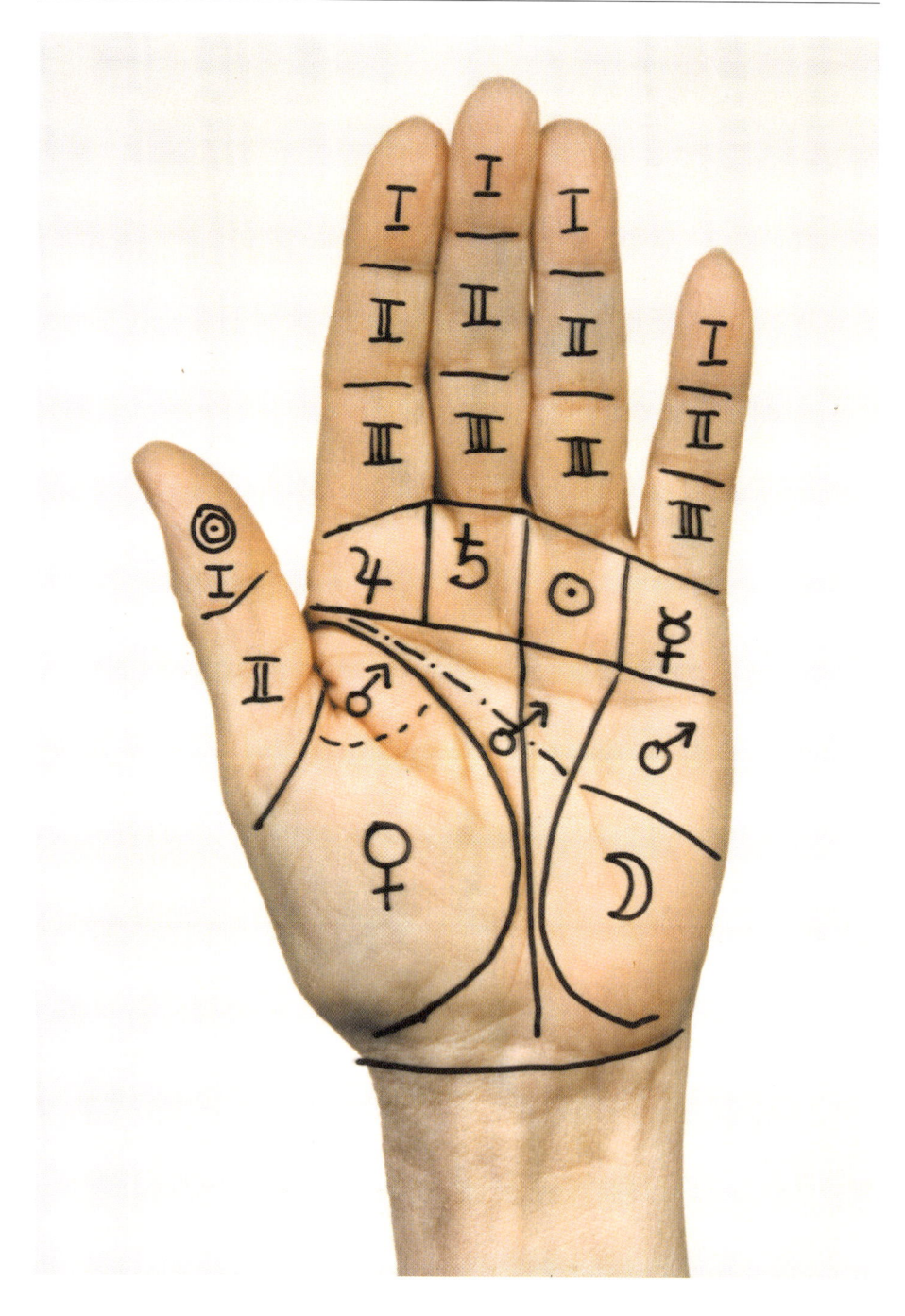

Bild 2: Genaue Begrenzung der Handberge
(siehe Seite 110)

Abbildungen und Zeichnungen 127

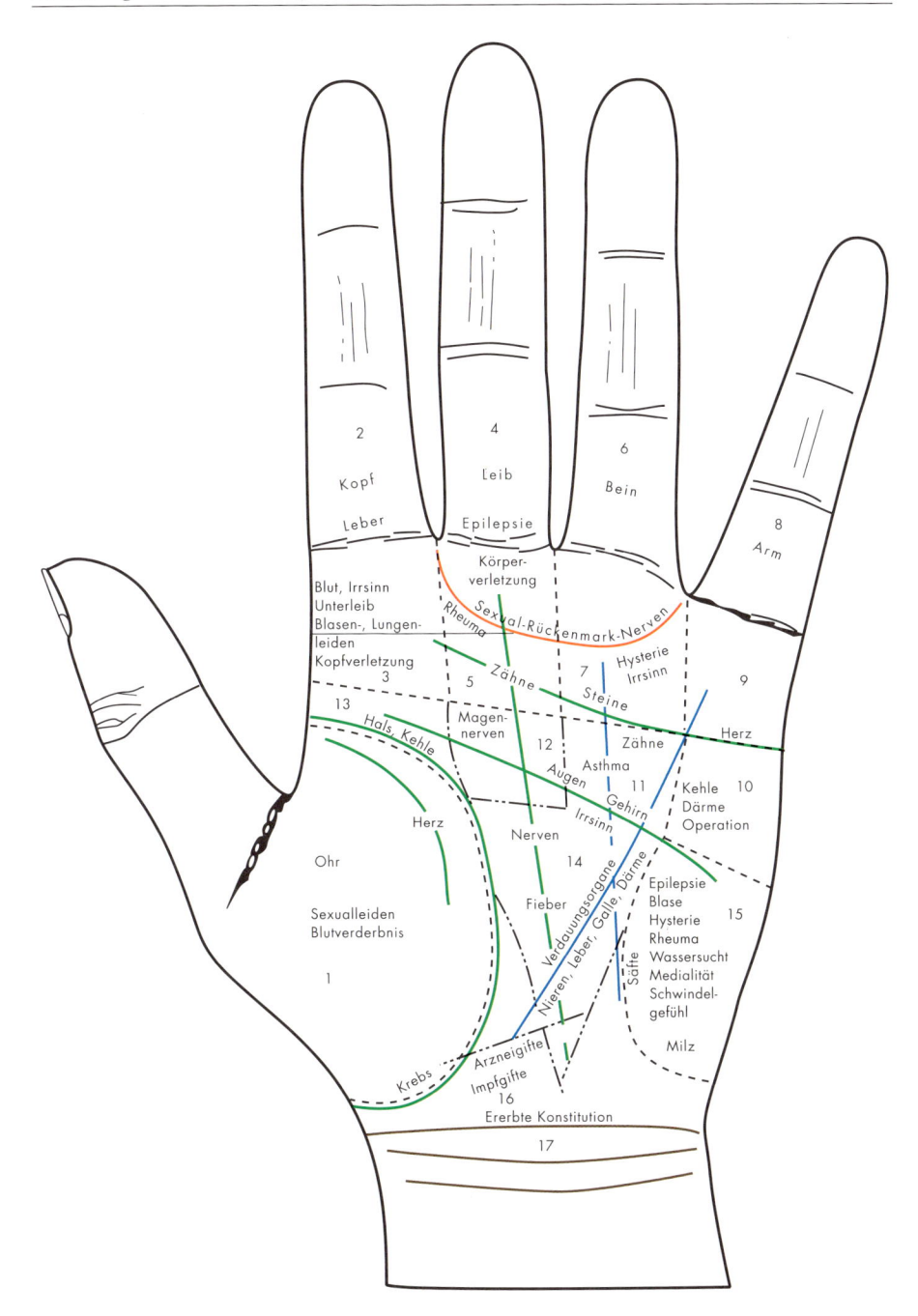

Bild 3
Verlauf der Linien und ihre physiologische Zuordnung

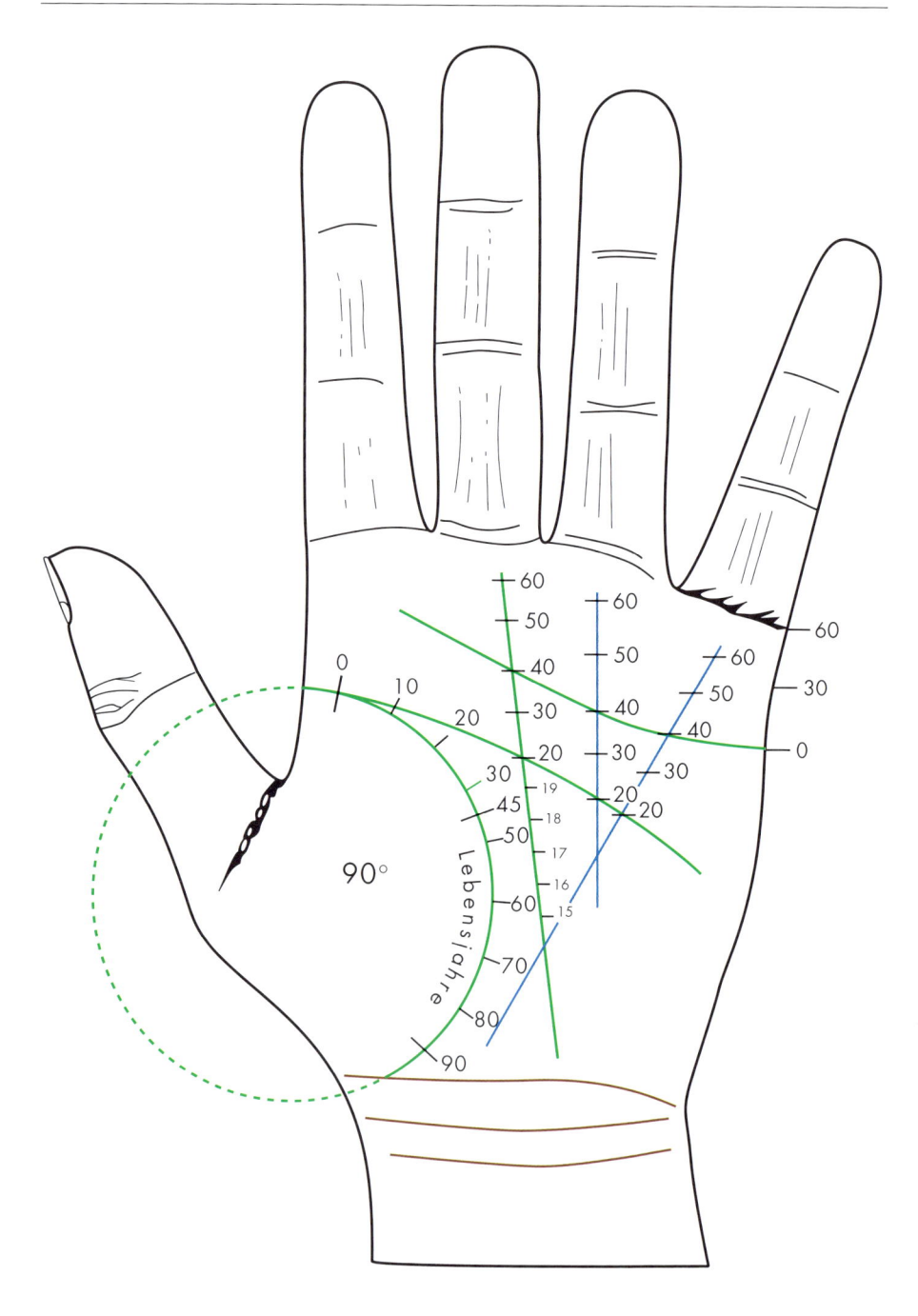

Bild 4a
Zeiteinteilung der Linien

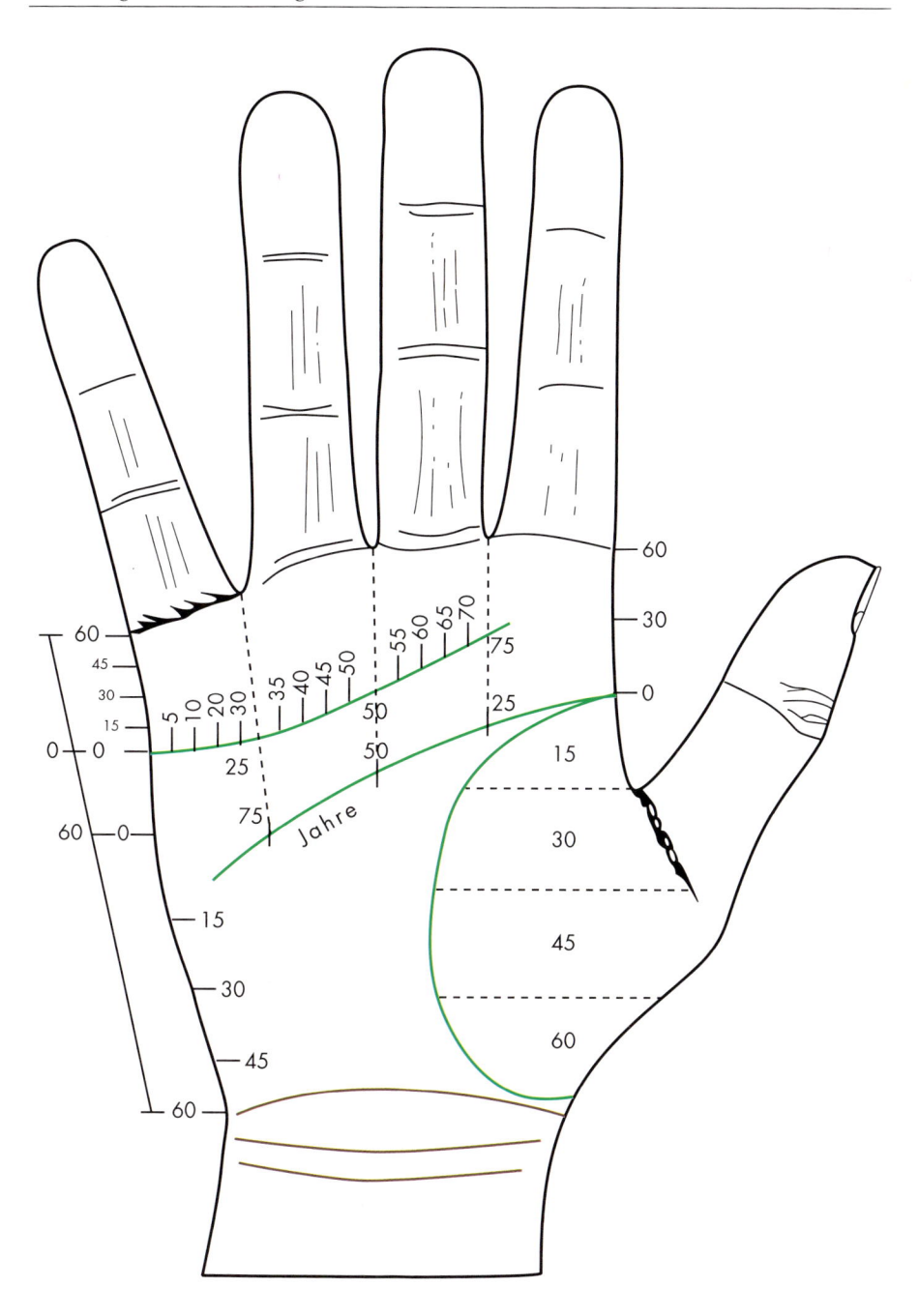

Bild 4b
Zeiteinteilung der Berge

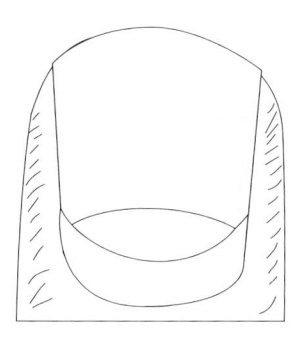

Bild 4c: Nagelmond,
darunter: der Lymphkreislauf der kleinen Kapillare des Nagelbettes

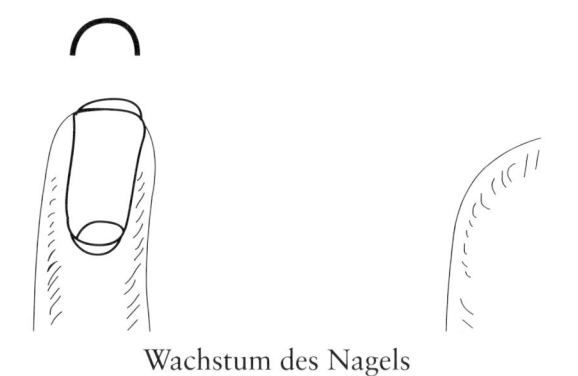

Wachstum des Nagels

Bild 4d: Zeiteinteilung des Nagels

Abbildungen und Zeichnungen 131

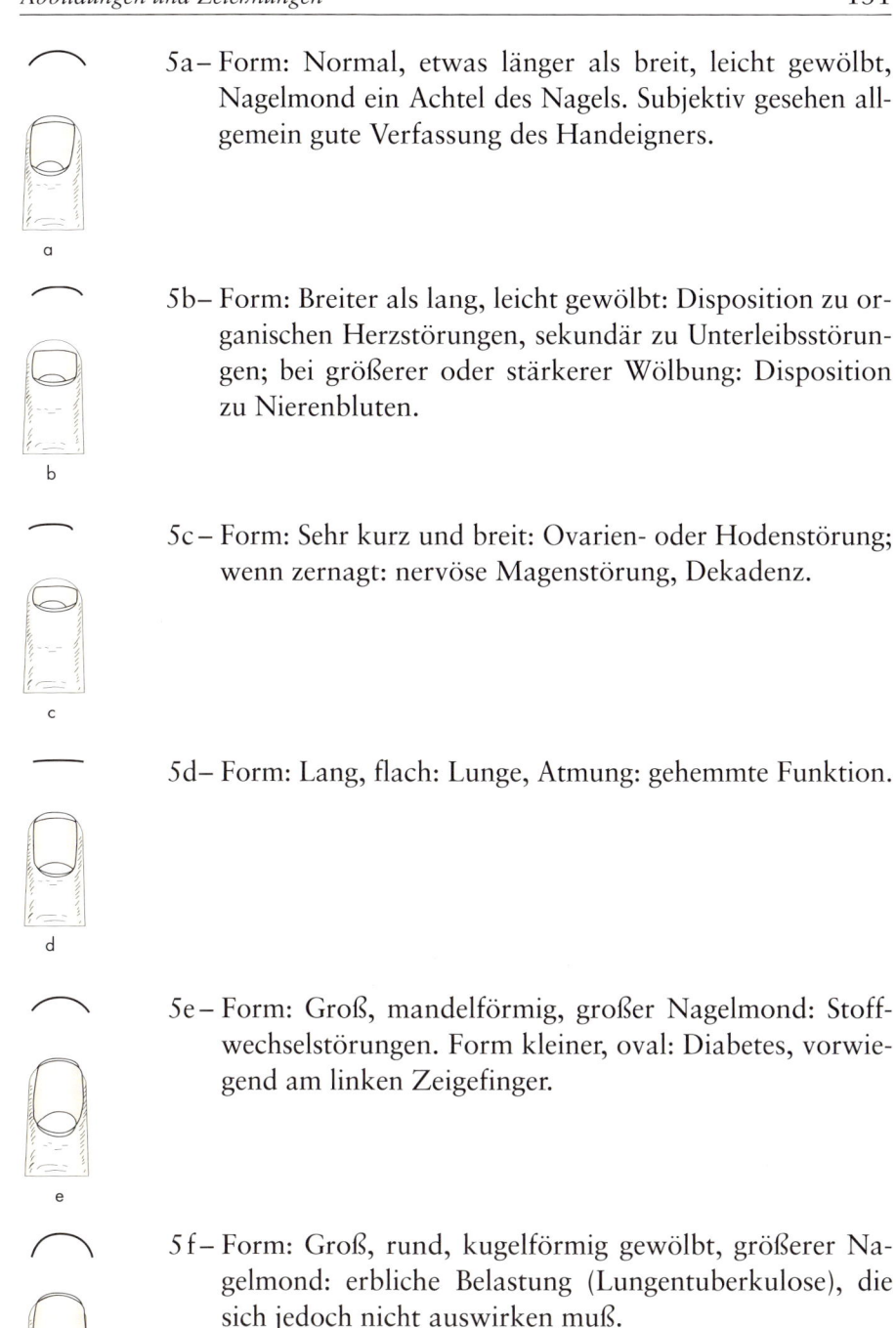

5a – Form: Normal, etwas länger als breit, leicht gewölbt, Nagelmond ein Achtel des Nagels. Subjektiv gesehen allgemein gute Verfassung des Handeigners.

5b – Form: Breiter als lang, leicht gewölbt: Disposition zu organischen Herzstörungen, sekundär zu Unterleibsstörungen; bei größerer oder stärkerer Wölbung: Disposition zu Nierenbluten.

5c – Form: Sehr kurz und breit: Ovarien- oder Hodenstörung; wenn zernagt: nervöse Magenstörung, Dekadenz.

5d – Form: Lang, flach: Lunge, Atmung: gehemmte Funktion.

5e – Form: Groß, mandelförmig, großer Nagelmond: Stoffwechselstörungen. Form kleiner, oval: Diabetes, vorwiegend am linken Zeigefinger.

5f – Form: Groß, rund, kugelförmig gewölbt, größerer Nagelmond: erbliche Belastung (Lungentuberkulose), die sich jedoch nicht auswirken muß.

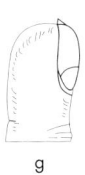

5g – Form: Groß, rund, kugelförmig gewölbt, größerer Nagelmond: erbliche Belastung (Lungentuberkulose), die sich jedoch nicht auswirken muß.

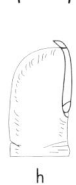

5h – Form: Groß, mittel oder klein, Nagelprofil krallen- oder klammerartig eingewachsen. Langer Nagel = Lungenasthma, feuchte Hände; mittelgroßer Nagel mit stärkerer Wölbung = Nierenasthma; kleiner Nagel = Herzasthma, trockene Hände.

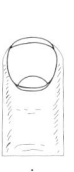

5i – Form: Mittelgroß, rund, flach: Milzschwäche. Diese Nagelform erscheint vorwiegend am linken Zeigefinger. Form rund und gewölbt: Darmstörung.

5k – Form: Dreieckig, nach unten zugespitzt: organische Herzstörung, vererbte Disposition zu Rückenmarksleiden.

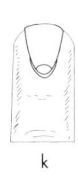

5l – Form: Groß, stark gewölbt (Halbkreiswölbung wird zuerst am Ringfinger sichtbar): Nierenstörung (auch Nierenbluten).

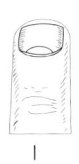

5m – Form: Vorwiegend groß, aber auch mittel und klein, röhrenförmig gewölbt: Krebskonstitution.

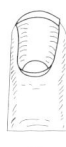

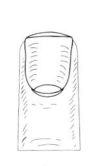

5n – Form: Mittelgroß bis groß, seitlich nach oben gebogene Ränder: Lähmung bei den Vorfahren.

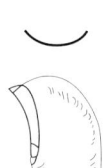

5o – Form: Großer Daumennagel, löffelförmig gebogen: Vorfahre litt an Alkoholismus (erbliche Belastung), Schwächung der Gehirnkraft.

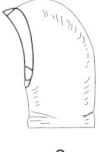

5p – Form: Breiter, kurzer Daumennagel: Disposition zu Jähzorn und Tobsucht (erbliche Belastung).

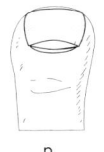

5q – Form: Lang, schmal, röhrenförmig gewölbt, ausschließlich am Kleinen Finger: Disposition zu Rückenmarksleiden, Rückenmarksschwäche, Knochenschwäche, Nagel weich und dünn.

5r – Form: Groß mit Querrillen: Ausscheiden von Schlacken und Giften; auch bei Syphilis.

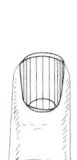

5s – Form: Jede Größe, Längslinien am Mittelfingernagel: Darmerschlaffung; an allen anderen Nägeln: Durchblutungsstörung der entsprechenden Organe.

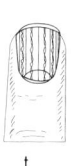

5t – Form: Jede Form und Größe, dazu Längslinien, verdickt, wie geflochten: Blutunreinheiten:

Zeigefingernagel, rechts	= Leber, Galle
Zeigefingernagel, links	= Milz, Pankreas
Mittelfingernägel	= Darmtrakt
Ringfingernägel	= Nieren
Nägel der Kleinen Finger	= Geschlechtsorgane

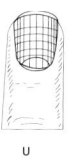

5u – Form: Jede Form und Größe, Längs- und Querlinien: oft bei Wassersucht.

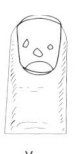

5v – Form: Jede Form und Größe, Löcher und Grübchen, wie eingestanzt; Milzstörungen, sekundär Nierenbelastung.

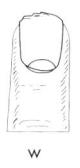

5w – Form: Jede Größe, schieferartiges Abblättern an und in der Schnittfläche: Würmer.

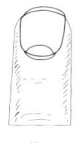

5x – Form: Mittelgroß, ebenso lang wie breit, leicht gewölbt: Disposition zu Halsleiden (Angina), Operation, Bronchialleiden, auch Unterleibstörungen (Ovarien, Hoden).

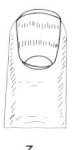

5z – Form: Jede Form und Größe, querlaufende Verdickungen (Einlagerungen), Verkalkung.

Abbildungen und Zeichnungen 135

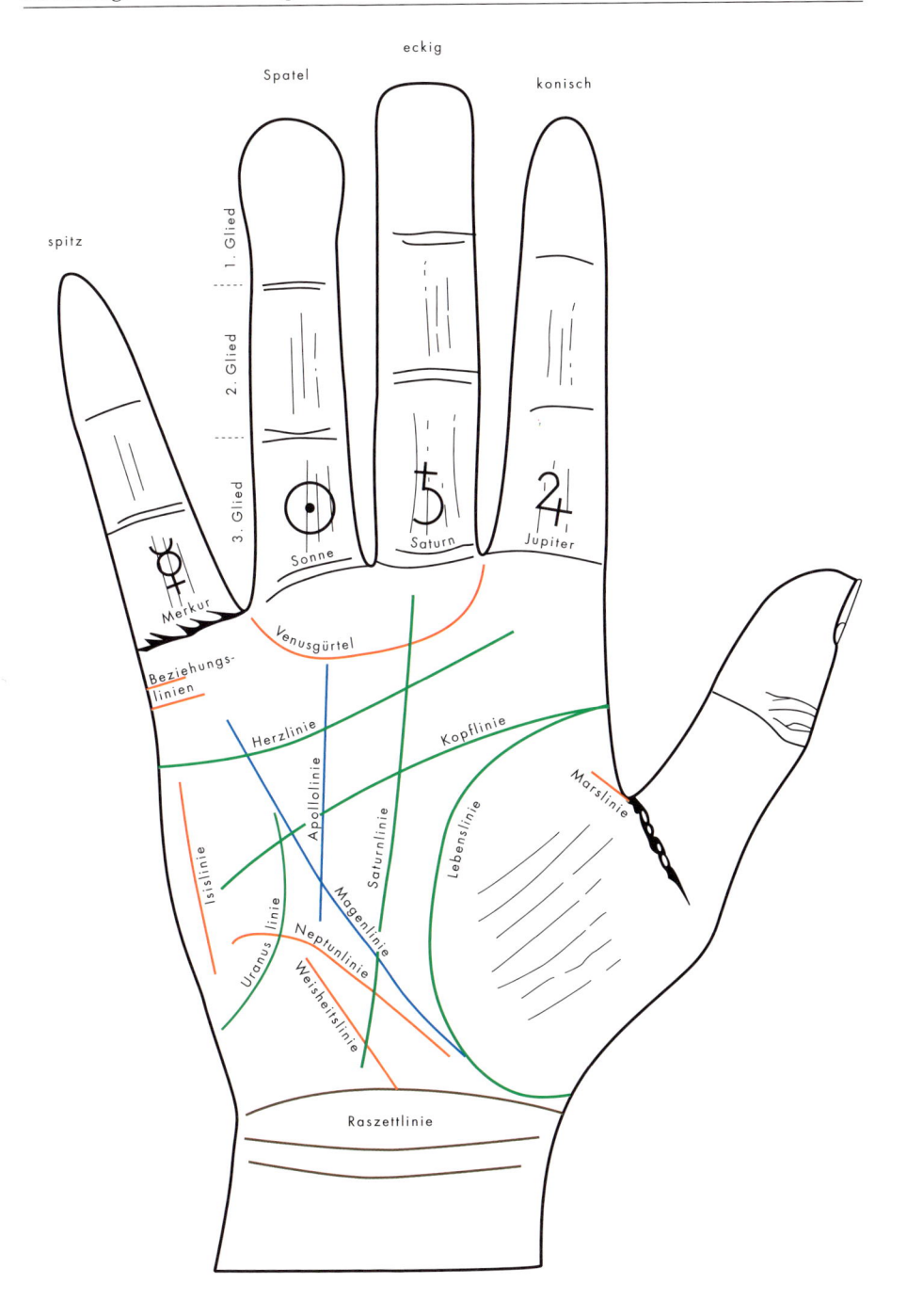

Bild 6: Hauptlinien der Hand und ihre Lage

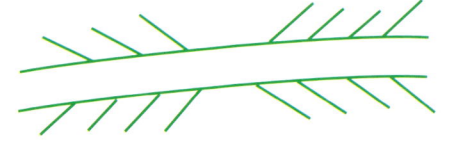

Bild 7: Linienformationen

a) Säbellinien

b) Linien mit Punkten

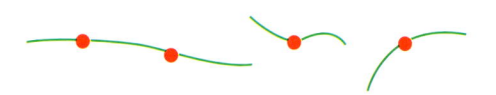

c) Zerrissene Linie

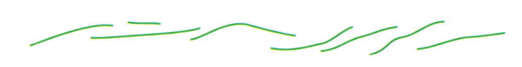

d) Gitterlinien

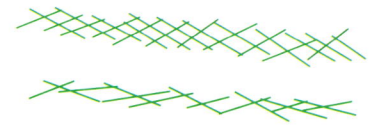

e) Linie mit Inseln

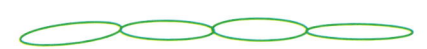

f) Linie mit Haarlinien

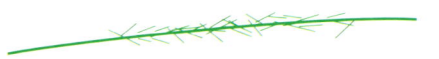

g) Auf- und absteigende Äste

Abbildungen und Zeichnungen 137

Bild 8: Linienformationen

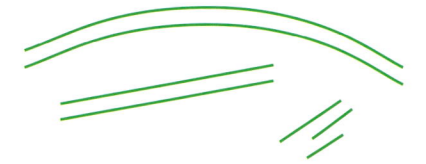

a) Parallele Linien

b) Wellenlinien

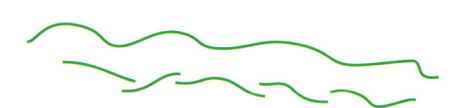

c) Gebrochene Linien

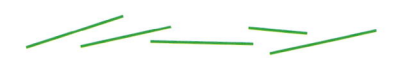

d) Kettenlinien

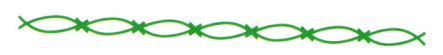

e) Linie mit Schutzquadrat

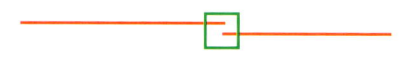

f) Linien mit Quasten

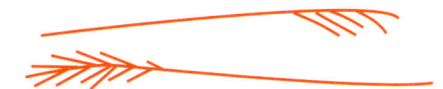

g) Krankhafte Linien

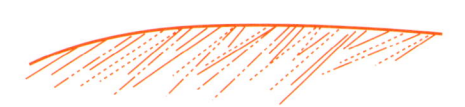

138　　　　　　　　　　　　　　　　　　　　　　　　　　　　　　　*Dritter Teil*

Bild 9: Zeichen und Symbole

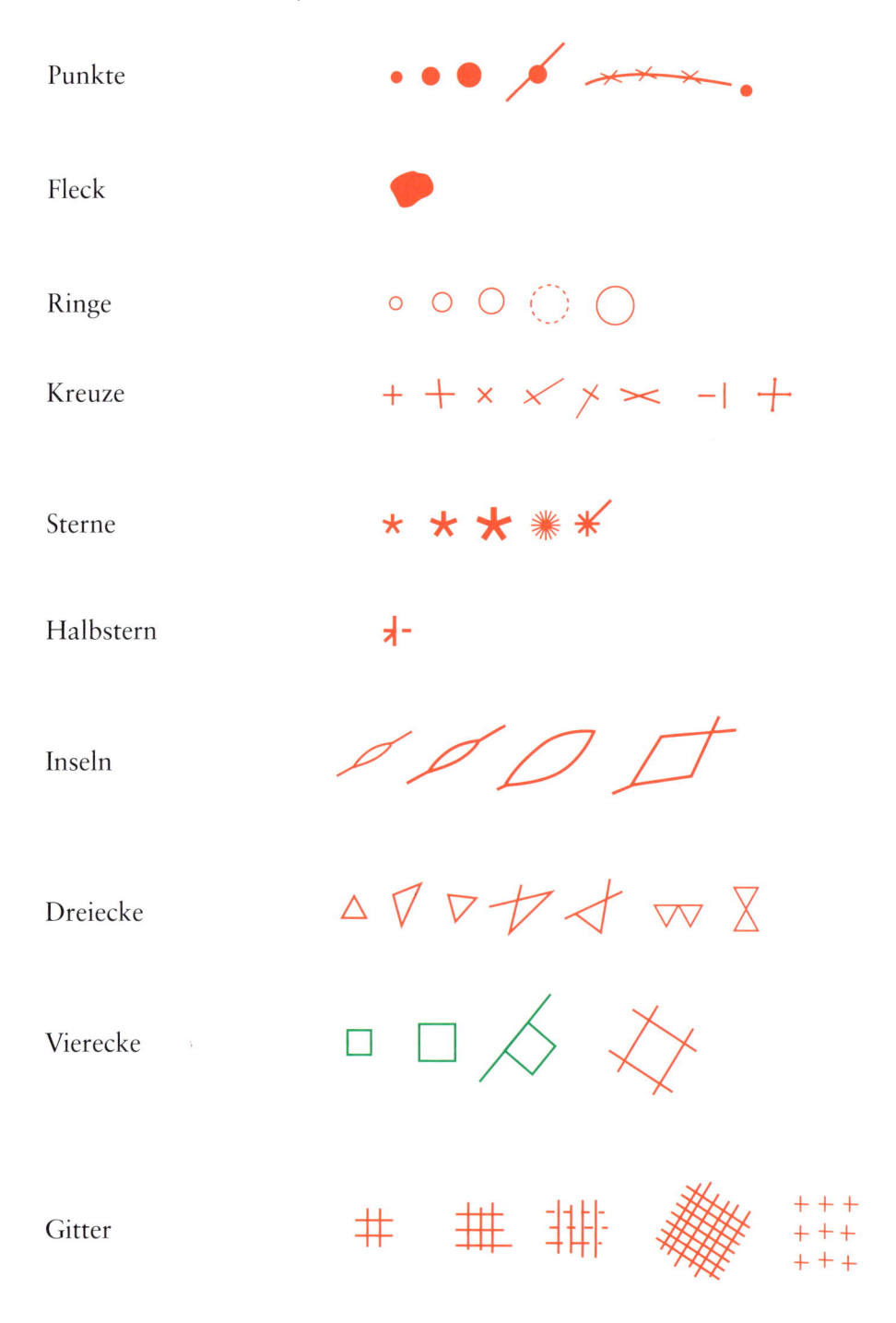

Punkte

Fleck

Ringe

Kreuze

Sterne

Halbstern

Inseln

Dreiecke

Vierecke

Gitter

Abbildungen und Zeichnungen   139

Erklärungen zu Bild 10

Bild 10/1: *Leberleiden, allgemein*:
erstes Zeigefingerglied der rechten Hand gebogen.
Leberleiden, akut:
gelbe oder gelbliche Haut.
Milz-Pankreas-Schwäche:
erstes Zeigefingerglied der linken Hand gebogen.

Bild 10/2: *Verschlackungen*:
nicht verschiebbare Haut auf den zweiten Fingergliedern.

Bild 10/3: *Blinddarmentzündung, Anlage zu; Blinddarmoperation sowie Verwachsungen*:
erstes Mittelfingerglied gebogen.

Bild 10/4: *Verdauungsstörungen, allgemein*:
einseitig verdickter Knoten zwischen zweitem und drittem Glied des Mittelfingers. Verdickung Zeigefingerseite: Dünndarm. Verdickung Ringfingerseite: Dickdarm.

Bild 10/5: *Nierenschwäche*:
gebogenes erstes Glied des Ringfingers.

Bild 10/6: *Herzschwäche*:
das zweite Glied des Ringfingers wespentaillenartig verschmälert.

Bild 10/7: *Uterussenkung, Hodenschwäche, Bindegewebsschwäche*:
das erste Glied des Kleinen Fingers zum Ringfinger gebogen.

Bild 10/8: *Uterusknickung, Hodenschwäche, Bindegewebsschwäche*:
Verdickung oder Verhärtung des Knotens zwischen zweitem und drittem Glied des Kleinen Fingers.

Bild 10/9, 10, 11: *Vital- und Lungenkraft*:
Festigkeit und Größe der Wölbung (»Maus«) auf der Außenhand zwischen Daumen und Zeigefinger (10 = Kopfbereich, Lungenspitzen; 9 = Organismus, mittlerer Lungenbereich; 11 = Beine und Füße, unterer Lungenabschnitt). Vertiefte Linie als Begrenzung der »Maus« (siehe Seite 140) bezieht sich auf das Rückgrat (10 = Halswirbelsäule, 9 = Brustwirbelsäule, 11 = Lendenwirbelsäule).

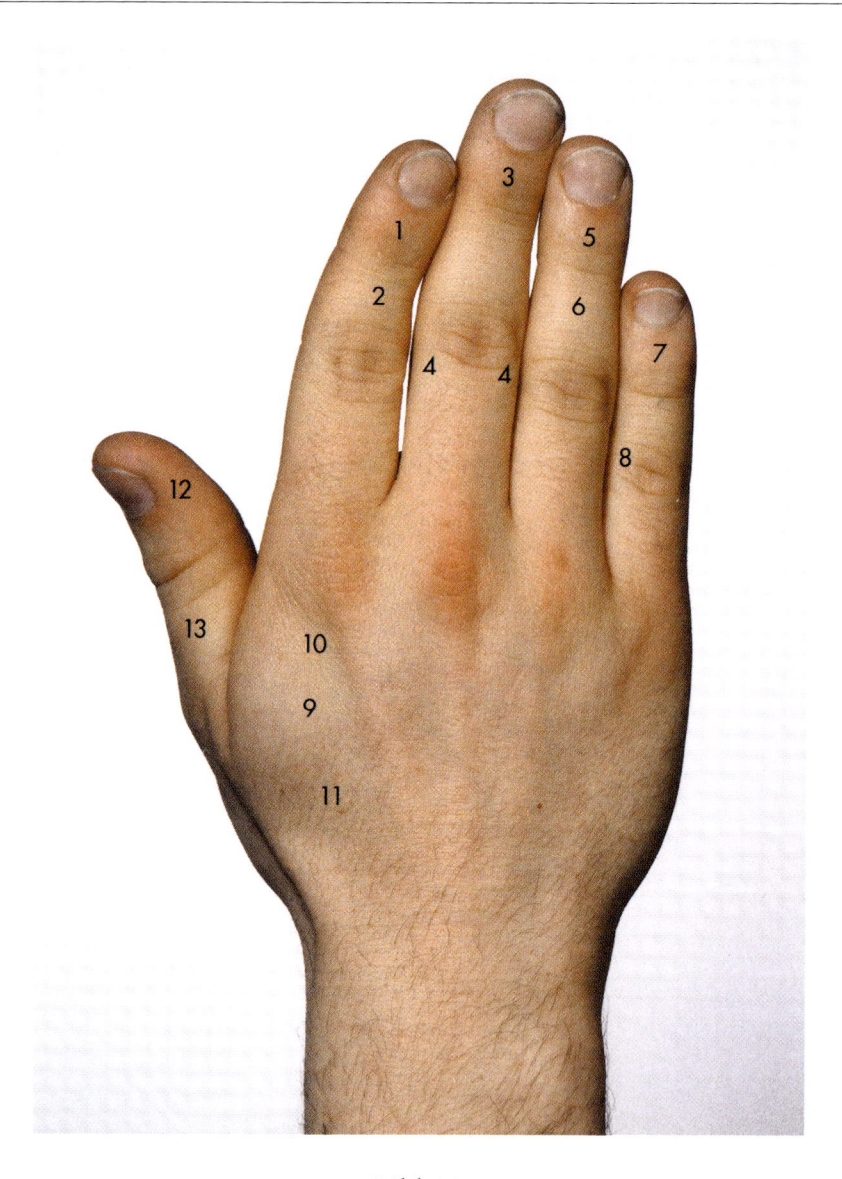

Bild 10

Bild 10/12, 13: *Rückgrat des Menschen*
Daumen, elastisch: = Anpassungsfähigkeit, Beweglichkeit
Daumen, starr: = Verhärtungen
Daumen, übermäßig biegsam: = mangelnde Spannkraft und mangelnde Widerstandsfähigkeit

Chirologische Merkmale
Handanalysen

Die folgenden Handanalysen sollen auf Dispositionen (Störzonen, Störfelder) organischer Schwächen aufmerksam machen. Sie rechtzeitig zu erkennen ermöglicht es, vorbeugende Maßnahmen zu treffen. Die rechtzeitige Prophylaxe dient als wesentliche Hilfe für einen gesunden Lebensweg. Die handdiagnostischen Merkmale zeigen auch erbliche Belastungen.

Eine kurze Charakteristik mit dem Hinweis auf die Konstitution des entsprechenden Handtyps soll das Verständnis für die Handdiagnostik vertiefen.

Bild 11, Seite 143

Das Bild zeigt eine männliche, linke Hand.

Auffallend ist eine Inselbildung am Anfang der Kopf- und Lebenslinie. Sie ist ein Hinweiszeichen auf eine aus der mütterlichen Generation vererbte Sehschwäche des linken Auges.

Zwei Verbindungslinien, die aus dem kleinen Marsberg kommen und durch die Lebenslinie bis zur Herzlinie führen, lassen auf sehr fieberhafte Infektionskrankheiten der Lunge und Atemwege schließen. Diese Belastung trat in der frühen Kindheit auf.

Die lange Kopflinie, die sich zum mittleren Mondberg neigt weist auf Kreativität, gleichzeitig aber auch auf eine Tendenz zur Melancholie.

Kleine, wie ausgestanzte Punkte in der Kopflinie geben Kopfnervenüberforderung zu erkennen (Studien, Beruf).

Ein inselartiger Überhang an der Kopflinie, unterhalb von Ring- und Kleinem Finger gelegen, zeigt eine Allergie der Nasenschleimhäute an.

Punkte auf der Herzlinie, unterhalb des Mittelfingers sind Zeichen für defekte Zähne, Karies.

Eine kleine Inselbildung auf der Herzlinie, unterhalb des Kleinen Fingers bedeutet Herznervenschwäche.

Eine Insel auf der Herzlinie zwischen Ring- und Kleinem Finger ist ein weiters Zeichen für Herzleiden/Herzschwäche.

Eine kleine Ringbildung in der Herzlinie unterhalb des Ringfingers läßt Herzmuskelschwäche, auch schmerzhafter Art, erkennen.

Eine kleine Inselbildung in der Schicksalslinie, etwa unter dem mittleren Bereich der Kopflinie, weist auf Haemorrhoiden.

Eine große, längliche Insel im unteren Bereich des Venusberges ist ein Hinweiszeichen für Operation oder Operationen im Bauchraum, Unterleibsbereich oder im Uro-Genitalsystem.

Eine offene, große, fast kreisförmige Insel im Bereich des kleinen Marsberges im oberen Teil des Venusberges läßt auf hormonelle Störungen während der Pubertät schließen.

Kleine, wie zerrissene Querlinien auf dem mittleren Mondberg stehen mit Befürchtungen in Verbindung.

Der leicht zum Ringfinger hin gebogene Kleine Finger zeigt die Tendenz zu Bindegewebsschwäche.

Die kleine Insel im Zeigefingergelenk, an der Innenseite des Fingers, deutet auf Pankreasschwäche (auch Diabetes), ebenso auf Milzschwäche (weißes Blutbild, labiles Lymphsystem), verstärkt durch den gelblichen Farbton der Linien.

Chirologische Merkmale · Handanalysen

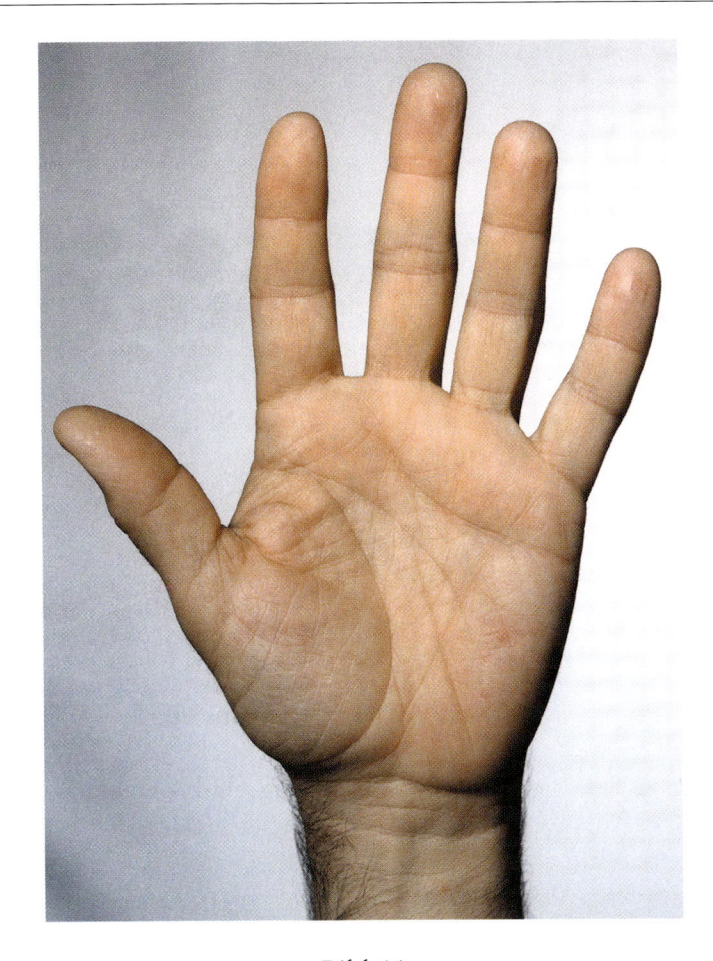

Bild 11

Eine kleine Insel im zweiten Daumengelenk läßt auf Gehirnnervenschwäche (Müdigkeit) schließen.

Die Inselbildung in der oberen Raszette gibt eine geschwächte Konstitution bei den mütterlichen Vorfahren erkennen.

Eine akute allgemeine Leberbelastung läßt sich aus der gelblich-bräunlichen Färbung der Hauptlinien ableiten.

Das schmale, verfeinerte Handgelenk zeigt ein von den Vorfahren mütterlicherseits übernommenes gutes Niveau des Handeigners.

Die Konstitution der Hauptlinien (Lebenslinie, Kopflinie, Herzlinie, Schicksalslinie) ist sehr gut geprägt und bildet eine deutliches, großes M. Ergänzend dazu bestärkt die deutlich und klar geprägte Magenlinie dieses Grundmuster, welches die beste Voraussetzung, auch für die innere Bewußtseinsentwicklung des Menschen bedeutet.

Bild 12, Seite 145

Bild 12 zeigt eine linke männliche Hand. Die Hauttextur des Handeigners ist sehr fein und zart und besagt ein gutes Niveau. Die Empfindungswelt ist harmonisch ausgeprägt. Das ist sehr wichtig, weil in dieser Hand die Besonderheit des Zusammentreffens von Herz- und Kopflinie in Erscheinung tritt. Bei den Vorfahren mütterlicherseits traten Lähmungserscheinungen auf. Für den Handeigner selbst bedeutet es eine Nachwirkung innerhalb seiner Gedankenwelt. Man kann daraus schließen, daß seine Empfindungswelt mit Vernunft gesteuert, und seine Verstandeswelt vom Empfinden her getragen werden sollte. Kurzschlußhandlungen ergeben sich nur, wenn das eine dem anderen nicht entspricht. Für den Handeigner gilt es, persönlich stets sehr wachsam zu sein, damit er innerlich und äußerlich nicht zu Schaden kommt.

Ein Handeigner mit diesem Linienverlauf sollte sich stets vergegenwärtigen, daß er sich seinen persönlichen Situationen augenblicklich zu stellen hat, um nicht Kurzschlußhandlungen hervorzurufen, zumal ihm große Spontaneität zu eigen ist.

Die Herz-/Kopflinie ist mit der Lebenslinie etwas länger verbunden. Das deutet darauf, daß auch Bedachtsamkeit und Überlegung vor vielen Handlungen gegeben sind, was aber nicht immer genutzt wird, da sie mehr auf Berechnung und Verstand beruhen und weniger auf Intuition.

Eine Inselbildung von Lebens- und Kopf-/Herzlinie unterhalb des Zeigefingers ist ein Vererbungszeichen für Sehschwäche, vererbt aus der mütterlichen Generation.

Die kleinen Tannenzweiglinien am Beginn der Herzlinie zeigen Warmherzigkeit an, eine kleine Inselbildung im Anschluß unterhalb des Kleinen Fingers deutet auf Herznervenfunktionsschwäche nervöser Art.

Im oberen Drittel der Lebenslinie befinden sich Punkte, Zeichen für größere Überforderung und gesundheitliche Belastung.

Im unteren Drittel der Lebenslinie haben sich Abzweigungen gebildet, eine Disposition zu Hodenleiden.

Ferner ist eine Inselbildung am letzten Viertel der Lebenslinie zu sehen, ein Vererbungszeichen für Zelldegeneration, vererbt aus der mütterlichen Generation. Das bedeutet nicht, daß der Handeigner selbst davon betroffen werden muß, es ist abhängig von seiner Lebensweise.

Eine zarte Inselbildung an der Schicksalslinie unterhalb der Herz-/Kopflinie deutet an, daß in diesem Zusammenhang die Leberfunktion beachtet werden sollte. Ebenso ist an der zweiten Schicksalslinie, die ober-

Chirologische Merkmale · Handanalysen 145

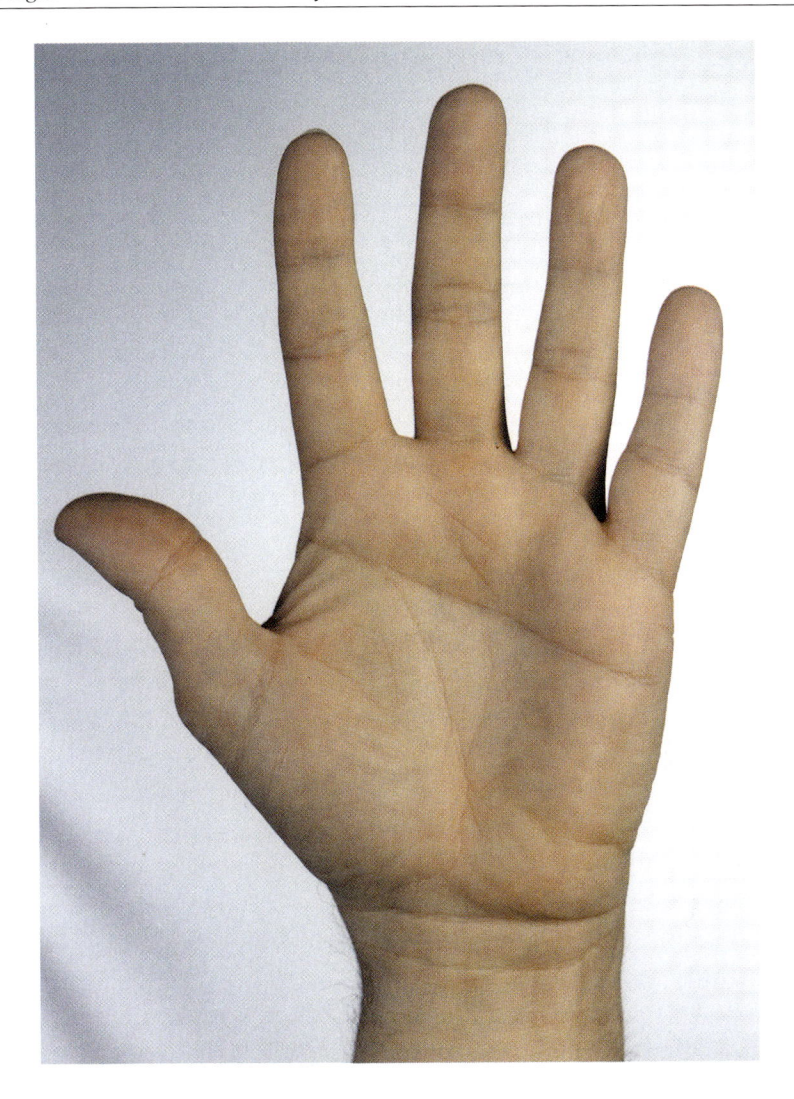

Bild 12

halb der Herz-/Kopflinie beginnt, eine zarte Insel zu sehen, ein Hinweis auf eine Schwäche des Stoffwechselgeschehens im Magen-Darm-Bereich.

Unterhalb des Mittel- und Ringfingers ist ein Teil des Venusgürtels als gerade Querlinie zu erkennen. Übermäßige Belastungen sollten vermieden werden, da diese sich in der Wirbelsäule bemerkbar machen würden.

Am rechten Handrand, im unteren Teil des Mondberges, befindet sich eine kurze, markante Giftlinie. Diese ist nicht vererbt, sondern erworben.

Bild 13, Seite 147

Dieses Bild zeigt die rechte Hand eines männlichen Handeigners.

Es ist eine ausgesprochen konische Handform mit zarter Haut und zarter Hauttextur. Die Eigner solcher Hände sind besonders gefühlvoll und empfindungsstark. Sie reagieren sehr schnell persönlich, was, wie erwiesen, besonders die Nieren stark belastet.

Die lange, etwas unklare Lebenslinie wird von vielen kleinen, zarten Querlinien geschnitten. Sie sind Hinweiszeichen für Störungen des Wohlbefindens und Unpäßlichkeiten.

Am Anfang der Kopf- und Lebenslinie unterhalb des Zeigefingers ist eine größere Insel ersichtlich, die eine geschwächten Konstitution in den ersten Lebensjahren zu erkennen gibt und möglicherweise eine Sehschwäche des rechten Auges bedeutet.

Die gut gewölbte Kopflinie neigt sich dem mittleren Mondberg zu und drückt kreative Begabung aus. Auf der Kopflinie befinden sich kleine, wie ausgestanzte Punkte, die durch Zeiten von Überforderung und Belastung eingeprägt wurden. Die Folge davon ist oft Müdigkeit, bestätigt durch eine teilweise weißliche Aufhellung der Kopflinie.

Die relativ kurze Herzlinie weist mehrere kurze, senkrechte Schnittlinien auf, Zeichen für organisch erworbene Herzfehler. Zudem liegt die Herzlinie tiefer unter den Fingern, unterhalb des Saturnfingers der Kopflinie zugeneigt. Es bedeutet eine Verengung durch melancholische und negative Gedanken sowie Befürchtungen. Auch Asthma könnte als organische Folge auftreten. Die Anlage kann Lungen-, Bronchien-, Herz- und Nierenasthma betreffen.

Die von der rechten Seite des Mondberges aufsteigende Schicksalslinie führt, klar durchgezogen, bis in den unteren Teil des Saturnberges und spricht für die Zähigkeit und die Ausdauer, die gesundheitlichen Probleme abfangen und meistern zu können.

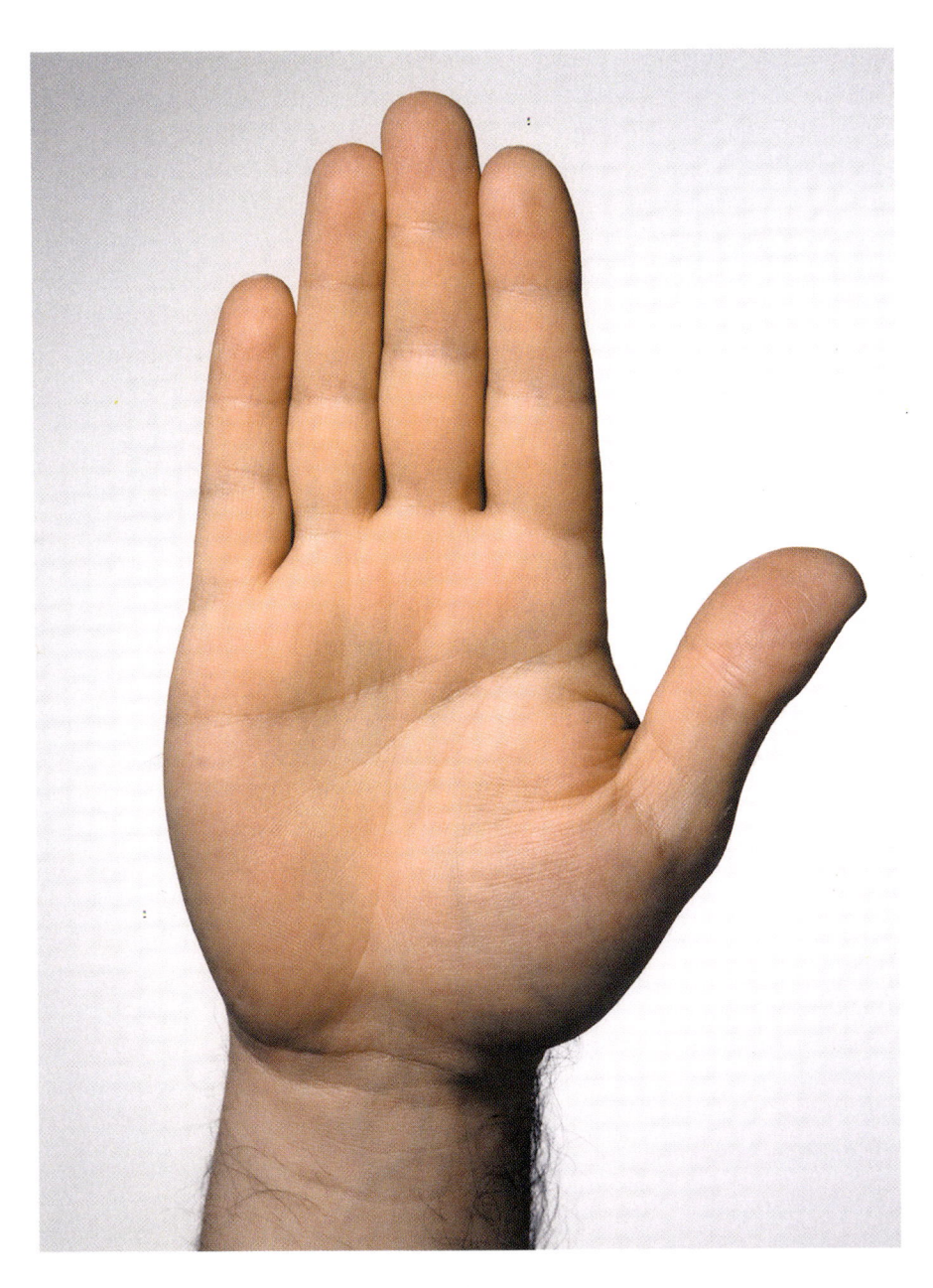

Bild 13

Bild 14, Seite 149

Diese rechte, weibliche Hand vermittelt den Eindruck eines unruhigen Menschen, da Herz- und Kopflinie einer klaren Linienführung entbehren. Die Hauttextur ist sehr fein, die Hand- und Fingerform hat einen eckig-konisch-idealen Einschlag. Dies sagt aus, daß die Persönlichkeit außergewöhnlich empfindsam ist, und sich immer bemüht das Beste für sich und andere zu tun.

An den ersten Fingergliedern fallen senkrechte Linien auf, die durch vielfache Überforderungen geprägt wurden. Längere Erholungspausen können diese wieder zum Verschwinden bringen, was bei anderen Linien im allgemeinen nicht der Fall ist.

Auch der Verlauf der Lebenslinie ist nicht klar erkennbar. Eine sehr zarte innere Lebenslinie und eine etwas kräftigere mit einer Abzweigung zum unteren Mondberg sind undeutlich zu sehen.

Die Lebenslinie, die im unteren Mondberg mündet, weist zwei Inselbildungen auf. Diese sprechen für Eileiter- und Ovarienerkrankungen oder unter Umständen auch für Zelldegeneration in diesen Bereichen.

Die Kopflinie ist lange mit der Lebenslinie verbunden, d.h. die Entschlußkraft der Handeignerin ist verzögert. Die vielen kleinen Schnittlinien in diesem Bereich deuten auf Kränklichkeiten und auf eine allgemein schwache Konstitution in den frühen Jahren.

Die Kopflinie ist gebrochen. Der erste Teil endet unterhalb des Mittelfingers, der zweite beginnt dort und reicht fast bis zur linken Außenseite der Hand. Dieser Bruch der Kopflinie unterhalb des Saturnfingers ist ein Hinweis auf eine Kopfverletzung, womöglich ausgelöst durch Fall. Dies wird auch durch ein inselartiges Zeichen im unteren Gelenk des Mittelfingers bestätigt.

Außergewöhnlich ist ein dritter Teil der Kopflinie unterhalb des Zeigefingers beginnend und unterhalb des Ringfingers in die Herzlinie mündend. Dies zeugt von ungewöhnlichen Einstellungen und Verhaltensweisen oder auch Beziehungen zu Menschen, die ein bestimmtes Ideal verkörpern. (Da die Kopflinie unterhalb des Apollofingers in die Herzlinie mündet. Der Apollofinger steht für das Wahre, Schöne und Edle.) Durch die Verbindung von Kopf und Herzlinie kann aber auch in der Vorstellungswelt die Gefahr einer allzu einengenden Festlegung entstehen. Dies kann Bedrückung oder Leiderfahrung zur Folge haben.

Ein Teil des Venusgürtels ist oberhalb der Herzlinie sichtbar, unterhalb

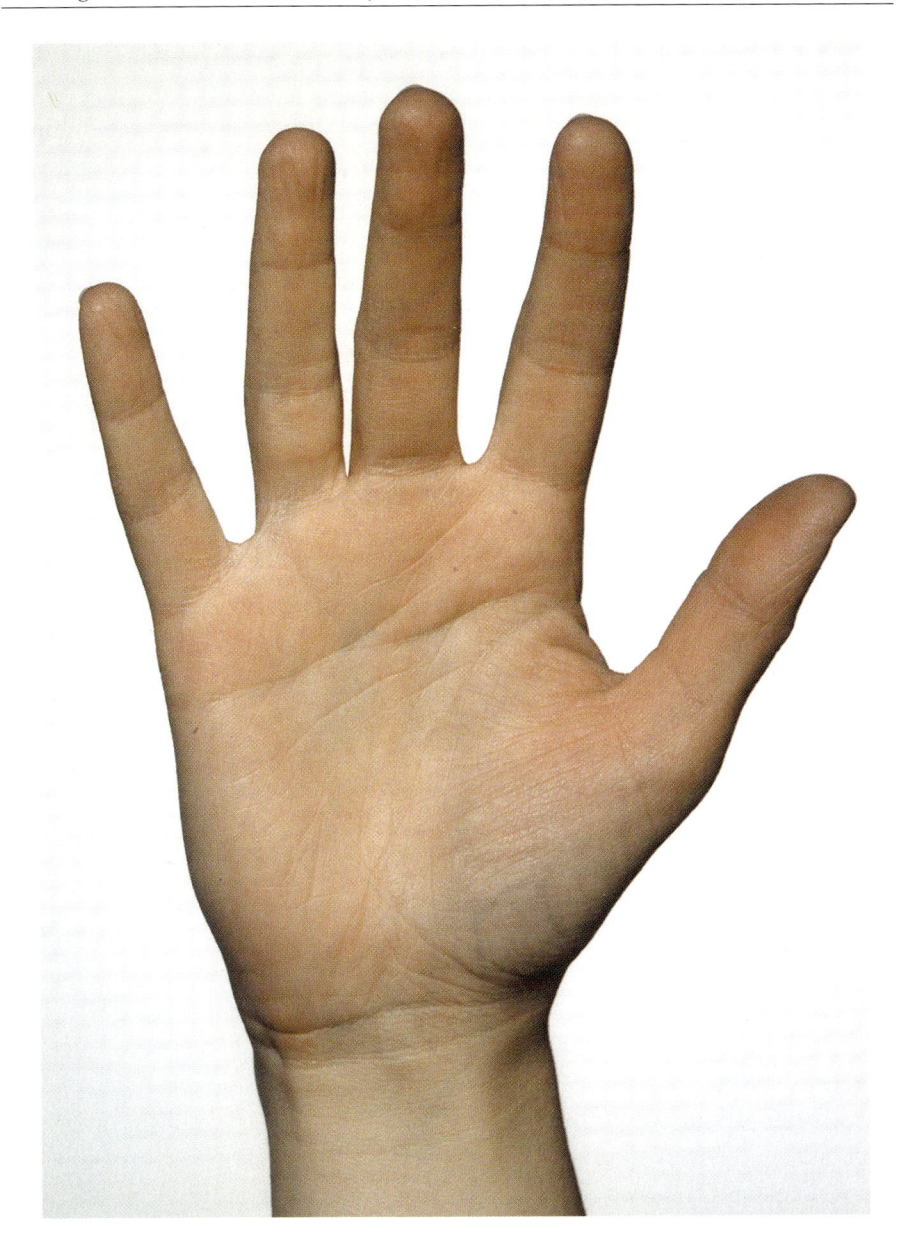

Bild 14

des Saturnfingers deutlich geprägt, ein Hinweis auf eine Schwäche im Rückenbereich.

Die vielen kleinen Schräglinien im unteren Gelenk des Kleinen Fingers bedeuten große Unruhe in der Gedankenwelt.

Bild 15, Seite 151

Die schön geprägte, geistig fundierte Handform dieser rechten, männlichen Hand läßt auf Vielseitigkeit schließen, da die Kombination zart konisch mit Spatelfingerkuppen einen Handeigner zeigt, der das Erkennende praktisch umzusetzen versteht. Der philosophische Einschlag ist durch die knotigen zweiten Fingergelenke dargestellt. Hieraus wird ersichtlich, daß die vernunftgeprägte Gedankenrichtung des Handeigners auch Maß halten kann, was ihn vor Überforderung bewahrt.

Das normale Maß der Daumenlänge reicht bei angelegtem Daumen bis in etwa zur Hälfte des unteren Zeigefingergliedes. Der hier abgebildete, fein gestaltete Daumen ist länger. Die geistigen Fähigkeiten des Handeigners werden dadurch bestätigt, ebenso sein Durchstehvermögen, was für viele geistige Aufgaben Voraussetzung ist. Die Wölbung am oberen Gelenk das Daumens, als kleine Ecke erkennbar, bedeutet, daß die Persönlichkeit über Eigensinn verfügt und selbst entscheidet, was sie für notwendig hält. Obwohl große Zähigkeit vorhanden ist, ist die Widerstandsfähigkeit weniger kraftvoll.

In den zweiten Fingergelenken, gut erkennbar im Kleinen Finger, sind mehrere kleine Querlinien, wie gestaffelt, zu finden, die auf innere, nervöse Unruhe deuten. Sie weisen auf Impulse, die den Bewegungsdrang steigern. Die zart geprägte Lebenslinie umrundet den gesamten Venusberg (Daumenballenberg). Ihr heller Farbton, fast weiß, steht mit Durchblutungsstörungen in Verbindung. Die Inselbildung in etwa am Anfang der Lebenslinie deutet darauf, daß die Konstitution des Handeigners in der frühen Kindheit labil war. Am unteren Viertel der Lebenslinie macht eine kleine Insel darauf aufmerksam, daß bei den Vorfahren väterlicherseits Zelldegeneration vorhanden war.

Die Kopflinie beginnt im Jupiterberg und mündet unterhalb des Kleinen Fingers in die Herzlinie. Sie ist jedoch nicht mit der Lebenslinie verbunden. Dieser Linienverlauf besagt, durch den Ansatz der Kopflinie im Jupiterberg, eine optimistische, positive Lebenseinstellung, durch den Zwischenraum zwischen Kopf- und Lebenslinie Offenheit und Hilfsbereitschaft, die jedoch selektiv sein sollte. Durch den Anschluß der Kopflinie an die Herzlinie und durch eine Verbindungslinie von Kopf- und Herzlinie wird eine große Insel gebildet. Da diese den Zwischenraum zwischen Kopf- und Herzlinie, das sogenannte Marsfeld, das mit Magen zusammenhängt, einschließt, ist abzuleiten, daß alle Abweichungen der Gedanken und Empfindungen den Magen belasten.

Die Herzlinie, die am Beginn Tannenzweiglinien aufweist, besagt, daß sowohl Warmherzigkeit als auch nervöse Herznerven vorhanden sind.

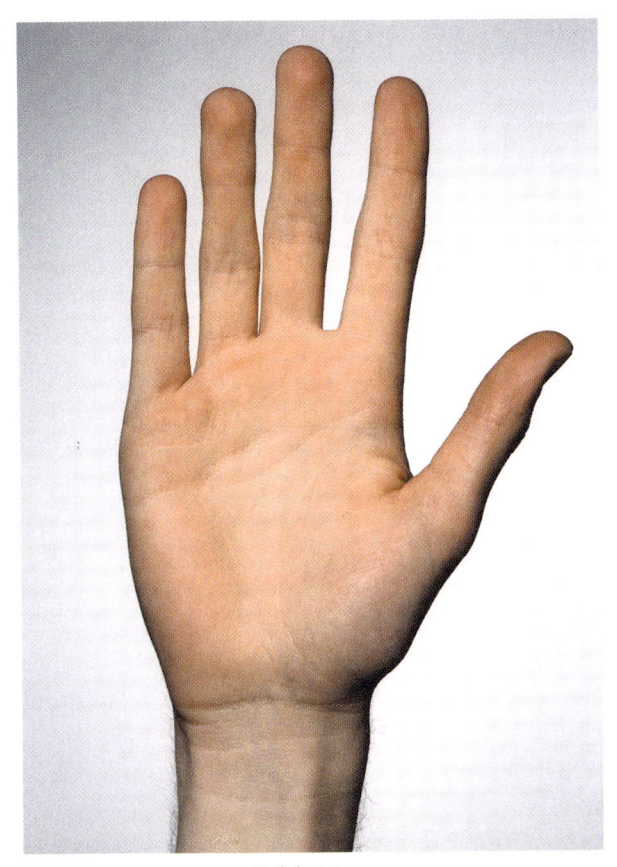

Bild 15

Unterhalb des Zwischenraumes zwischen Kleinem und Ringfinger ist die Herzlinie gebrochen, aber geschützt durch das Viereck, das die Bruchstelle umschließt. Dadurch werden gravierende Herzbeschwerden ausgeschlossen. Die Herzlinie endet im Jupiterberg. Daraus läßt sich schließen, daß der Handeigner dem Nächsten gegenüber hohe Erwartungen hegt.

Die gut durchgezogene, zarte Magenlinie weist auf ein gutes Vegetativum. Zum Teil hat sich bereits eine zweite Magenlinie gebildet, die erste unterstützend. Diese vorhandene Nervenkraft ist notwendig, um verantwortungsvolle Tätigkeiten auszuüben.

Schwächezeichen der Wirbelsäule sind vorhanden: Querlinien im mittleren Bereich zwischen den unteren Fingergelenken und der Herzlinie. Der Handeigner sollte seine Wirbelsäule nicht überlasten.

Der schön gestaltete Mondberg, der mit dem Marsberg verbunden ist, läßt auf eine reiche Ideenwelt des Handeigners schließen, sowie seine Einstellung ein harmonisches Leben mit sich und seinem Umfeld führen zu wollen.

Bild 16, Seite 153

Bild 16 zeigt eine linke, männliche Hand. Sie ist konisch geprägt und kräftig. Die Spatelform der ersten Fingerglieder des Ring- und Mittelfingers zeigt, daß die künstlerischen Elemente der konischen Handform praktisch umgesetzt werden können.

Die Gefühls- und Empfindungswelt kann diszipliniert gesteuert werden: die allgemeine kräftige Linienführung zeigt ein gutes Bewußtsein.

Der Anfang der Lebenslinie ist mit kleinen Inseln versehen, ein Ausdruck gesundheitlicher Schwäche, vorwiegend im lymphatischen Bereich, oft Angina, Halsbelastung.

Am unteren Viertel schneidet eine aus dem Venusberg kommende schräge Linie die Lebenslinie, die Vorgeburtslinie. Die Mutter des Handeigners erlebte während der Schwangerschaft außergewöhnliche Belastungen und Schwernisse. Für den Handeigner selbst bedeutet es, daß er am Anfang seines Lebens mit Scheu und Schüchternheit zu kämpfen hatte.

Punkte in der Lebenslinie beruhen auf härteren Lebensumständen gesundheitlicher Art.

Die Kopflinie ist länger mit der Lebenslinie verbunden. Das besagt, daß die Entschlußfähigkeit und Stellungnahme den Situationen gegenüber zögernd ist. Daraus resultieren herabstimmende Gedanken.

Aus der Kopflinie unterhalb der Mitte des Zeigefingers steigt eine Linie in den Jupiterberg auf. Es ist ein Hinweis dafür, daß dem Handeigner oftmals unerwartete Hilfe zuteil wird.

Eine zweite Kopflinie oberhalb der ersten, unter Ring- und Mittelfinger, läßt erkennen, daß bei mütterlichen Vorfahren Alkoholismus vorhanden war. Das Denkvermögen des Handeigners kann daher verschiedenartig sein. Bei Unmut kann er, da die zweite Kopflinie im Marsfeld liegt, mit Vehemenz und Aggression reagieren.

Zwischen den beiden Kopflinien zeigen sich zwei Inselbildungen, die auf Kopfschmerzen schließen lassen. Sie verbinden die Kopflinien miteinander, das heißt, daß die verschiedenartigen Denkweisen ausgeglichen werden können.

Die etwas kettige Kopflinie zeigt eine geringe Gefäßschwäche. Dies ist jedoch weniger belastend, da die Herzlinie gut geprägt ist und durch ihre Länge genügend Substanz aufweist.

Von der Herzlinie zweigt unterhalb des Mittelfingers eine Linie zum Jupiterberg ab, an der eine geöffnete Insel anhängt. Sie läßt auf Lungenerkrankungen, möglicherweise Tuberkulose bei den mütterlichen Vorfahren schließen.

Chirologische Merkmale · Handanalysen 153

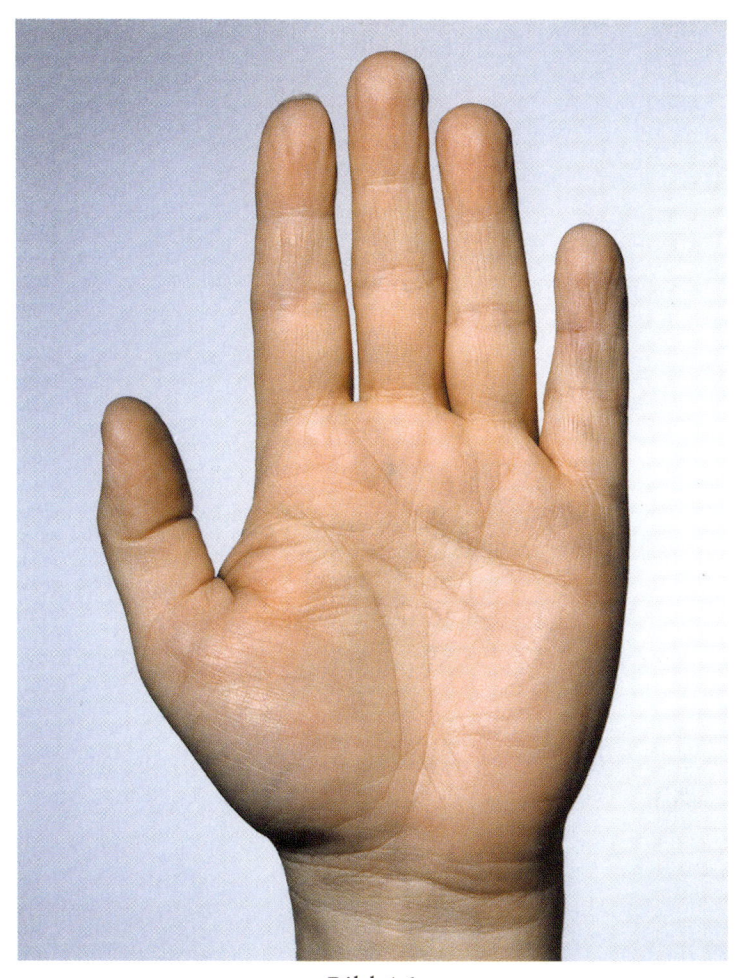

Bild 16

Die Schicksalslinie setzt etwa in der Mitte der oberen Raszette an und mündet in der Herzlinie. Eine zweite Schicksalslinie beginnt unterhalb der Herzlinie. Diese beiden Schicksalslinien besagen, daß der Handeigner standhaft seine Aufgabenbereiche meistert und Schwierigkeiten nicht ausweicht.

Die zwei etwa senkrechten Linien, die das untere Zeigefingergelenk schneiden, beziehen sich auf das Uro-Genitalsystem (Entzündungen, Verletzungen).

Auf dem mittleren Mondberg befinden sich erworbene Giftlinien, verursacht durch Medizinalgifte oder Umwelteinflüsse. Dank seiner guten Konstitution können diese für der Handeigner, bei entsprechender Lebensweise, ohne nachhaltige Folgen bleiben.

Bild 17, Seite 155

Diese weibliche rechte Hand ist eckig mit idealem Einschlag und weist eine spatelförmige Ringfingerkuppe auf. Verstand und Vernunft sind gleichermaßen angesprochen, ebenso der Sinn für Ethik und Ästhetik. Die Konstitution zeigt sowohl Zähigkeit als auch Sensibilität mit einer Tendenz zum Labilen bei geringen Kraftreserven.

Die Lebenslinie beginnt im unteren Jupiterberg, der ein guter Speicher für die Lebensenergien ist. Sie verläuft in einem zarten Bogen und endet in einer Insel am unteren Venusberg und läßt auf eine schwache Konstitution im späteren Alter schließen.

Eine zweite Lebenslinie ist als Parallele innerhalb des Venusberges zu erkennen. Diese kann die Lebensenergie der ersten verstärken. Läßt die Kraft der äußeren Lebenslinie jedoch nach, wirkt diese zwar bewahrend, aber die Lebenskraft nimmt dennoch ab, weil der Venusberg enger begrenzt wird.

Die Kopflinie beginnt im kleinen Marsberg und schneidet die Lebenslinie. Sie nimmt einen geraden, mehr intellektuellen Verlauf, oberhalb des Mondberges. Der Beginn der Kopflinie im kleinen Marsberg deutet darauf, daß in der Kindheit viele Heftigkeiten und Dissonanzen aus dem Umfeld die Gedankenwelt der Handeignerin beeinflußten. Da wenig Möglichkeit für eine Verinnerlichung gegeben war, blieb sie überwiegend verstandesbezogen.

Die relativ lange Herzlinie weist unterhalb des Mittelfingers eine große Spaltung auf. Dies ist ein Zeichen für die Disposition zu Hirnhautentzündung.

Der Farbton der Kopf- und Herzlinie ist leicht gelblich, was sich auf eine Leberschwäche bezieht, bestätigt durch die Zeichen (kleine Inselbildungen und Querlinien) am unteren Gelenk des Zeigefingers.

Die deutlich erkennbare, klar gezeichnete Schicksalslinie führt vom unteren Mondberg bis fast zum oberen Ende des Saturnberges. Der Beginn der Kopflinie im Mondberg läßt darauf schließen, daß die Handeignerin ihre Impulse aus ihrer tieferen Empfindungswelt empfängt.

Eine große Insel ist der Schicksalslinie im mittleren und oberen Mondberg angelehnt und weist auf eine Organschwäche von Leber und Darm. Diese Insel wird mit einer zweiten Schicksalslinie gebildet, die ebenfalls aus dem unteren Mondberg aufsteigt und sich unterhalb der Kopflinie mit der ersten Schicksalslinie verbindet. Damit wird deutlich, daß die Handeignerin die Kraft ihrer Empfindungswelt dem Leben

Chirologische Merkmale · Handanalysen 155

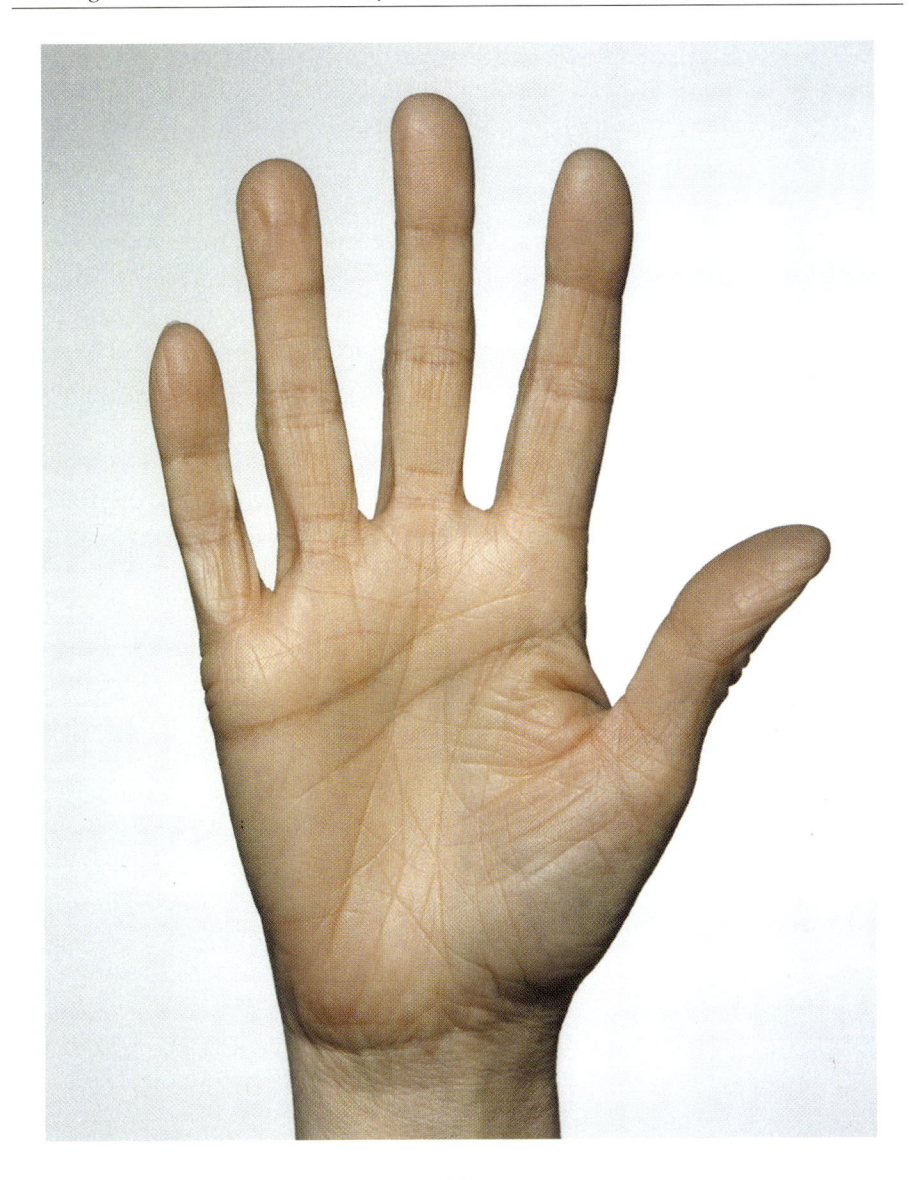

Bild 17

voranstellt und die Einflüsse ihrer Kindheit (Disharmonie im Umfeld) bewältigt.

Ansätze der Magenlinie sind sichtbar, was sich günstig auf das vegetative Nervensystem auswirkt.

Die vier Hauptlinien bilden ein deutlich geprägtes M, wobei die Schicksalslinie der Schlüssel zu einer positiven Lebensgestaltung ist.

Bild 18, Seite 157

Diese kräftige linke männliche Hand zeichnet sich durch ein harmonisches Verhältnis zwischen Handteller und Fingern aus. Sie ist vorwiegend konisch, was auf einen Gefühls- und Empfindungsmenschen schließen läßt. Die Handfläche ist nicht flach, sondern weist leicht gewölbte Berge auf. Die Widerstandsfähigkeit und die allgemeine Konstitution sind günstig veranlagt.

Die Hand zeigt zwei Lebenslinien: eine kürzere, am Anfang kettige (Kränklichkeiten) und eine längere, die mit der Kopflinie zusammengeschlossen ist.

Zwischen beiden Lebenslinien befindet sich etwa im oberen Drittel eine kleine Insel, ein Hinweiszeichen auf eine mögliche Operation im Bauchraum. Eine scharfe Schnittlinie unterhalb dieser Insel deutet auf eine heftige Beeinträchtigung der Lebenskraft (Verletzung).

Zwischen erster (innerer) Lebenslinie und dem Beginn der Kopflinie besteht ein großer Zwischenraum, was eine große Offenheit der Denkweise des Handeigners bedeutet. Der Anfang der Kopflinie im Jupiterberg zeigt patriarchalische Einstellung und Handlungsweise beim Handeigner.

In diesem Zwischenraum zwischen Lebens- und Kopflinie sind zwei schräg liegende Inseln zu erkennen, die jeweils einer Marslinie anhängen. Sie sind ebenfalls Zeichen für Eingriffe, Operationen und Verletzungen, den Kopf- und Halsbereich betreffend. Beide Inseln weisen durch weitere Linien, auf die Herzlinie hin. Die Auswirkungen der genannten Eingriffe können die Herzkraft beeinträchtigen. Der deutliche Punkt auf der Herzlinie signalisiert eine Gefäßschwäche.

Auffällig ist eine große Insel etwa in der Mitte der Kopflinie unterhalb von Mittel- und Ringfinger. Sie ist ein Hinweiszeichen für Migräne.

Die kräftige, relativ lange Herzlinie ist teilweise gefasert und kettig, ein Hinweis auf Herzmuskel- und Gefäßschwäche.

Die kurze Schicksalslinie beginnt im mittleren Mondberg und führt zur Insel in der Mitte der Kopflinie. Das bedeutet, daß der Handeigner durch seine Kopfbeschwerden in seiner Entfaltung gehemmt ist.

Eine kräftige Linie am unteren Mondberg steht im Zusammenhang mit der Milz (Milzlinie). Eine ungewöhnliche Gedankenwelt, ausgefallene eigene Ideen, die von anderen nur schwer erfaßbar sind, bewegen diesen Handeigner.

Chirologische Merkmale · Handanalysen

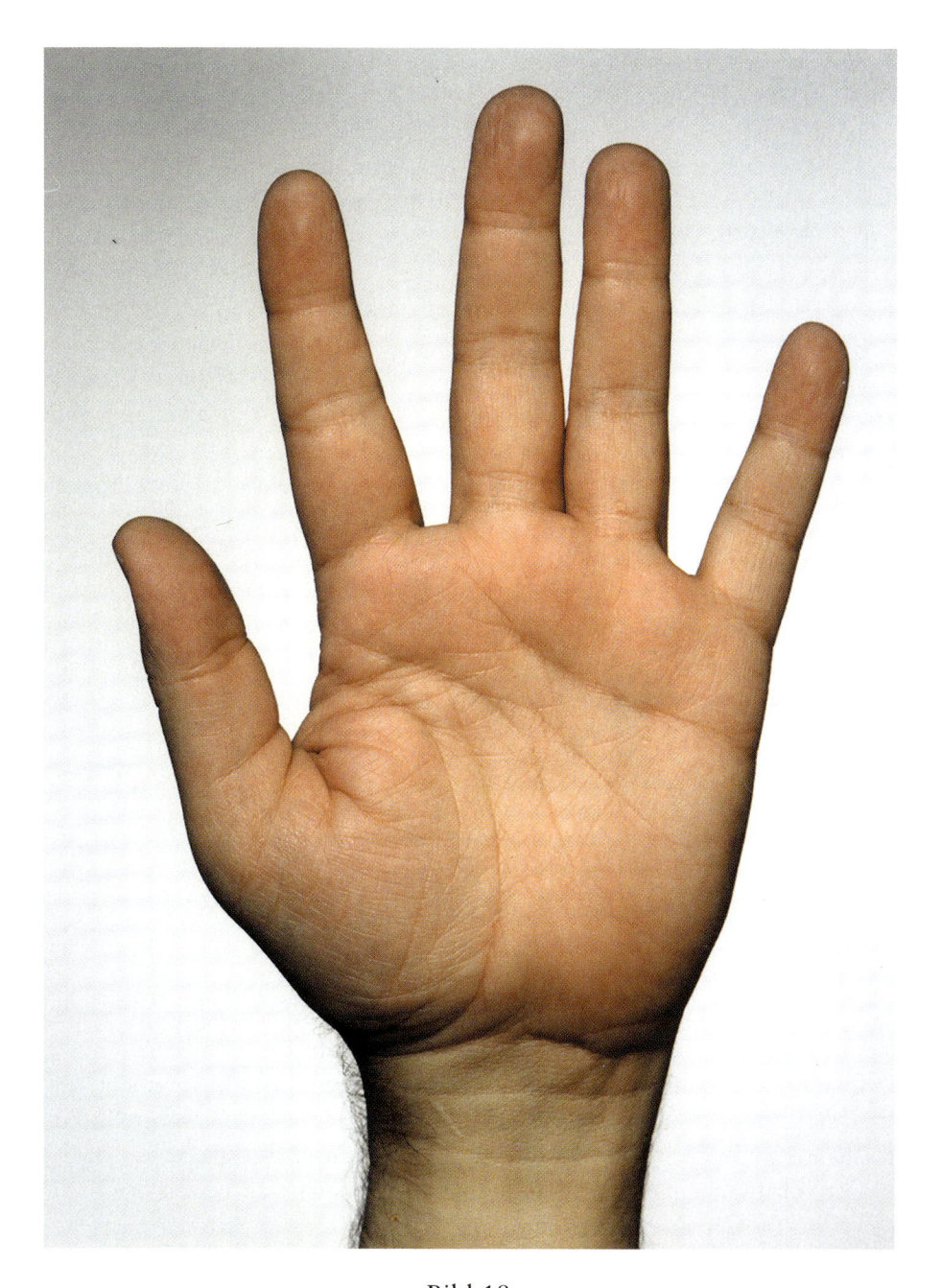

Bild 18

Bild 19, Seite 159

Diese weibliche, linke Hand zeigt das typische Bild eines typischen, ordentlichen und anständigen Menschen. Das Linienbild ist klar und deutlich. Die Haut ist etwas durchlässig, der bläuliche Schimmer deutet auf Gefäßschwäche. Ein Handgelenkbruch, der nicht sachgemäß behandelt wurde, ist deutlich zu erkennen.

Auch diese Hand weist zwei Lebenslinien auf, eine kürzere und eine längere, entsprechend den Lebensaltern der Vorfahren mütterlicherseits entsprechend.

Die Abzweigung einer Linie am unteren Drittel der längeren Lebenslinie bezieht sich, da das Zeichen in der linken Hand auftritt, auf eine Schwäche im linken Bein- oder Fußbereich.

Die Kopflinie setzt im Jupiterberg an und beschreibt eine zarte Bogenlinie zum mittleren Mondberg hin. Das besagt eine idealistische Einstellung und Naturverbundenheit.

Die Kopflinie ist mit der zweiten Lebenslinie zusammengeschlossen und sagt aus, daß Entschlossenheit und Überlegung im rechten Verhältnis zueinander stehen.

Ein kleiner, roter Punkt am Ende der Kopflinie läßt auf die Tendenz zu Nasenbluten schließen.

Die Herzlinie ist am Anfang verzweigt, was zeigt, daß die Handeignerin ein aufgeschlossens und warmherziges Wesen besitzt.

Kurze Begleitlinien entlang der Herzlinie geben Hinweis auf Herzklappenfehler.

Die zwei Ansätze der Schicksalslinie, die Abzweigung von der Lebenslinie (Beinschwäche) und die deutliche Magenlinie bilden zusammen eine große Insel. Sie verweist auf Darm- und Leberschwäche.

Die lange Schicksalslinie bedeutet, daß sich die Handeignerin ihren Lebensaufgaben freiwillig stellt.

Im unteren Venusberg ist eine kurze Linie mit einer kleinen sich anschließenden Insel zu sehen. Sie deutet auf eine Operation im gynäkologischen Bereich hin.

Die klar gezeichnete Vorgeburtslinie aus dem unteren Venusberg kommend, schneidet die Lebenslinie. Die Mutter der Handeignerin erlebte während der Schwangerschaft Schwernisse und Belastungen, die sie nicht bewältigen konnte. Diese verursachten bei der Handeignerin Hemmungen und Schüchternheit.

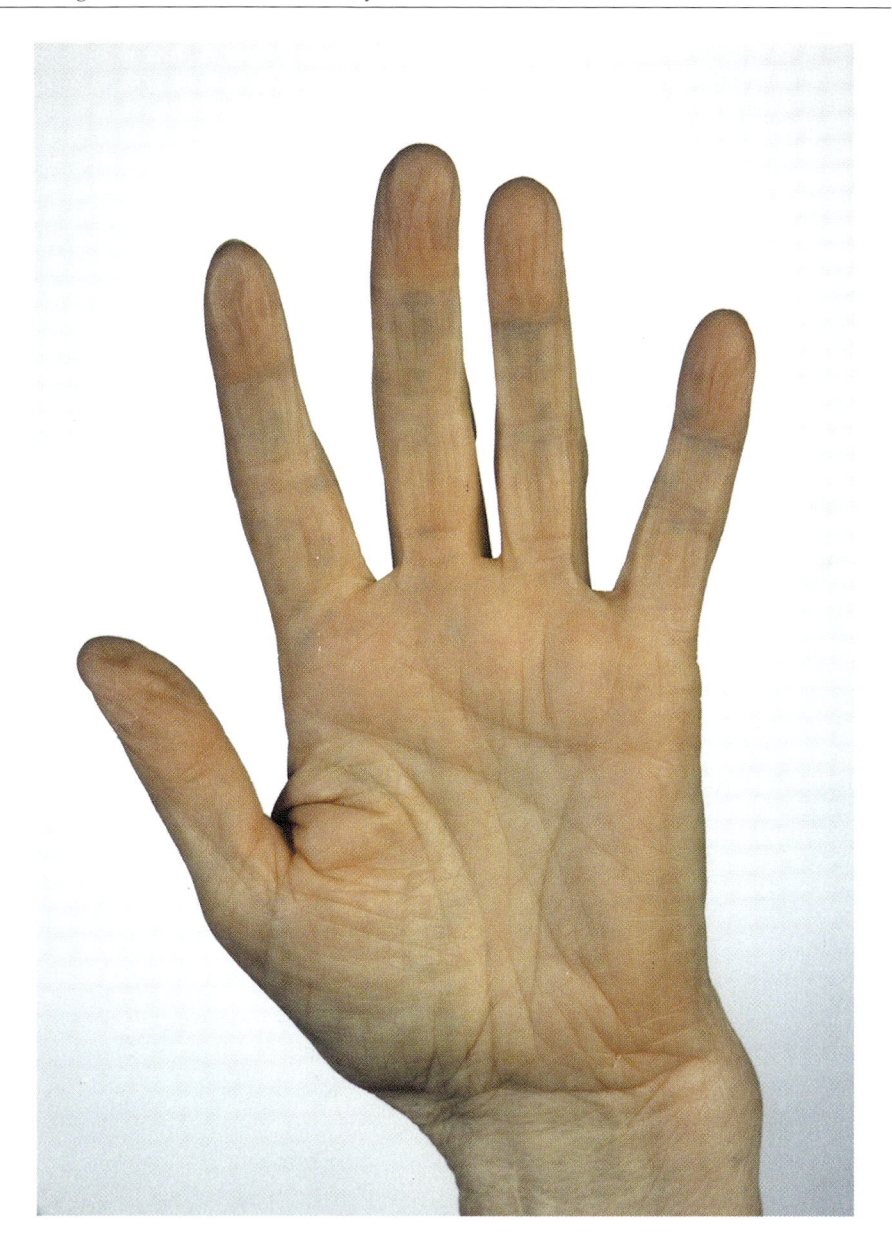

Bild 19

Alle ersten Fingerglieder sind von Längslinien durchzogen, bewirkt durch eine Verausgabung der Nervenkräfte.

Auch in dieser Hand ist das große M, von den vier Hauptlinien gebildet, deutlich eingezeichnet.

Lexikon
der
pathologisch-chirologischen Merkmale

Erklärungen zu Bild 20

Verletzungszeichen – freistehende Inselbildungen (Bild 20)
 1: Stirnhöhlenkatarrh, auch bei Schädelverletzung;
 2: Ohrenleiden, Mittelohrentzündung;
 3: Nasenleiden, Polypen, Deformierung der Nasenscheidewand;
 4: Augenverletzung, Eingriff, Operation;
 5: Halsleiden, Mandeln, Schilddrüsen;
 6: Bronchialleiden; Lungenentzündung;
 7: Blinddarmstörung, auch Operation;
 8: möglicherweise schwere Geburt;
 9, 10, 11: Leiboperation, Eingriffe (Brust, Rücken, Bauchraum, Unterleib);
 12: Totaloperation.

Ohrenleiden
Waagerechte Insel auf dem Jupiterberg. Bild 20/2. Brauner Fleck oder Punkt auf Venusberg. Kleine Insel in der Kopflinie unter Saturnberg Bild 21/5.

Nasenleiden
Eine senkrecht stehende Insel auf dem Jupiterberg Bild 20/3. Eine kleine Insel am Ende der Kopflinie unter Apollo- oder Merkurberg zeigt erbliche Belastung. Bild 21/7.

Halsoperation, Mandeln
Waagerechte Insel zwischen Jupiter- und Saturnberg. Bild 20/5. Siehe auch Fingernägel, wie beschrieben als Zeichen für Unterleibsleiden. Bild 5x.

Lungenentzündung
Eine senkrecht stehende Insel auf dem Jupiterberg an einer aus der Lebenslinie aufsteigenden Linie. Bild 20/6; Bild 23/6.

Blinddarmstörung
Kleine Insel am Anfang zwischen Lebens- und Kopflinie, schräg auf den Merkur- oder Marsberg gerichtet. Bild 20/7.

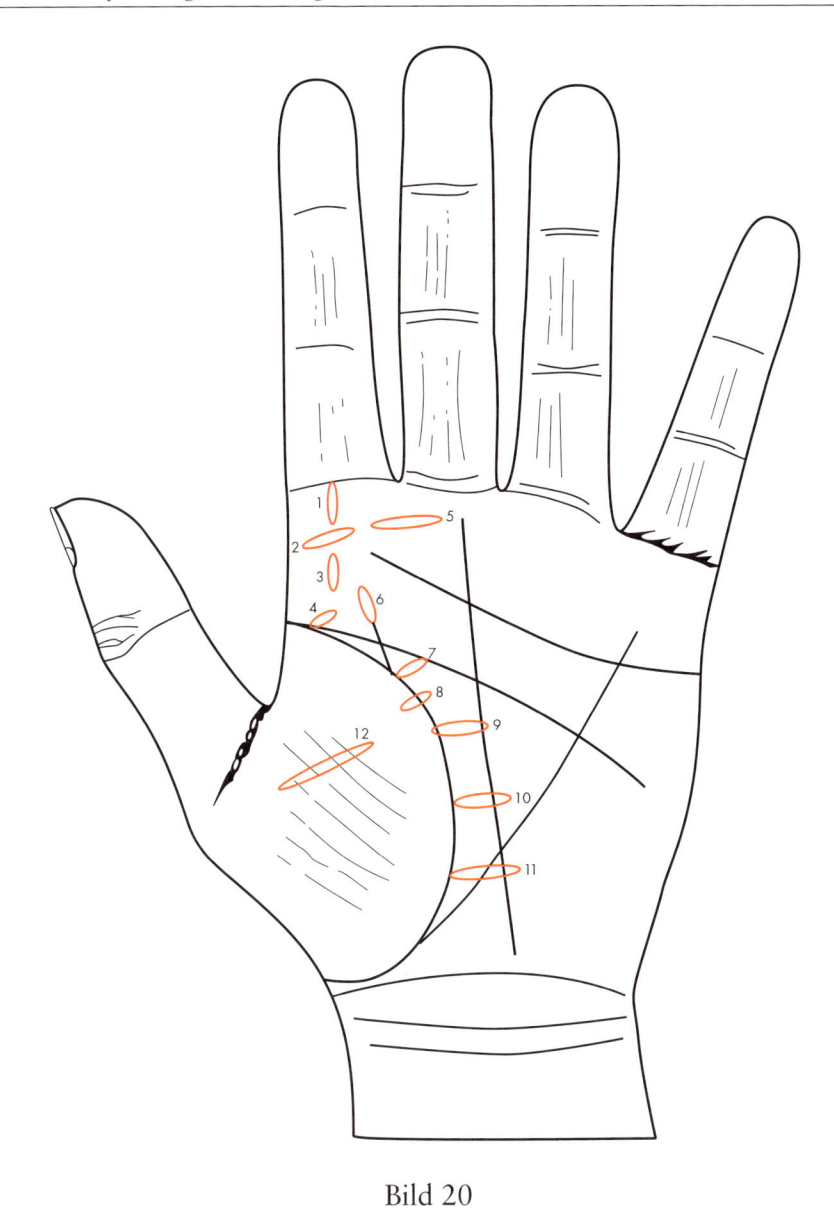

Lexikon der pathologisch-chirologischen Merkmale 163

Bild 20

Aus technischen Gründen sind bei den folgenden Einzeldarstellungen der Bilder 20 bis 39 durchgehend linke Hände gezeichnet, auch dann, wenn die eingezeichneten Merkmale ausschließlich in der rechten Hand auftreten. Daher sind auf jeden Fall die dazugehörenden Beschreibungen zu beachten.

Erklärungen zu Bild 21

Vererbungszeichen
 1: Schwache Körperkonstitution in der Jugend;
 2: schwache Körperkonstitution, begrenzt auf Zeit (Länge der Insel, abmeßbar nach Jahren!);
 3: Krebsleiden bei Vorfahren der mütterlichen Generation (rechte Hand, väterlich);
 4: Augenschwäche linkes Auge (linke Hand);
 5: Gehörschwäche linkes Ohr (linke Hand);
 6: Migräne (Vorfahre hatte Gehirnverkalkung);
 7: Nasenleiden (Gedächtnis);
 8: Herzleiden (welcher Art: aus Konstitution der Linie erkenntlich);
 9: Lungentuberkulose in mütterlicher Generation;
10: Gebärmutterleiden;
11: Bauchhöhlenschwangerschaft;
12: pathologische sexuelle Neigungen;
13: Gicht bei Vorfahren und Disposition dazu;
14 mit 3: Magenkrebs (bei Vorfahren mütterlicherseits);
15 mit 3: Krebs im Zungen-, Hals- oder Brustbereich (bei Vorfahren mütterlicherseits);
16 mit 3: Mastdarmkrebs (bei Vorfahren mütterlicherseits);
17 mit 3: Darmkrebs oder Leberkrebs (bei Vorfahren mütterlicherseits);
18 mit 3: Unterleibskrebs (bei Vorfahren mütterlicherseits);
19: natürliche Medialität (Inspiration), Wahrträume, Vorahnungen;
20: tiefgreifende Liebesenttäuschungen durch falsche Vorstellungen;
21: Medialität (Intuition), Hellsinnigkeit;
22: überfeine Nerven, Nervenüberreizung;
23: Magenleiden, zumeist nervös;
24: Gallenleiden;
25: Nierenleiden;
26: Leberleiden;
27: zerebrales Nervensystem, Disposition zu Überreizung;
28: Lampenfieber (gehemmte Gedanken);
29: Jugendschüchternheit, Erröten (gehemmte Gefühle);
30: unterdrückter, verdrängter Sexualtrieb;
31: vorgeburtliche Einflüsse (von seiten der Mutter);
32: schwache Wirbelsäule, Rückenschwäche;
33: überanstrengte Gehirnnerven, Überforderung.

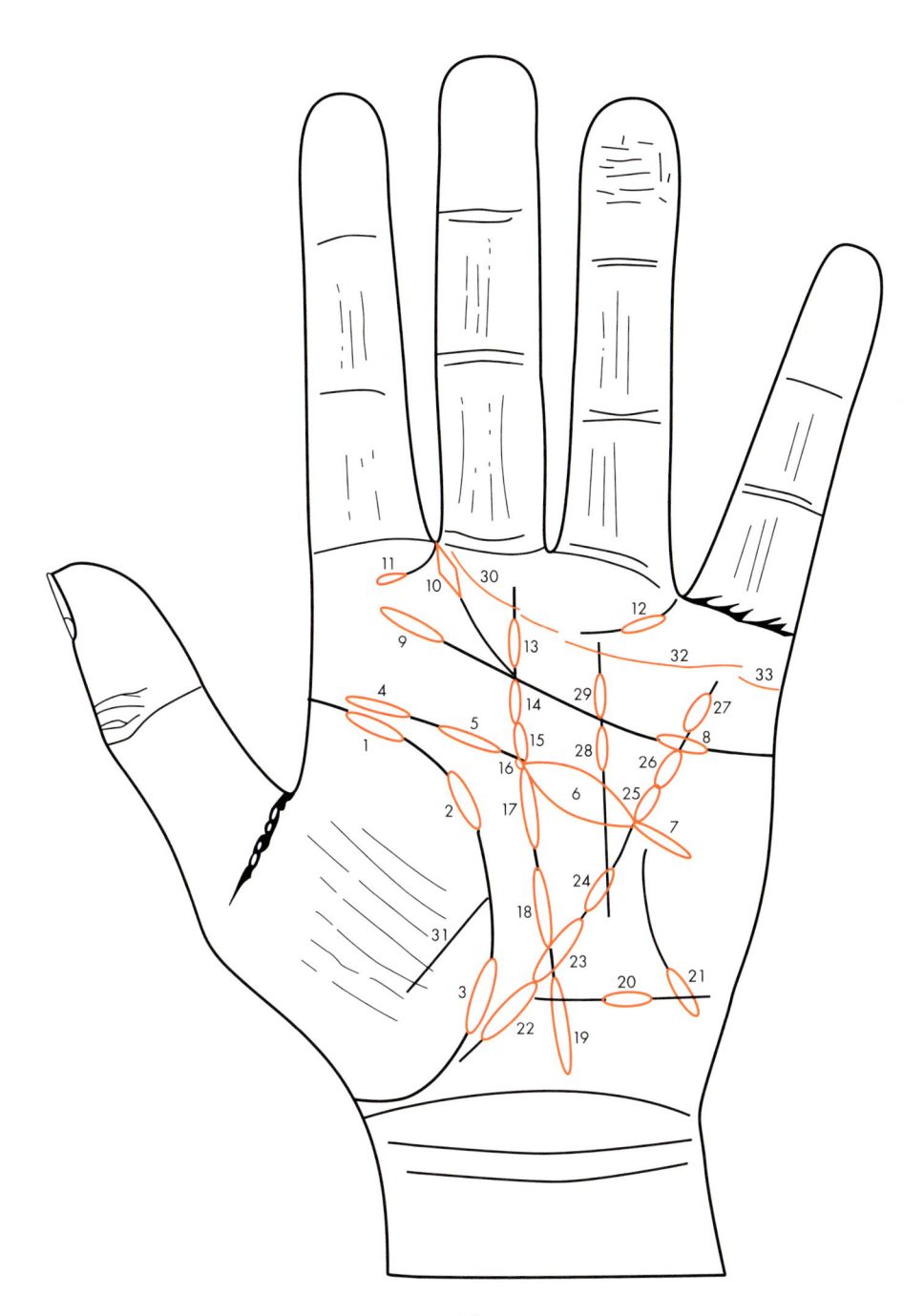

Lexikon der pathologisch-chirologischen Merkmale   165

Bild 21

Fortsetzung: Erklärungen zu Bild 21

Ohrenleiden
Waagerechte Insel auf dem Jupiterberg. Bild 20/2. Brauner Fleck oder Punkt auf Venusberg. Kleine Insel in der Kopflinie unter Saturnberg. Bild 21/5.

Nasenleiden, verschiedene
Eine senkrecht stehende Insel auf dem Jupiterberg. Bild 20/3. Eine kleine Insel am Ende der Kopflinie unter Apollo- oder Merkurberg zeigt erbliche Belastung. Bild 21/7.

Lungentuberkulose, vererbte Disposition
Tuberkulosenägel; Insel am Ende der Herzlinie unter Jupiterberg. Bild 18/7; Bild 21/9; Bild 28/2. Schwache »Maus« (siehe Seite 140) auf der Außenhand.

Magen, nervöser
Viele feine, kleine, senkrechte Linien im Magenfeld. Bild 22/6. Beachte Insel in der Magenlinie (Vererbungszeichen). Bild 21/23. Auch Knoten im zweiten Mittelfingergelenk (Verdauungstrakt). Bild 10/4.

Gallenleiden
Unter dem Mittelfinger büschelartige Abzweigung der Herzlinie in Richtung Daumen. Bild 35/2. Gebrochene Magenlinie, unterer Teil dunkel gefärbt, oder Insel. Siehe auch Vererbungszeichen. Bild 21/24.

Nierensteine oder -grieß
Blasse Punkte in der Herzlinie unter dem Ringfinger. Bild 24/3. Beachte Vererbungszeichen: Insel in der Magenlinie. Bild 21/25.

Leberleiden, allgemein
Gelbe oder gelbliche Haut, Tannenzweiglinie im unteren Beugegelenk des Zeigefingers, zerrissene Magenlinie. Bild 24/1. Insel in der Magenlinie, Vererbungszeichen. Bild 21/26. Außerdem: gebogenes erstes Fingerglied des rechten Zeigefingers. Bild 10/1.

Fortsetzung: Erklärungen zu Bild 21

Schüchternheit
Schwaches Herz. Schwitzen der ganzen Handflächen. Bild 21/28, 29 und Vorgeburtslinie 21/31.

Die Schicksals- oder Bewußtseinslinie
die von der unteren Handmitte bis unterhalb des Mittelfingers reicht, enthält Inseln, die mit den Zahlen 19 bis 13 versehen sind. Sie lassen Krankheiten erkennen, die als schicksalsgegebene Prüfungen zu betrachten sind.

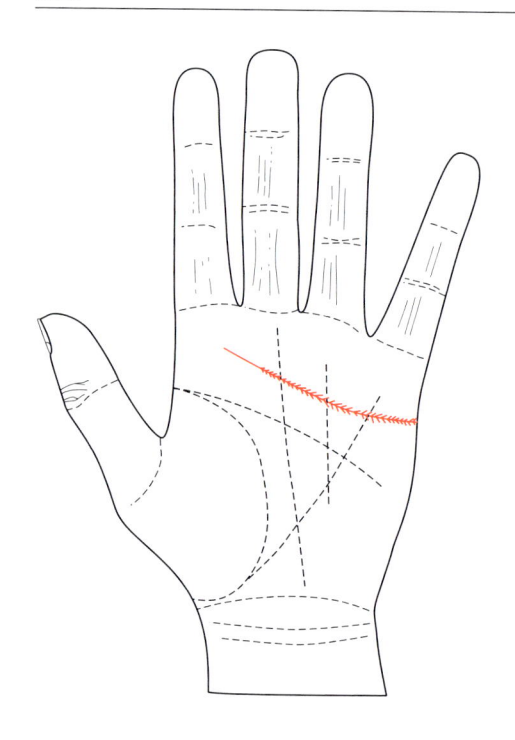

Bild 22/1

*Herznervenschwäche
(Herzneurose)*
Fehlende oder kleine
Nagelmonde.
Etwas kettige Herzlinie.

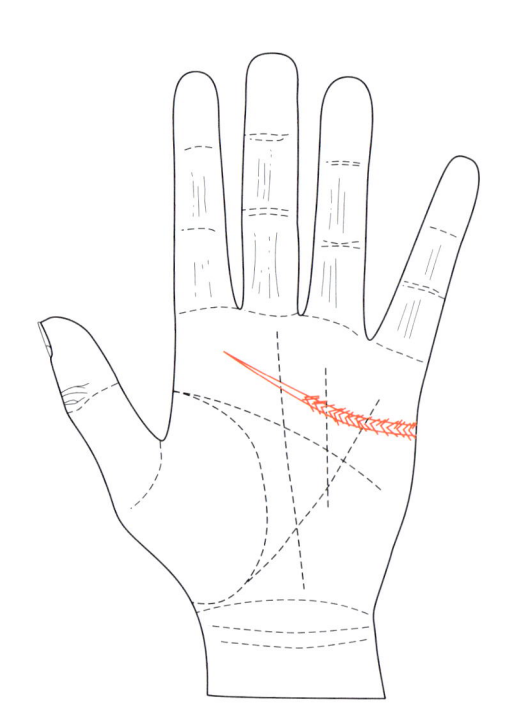

Bild 22/2

*Herzmuskelvergrößerung,
Gefäßschwäche*

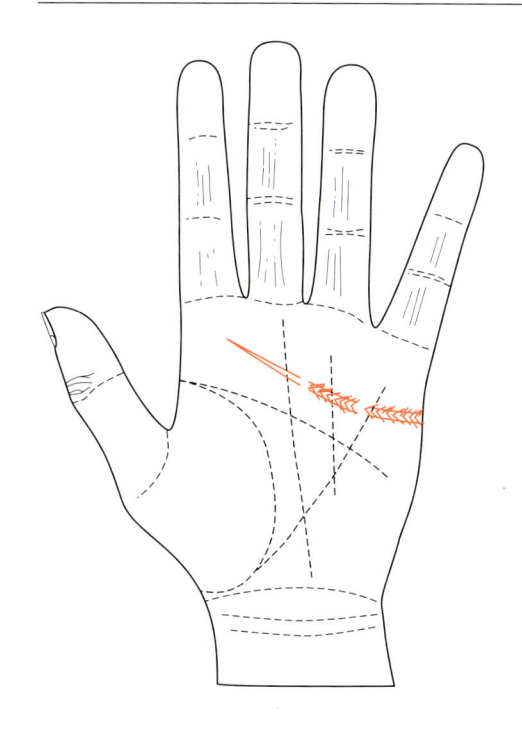

Bild 22/3

Herzfehler, organisch, angeboren
Gebrochene oder zu breite Herzlinie.

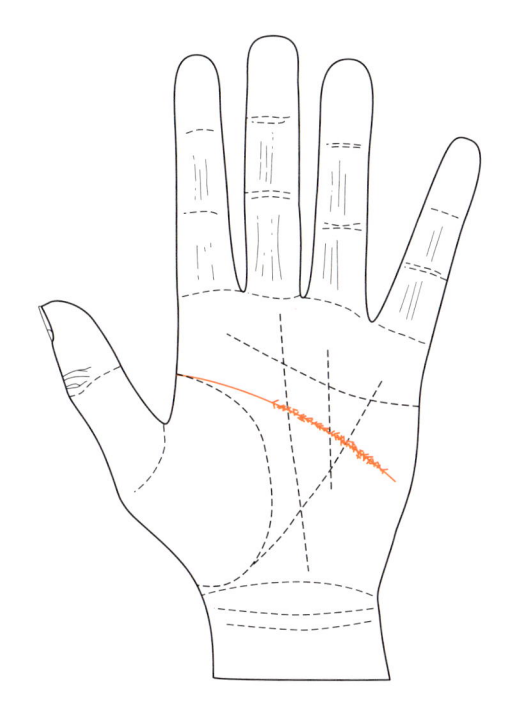

Bild 22/4

Kopfschmerzen
Gereizte Kopfnerven, Kopflinie größtenteils kettig

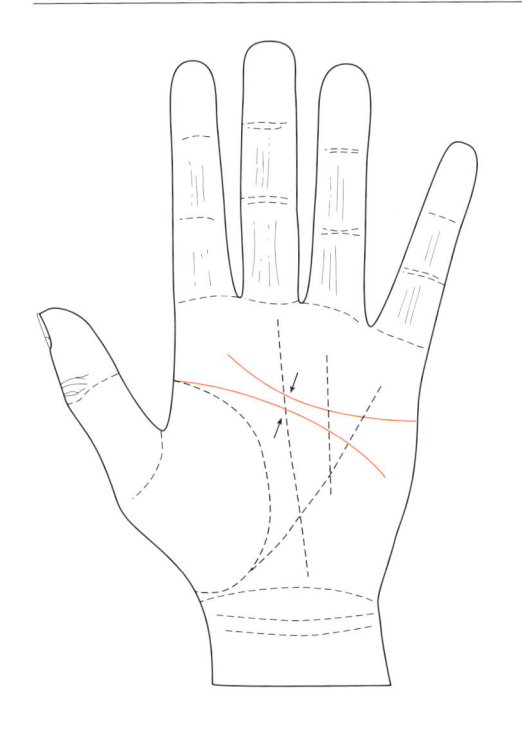

Bild 22/5

Asthma (Lungenasthma)
Lange Fingernägel, der Länge nach gewölbt, auch Asthmanägel, feuchte Hände.
(Bild 5h, Seite 132)

Asthma (Herzasthma)
Kurze Fingernägel, an den Seiten krallenartig; trockene Hände. Beachte in beiden Fällen Kopf- und Herzlinie, ob sie sich einander bogenartig zuneigen.
(Bild 5b, 5h, Seite 131/132)

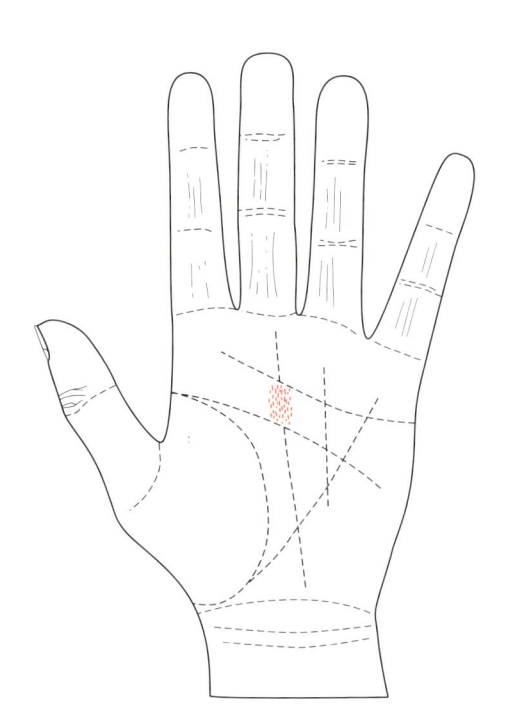

Bild 22/6

Nervöser Magen
Viele feine, kleine, senkrechte Linien im Magenfeld. Beachte Insel in der Magenlinie (Vererbungszeichen).
(Bild 21/23, Seite 165)
Auch Knoten im zweiten Mittelfingergelenk (Verdauungstrakt).
(Bild 10/4, Seite 140)

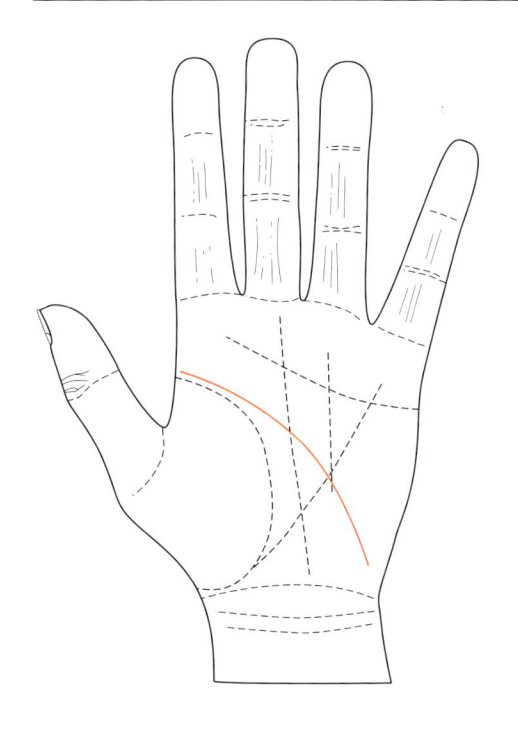

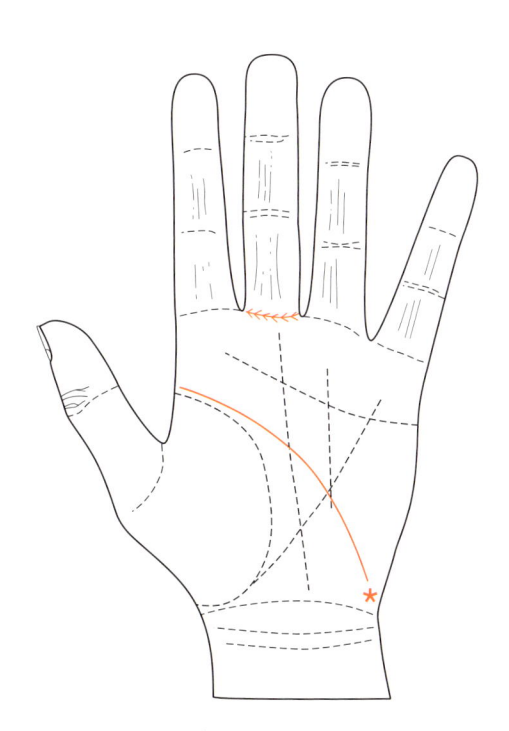

Bild 23/1

Neigung zu Fall
Eine tief in den Mondberg verlaufende Kopflinie gibt Disposition zu Schwindelgefühl und Fall durch Blutandrang zum Gehirn, wenn der Mondberg stark gewölbt ist und die Fingernägel rot sind, oder durch Blutleere im Gehirn, wenn der Mondberg flach ist und die Fingernägel blaß sind.

Schwermut, Wahn (religiöser und Verfolgungswahn)
Kopflinie verläuft sehr tief in den stark gewölbten unteren Mondberg.

Bild 23/2

Epilepsie
Disposition findet sich oft, wenn die Kopflinie zu kurz, zu breit oder auch gewunden ist. Kopflinie tief in den Mondberg geneigt und Stern auf unterem Mondberg. Tannenzweiglinie am unteren Beugegelenk des Mittelfingers.

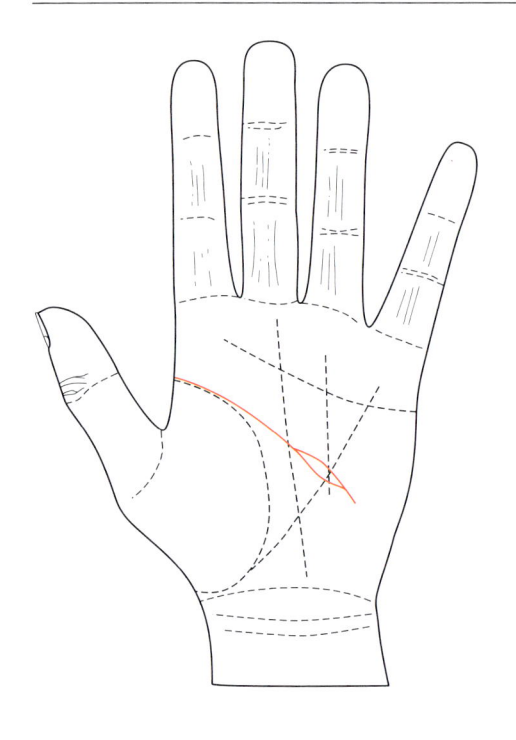

Bild 23/3

Kopfschmerzen, vererbte Disposition
Große Insel in der Kopflinie. Ein Vorfahre ist an Verkalkung oder Paralyse gestorben. Bild 31/4.

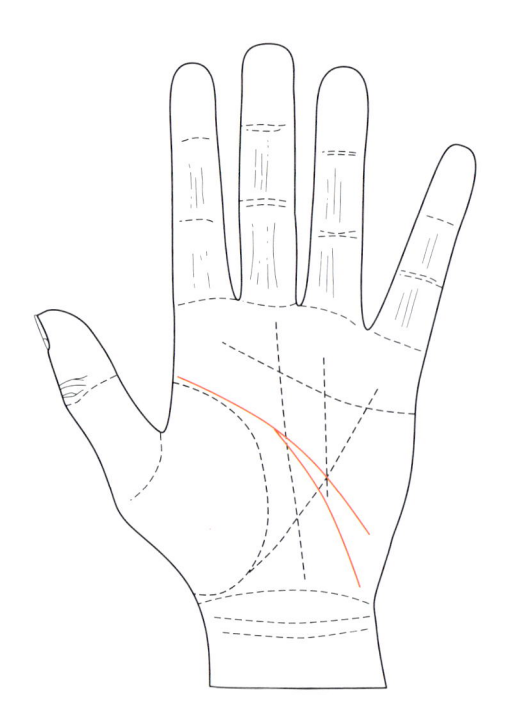

Bild 23/4

Disposition zu Irrsinn
Eine unter dem Saturnberg gespaltene Kopflinie. In der linken Hand ist die Tendenz zum Akutwerden geringer und auch nur bis zum 30. Lebensjahr gültig. Befindet sich eine Insel in der zweiten Hälfte der Kopflinie, ist diese Anlage vererbt.

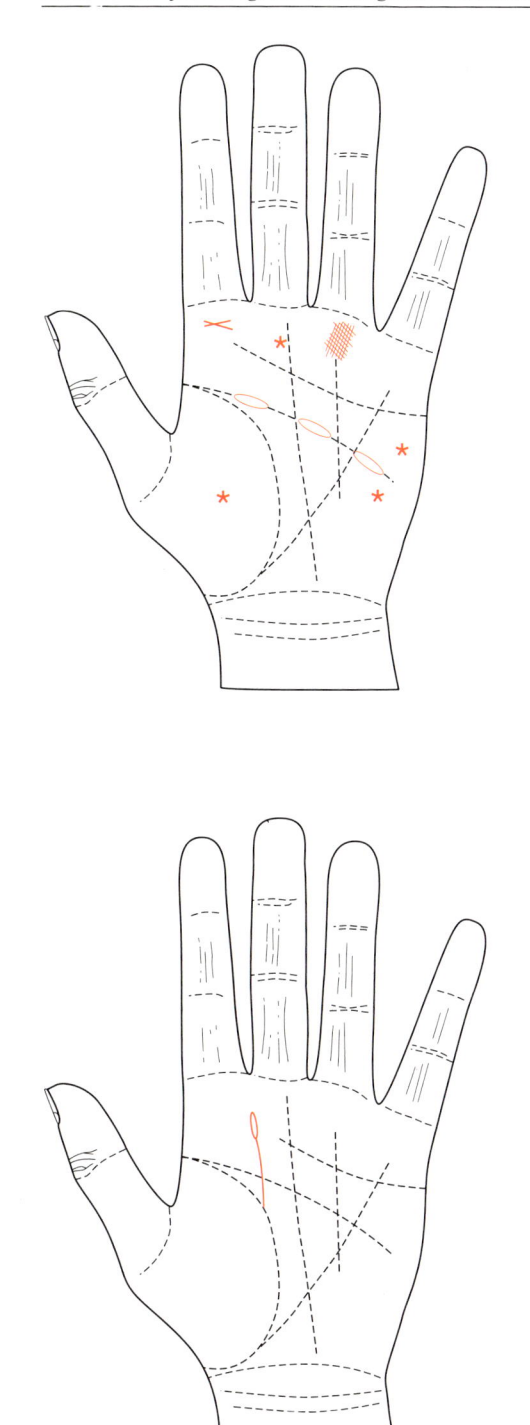

Lexikon der pathologisch-chirologischen Merkmale

Bild 23/5

Zeichen, die Irrsinn verstärken
oder die einen Hinweis auf die Ursache geben. Andreaskreuz auf Jupiterberg: Überreizung der Kopfnerven; Stern auf Saturnberg: Körperverletzung durch Unfall; Gitter auf Apolloberg: Besessenheit; Stern auf Marsberg: Körperverletzung zum Beispiel durch Unfall; Stern auf Mondberg: Fall; Stern auf Venusberg: traurige Liebeserlebnisse. Große Insel in der ersten Hälfte der Kopflinie: Schizophrenie. Bild 39/3, B. Große Insel in der zweiten Hälfte der Kopflinie: starke Kopfschmerzen, Bild 23/3. Kopflinie, die zu tief in den Mondberg reicht: Grübelei, Schwermut, Lebensüberdruß. Bild 23/1. Krampfanfälle. Bild 23/2.

Bild 23/6

Lungenentzündung, Bronchialkatarrh
Eine senkrecht stehende Insel auf dem Jupiterberg an einer aus der Lebenslinie aufsteigenden Linie.
(Bild 20/6, Seite 163).

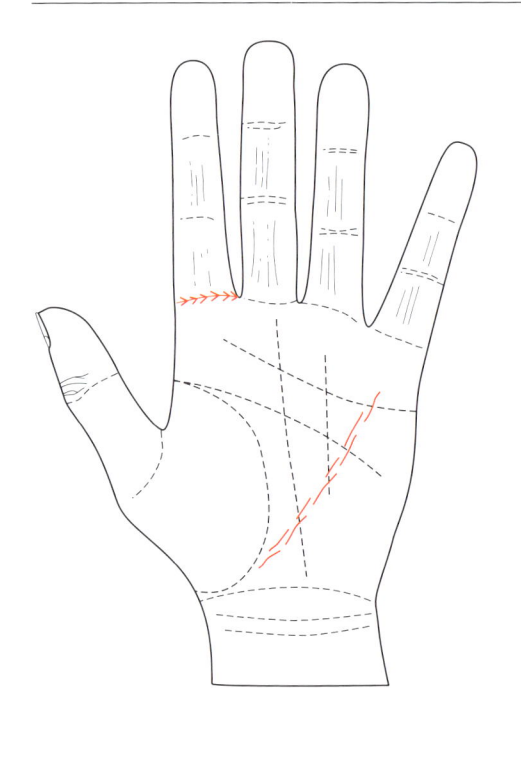

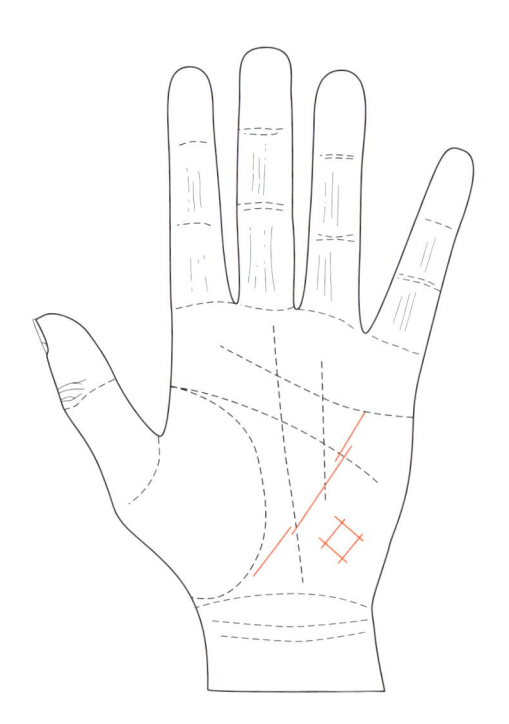

Bild 24/1

Leberleiden, allgemein
Gelbe oder gelbliche Haut, Tannenzweiglinie im unteren Beugegelenk des rechten Zeigefingers. Zerrissene Magenlinie. Beachte Insel in der Magenlinie, Vererbungszeichen. Bild 21/26. Außerdem gebogenes erstes Fingerglied des rechten Zeigefingers (Bild 10/1, Seite 140).

Pankreasschwäche
Tannenzweiglinie am unteren Beugegelenk des linken Zeigefingers. Bild 24/1; 32/2. Außerdem gebogenes erstes Fingerglied des linken Zeigefingers.

Bild 24/2

Nierenleiden, Nierenstörung
Magenlinie mit Bruchstellen, ein auf dem Mondberg auf der Spitze sich überlappendes Viereck. Wenn karmesinrote Flecken auf warmen Händen vorkommen, sind momentane Störungen von Nieren und Herz angezeigt. Nierennägel (Bild 5 l, Seite 132).

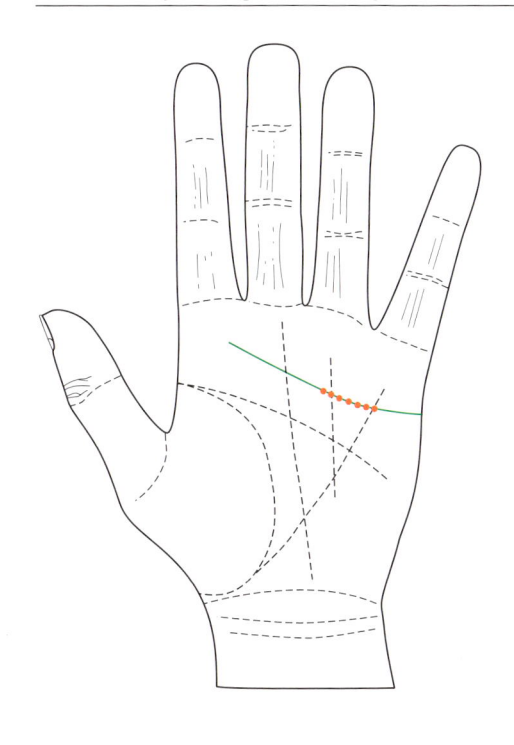

Bild 24/3

Nierensteine oder -grieß
Blasse Punkte in der Herzlinie unter dem Ringfinger. Beachte Vererbungszeichen: Insel in der Magenlinie (Bild 21/25, Seite 165).

Gallensteine oder -grieß
Kleine gelbe oder bräunliche Punkte in der Herzlinie unter dem Ringfinger.

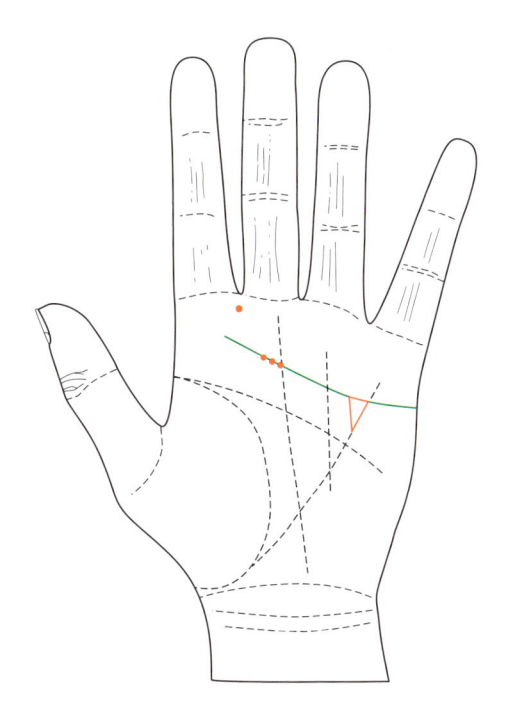

Bild 24/4

Zähne, schadhafte
Punkte oder Vertiefungen in der Herzlinie unter dem Mittelfinger.

Stoffwechselstörungen
Kleine Gabellinie in der Magenlinie unterhalb der Herzlinie sowie ein kleines Sternchen zwischen Jupiter- und Saturnberg, das auf verdorbenes Blut hinweist.

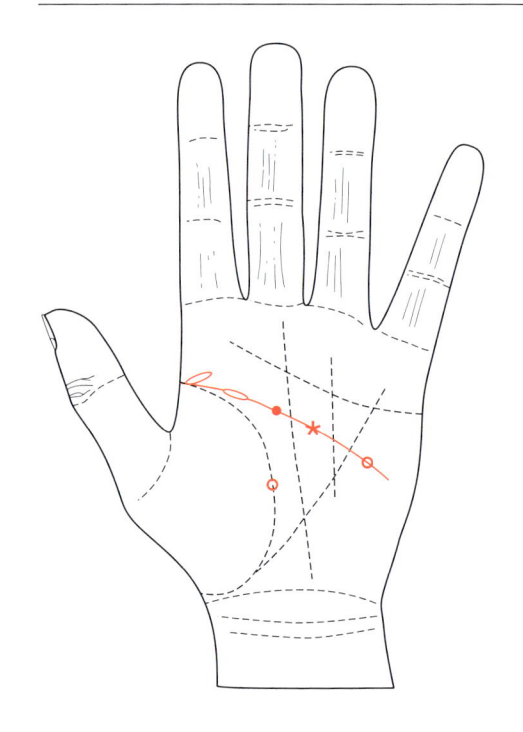

Bild 24/5

Augenleiden durch Verletzung
Stern, roter Punkt oder kleiner Ring in der Kopflinie; auch kleiner Ring oder roter Punkt an der Wurzel des Ringfingers.

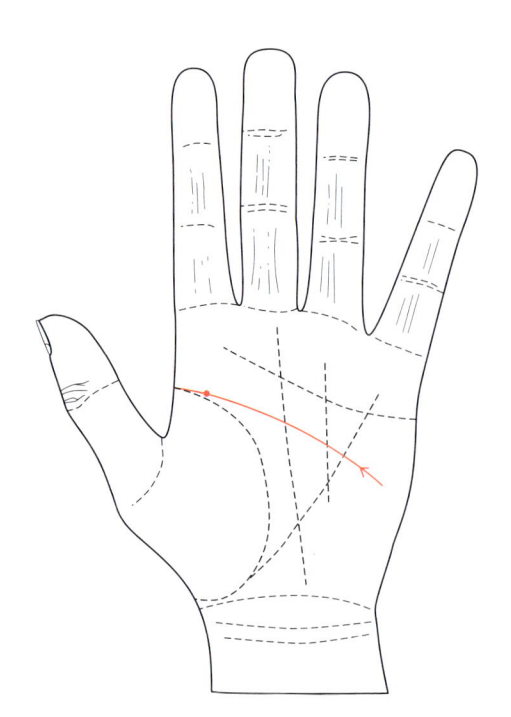

Bild 24/6

Augenleiden durch Entzündung
Halbstern am Ende der Kopflinie; auch roter Punkt in der Kopflinie (Star).

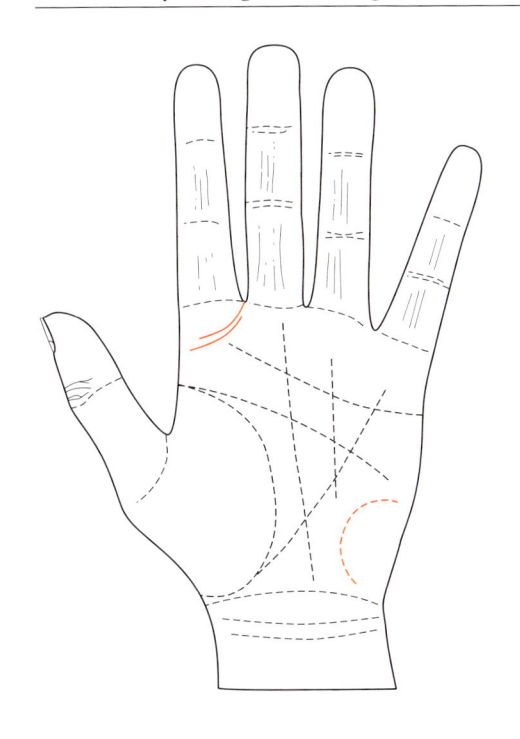

Bild 25/1

Blasenschwäche
Eine oder zwei Linien, schräg über den Jupiterberg verlaufend. Stark gewölbter unterer Mondberg. (Verstärkt wird diese Veranlagung durch kleine mehrere von der Herzlinie in den Saturnberg aufsteigende Linien und einen flachen Saturnberg.)

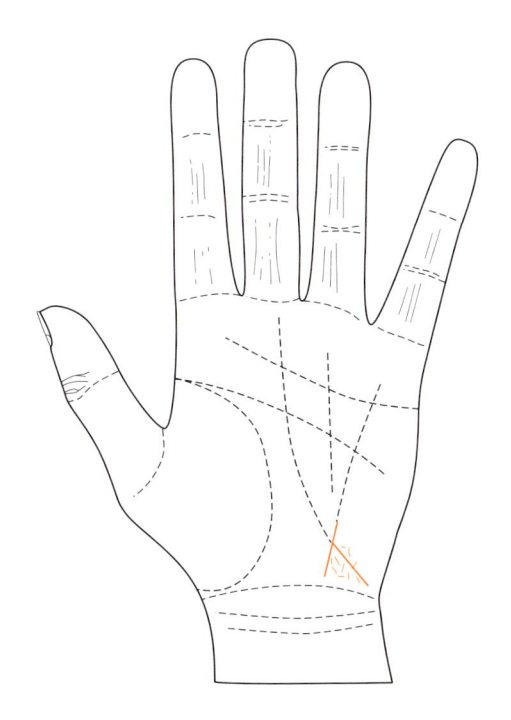

Bild 25/2

Milzleiden, allgemein
Magen- und Saturnlinie beginnen im unteren Mondberg, der viele kleine wirre Linien und Zeichen aufweist. (Disposition ist gegeben, wenn das erste Glied des linken Zeigefingers zum Mittelfinger hin geboren ist.)

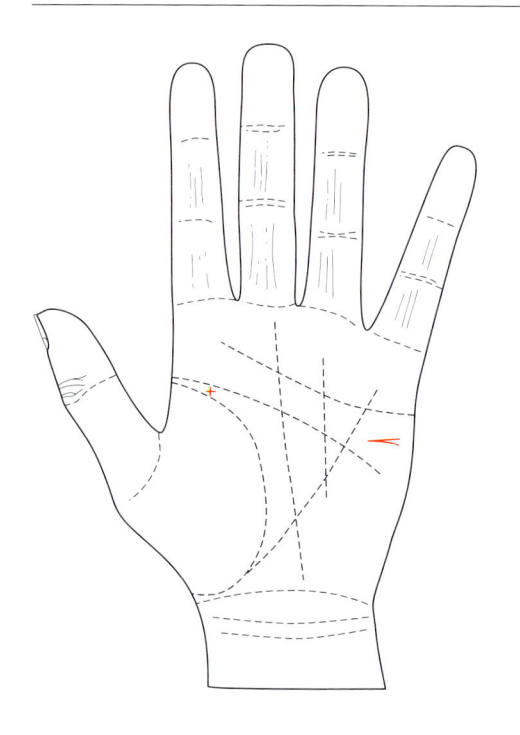

Bild 25/3

Hals-, Kehlkopfstörungen
Kreuz zwischen Beginn der Lebens- und Kopflinie, auch gespaltener Zweig auf dem Marsberg. Fingernägel ebenso lang wie breit, leicht gewölbt (Bild 5x, Seite 134).

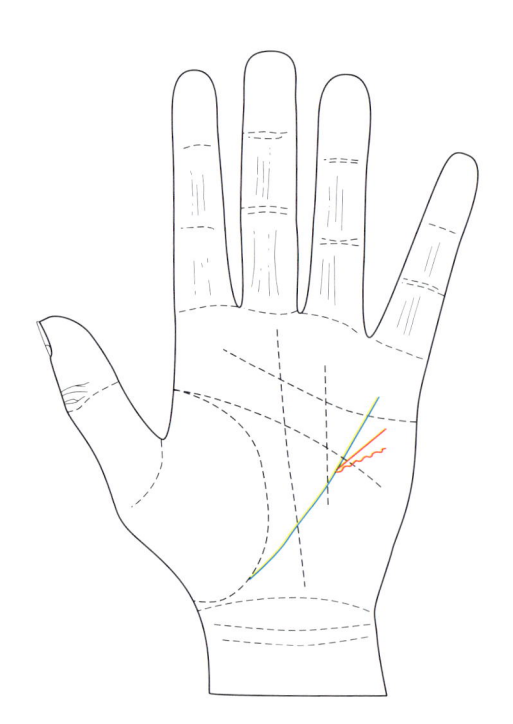

Bild 25/4

Darmstörung
Abzweigungen aus Magenlinie (Gallenbereich) unterhalb der Kopflinie, die eine Linie verläuft gerade (Entzündung), die andere gewellt (Krampf).

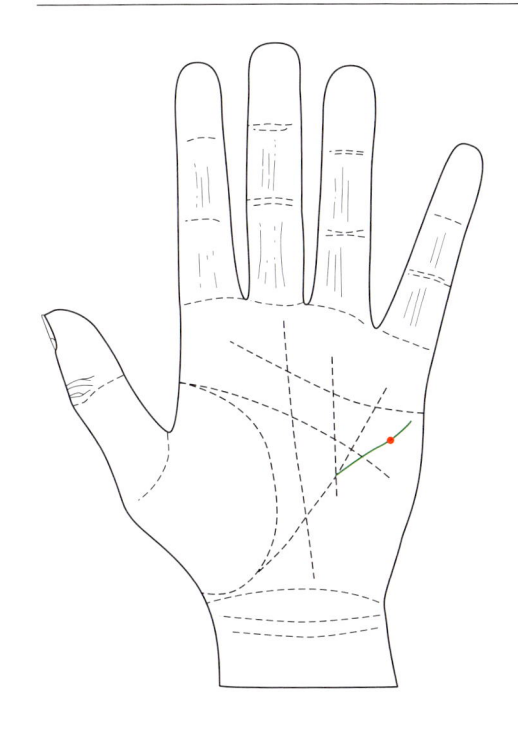

Lexikon der pathologisch-chirologischen Merkmale

Bild 25/5

Darminfektion
Blauer Punkt auf dem Ast, der aus der Magenlinie kommt und auf dem Marsberg endet.

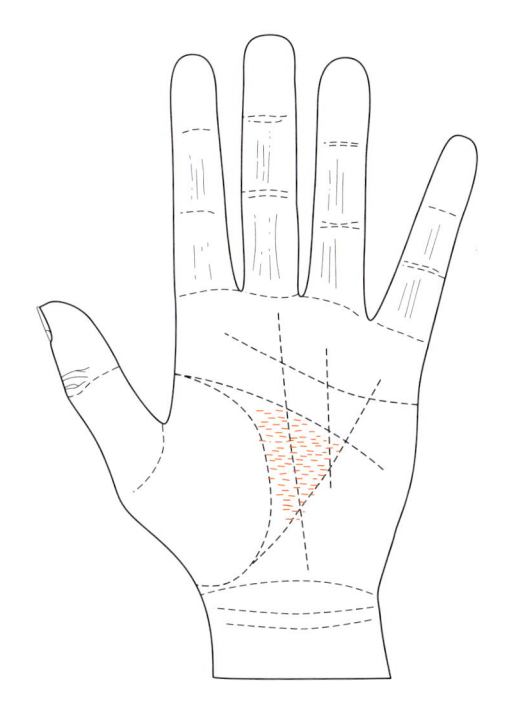

Bild 25/6

Fieberneigung, allgemein
Feine, wie abgerissen erscheinende Querstrichelungen zwischen Lebenslinie, Magenlinie und Kopflinie, dem sogenannten »Großen Dreieck«.

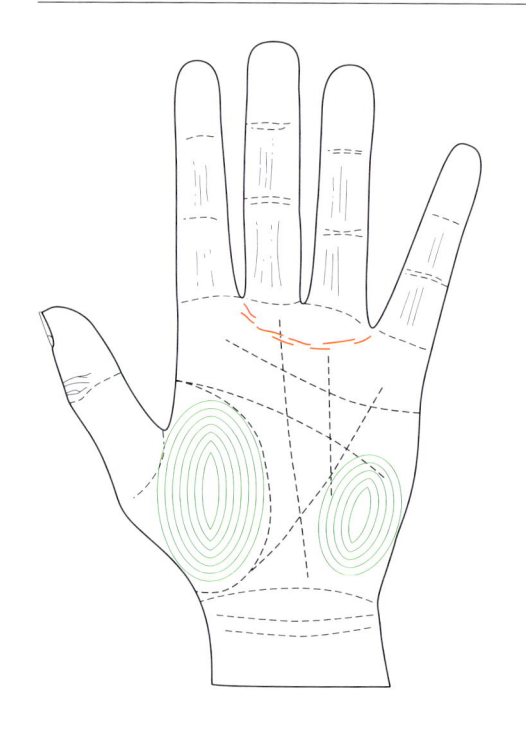

Bild 26/1

Neurasthenie
Die gleichen Zeichen wie für Hysterie. Ein einfach oder mehrfach zersplitterter Venusgürtel, verstärkt durch übergroßen Venusberg (Sinnlichkeit) und übergroßen Mondberg (Fantasie), dazu eine am Anfang stark rötlich gefärbte Magenlinie sowie Finger, die sich nach hinten biegen lassen (Sinnlichkeit und Neugierde).

Bild 26/2

Schlacken, Ablagerungen
Verdickungen an harten Fingern und Händen sowie Gichtknoten an den Fingern. Korpulente Personen neigen mehr zu Schlackenansammlungen. Beachte auch großen Mondberg. Lymphatische Konstitution.

Harnsäure
Rheuma bei großem Mondberg und kräftiger Hauttextur.

Rheuma
Stark gewölbter Mondberg und zwei kurze, senkrechte Linien zwischen Zeige- und Mittelfinger.

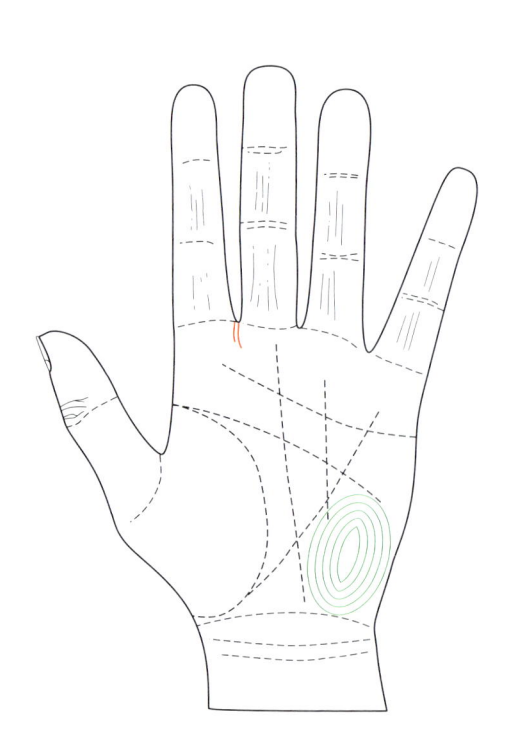

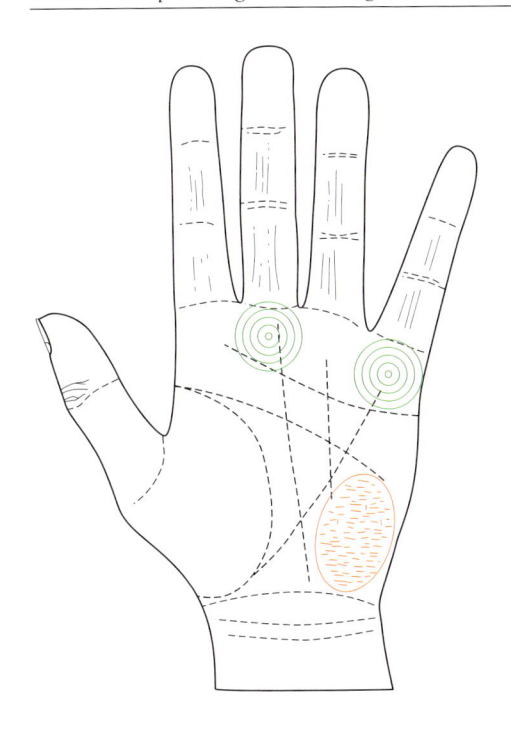

Bild 26/3

Diarrhöe, chronische; Dysbakterie
Stärker gewölbter Mondberg mit unklaren waagerechten Strichelungen, stärker gewölbter Saturn- und Merkurberg.

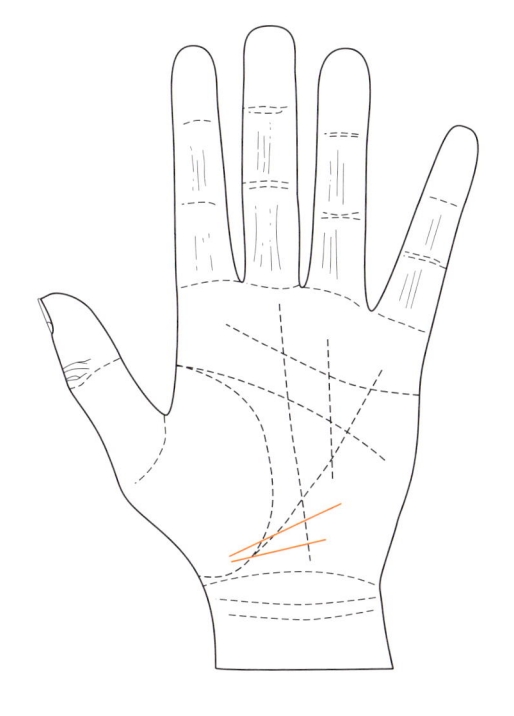

Bild 26/4

Gifte (Medizinalgifte im Organismus)
Aus dem Venusberg schräg zum Mondberg verlaufende Neptunlinien.

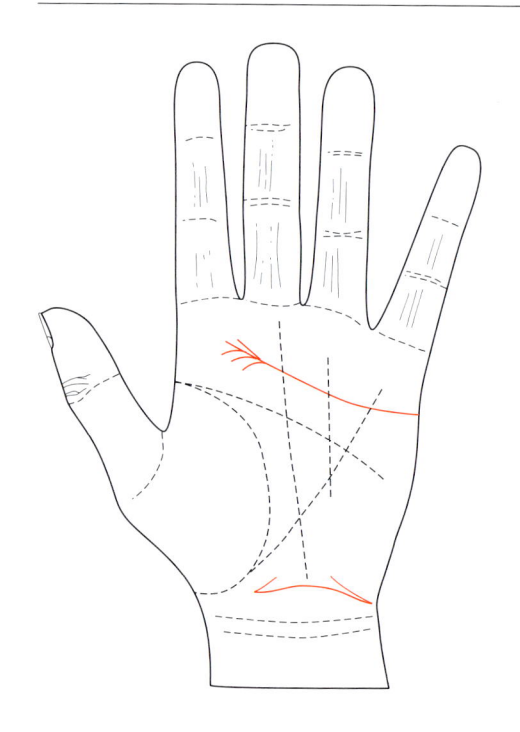

Bild 26/5

Geburten, erschwerte
Nach der Handmitte zu gewölbte erste Raszettlinie, quastenartig endende Herzlinie.

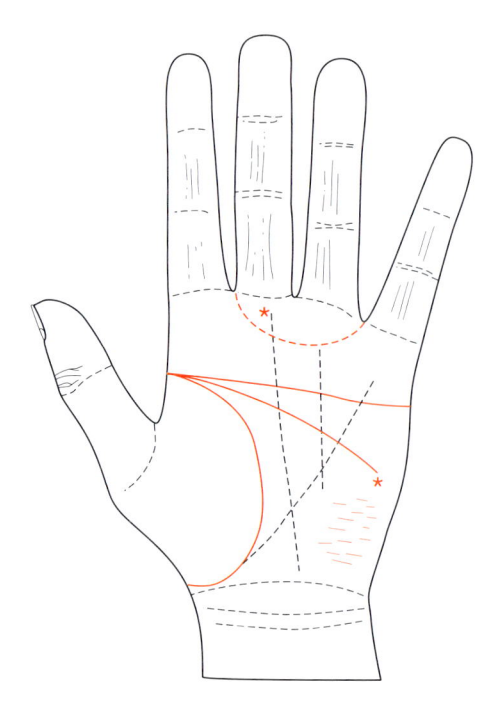

Bild 26/6

Lähmung, Anlage zu; gewaltsamer Tod
Die Herzlinie ist mit dem Anfang der Kopf- und Lebenslinie verbunden. Ein zerrissener Venusgürtel läßt Nervenschwäche erkennen. Ein Stern auf dem Saturnberg weist auf mangelnde Konzentration. Ein zweiter Stern kann sich unterhalb der Kopflinie auf dem Mondberg bilden; dazu kleine Querstrichelungen, entstanden durch ein allgemein gestörtes Vorstellungsleben.

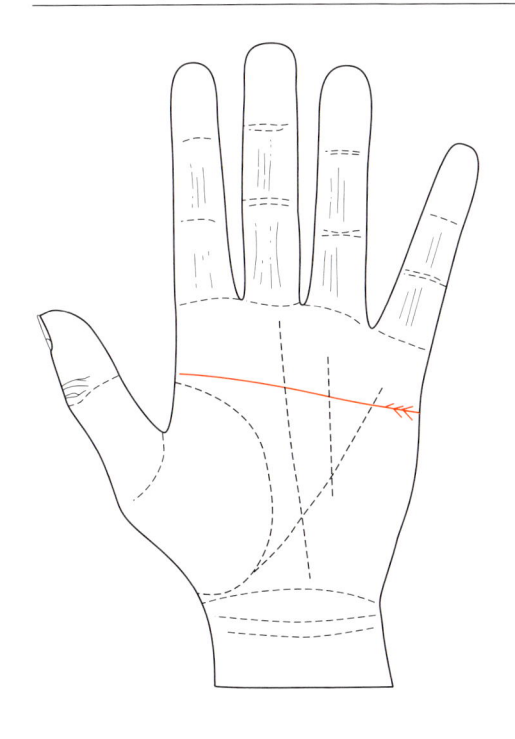

Lexikon der pathologisch-chirologischen Merkmale

Bild 27/1

Disposition zu Lähmung
Eine Herzlinie von Rand zu Rand mit oder ohne Verbindung zur Kopf- und Lebenslinie. Bild 14; Bild 15. Beachte Fingernägel, in der Mitte gewölbt, mit seitlich nach oben gebogenen Rändern (Bild 5n, Seite 133).

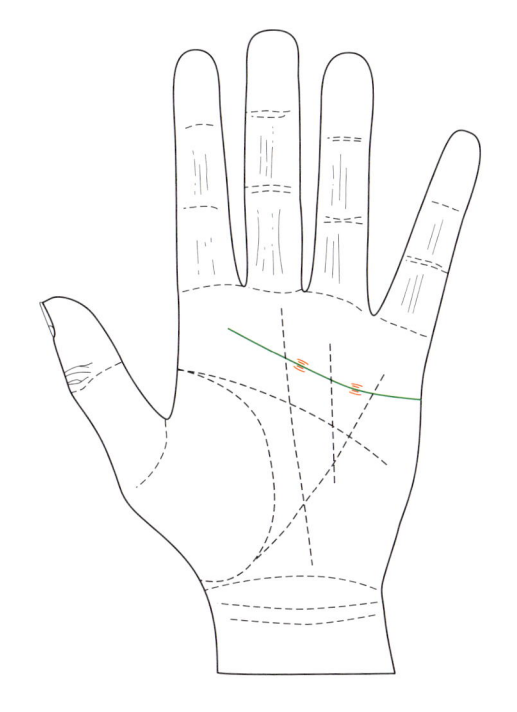

Bild 27/2

Herzklappenfehler
Kleine Ausbuchtungen und/oder kurze Begleitlinien an der Herzlinie (Bild 27/3, Seite 184).

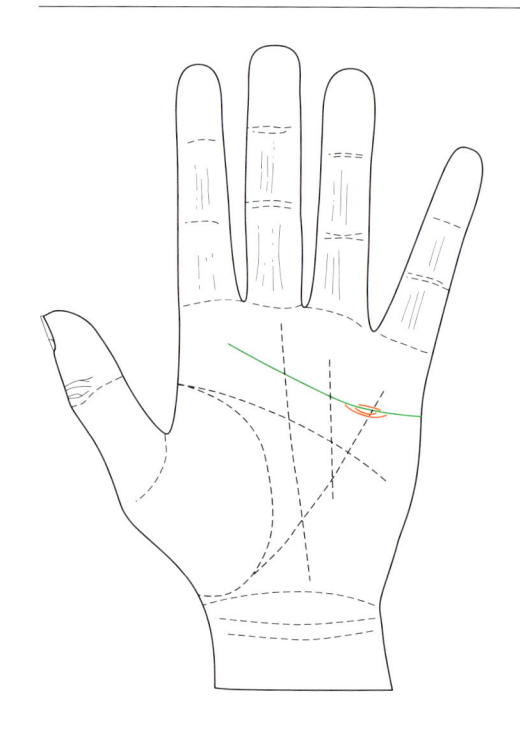

Bild 27/3

Herzklappenfehler
Ausbuchtungen an der Herzlinie oder kurze Begleitlinien.

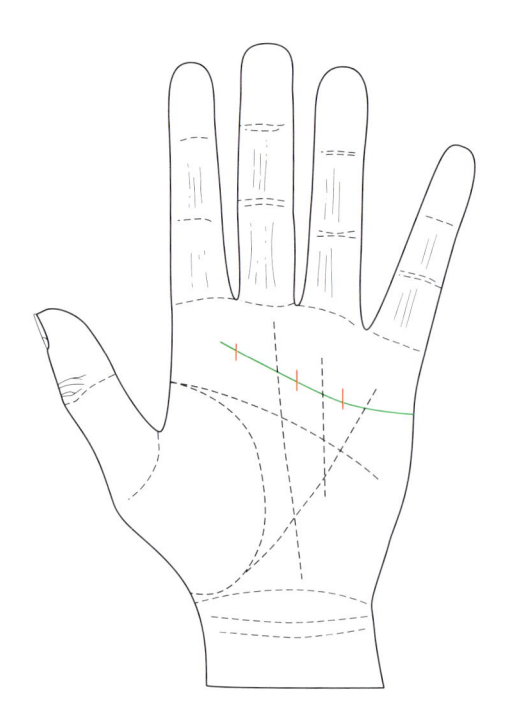

Bild 27/4

Herzfehler, organisch, erworben
Kurze, senkrechte Schnittlinien in der Herzlinie.

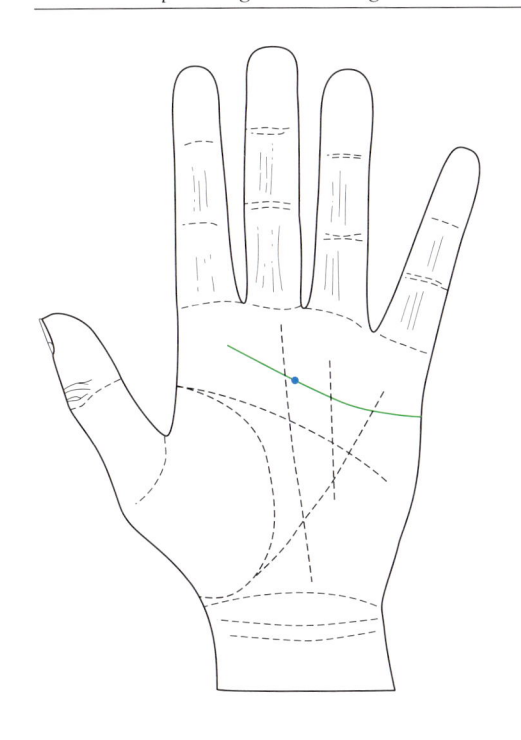

Lexikon der pathologisch-chirologischen Merkmale 185

Bild 27/5

Disposition zu Herzkrampf
Blauer Punkt oder Fleck
in der Herzlinie, auch kettige
Lebenslinie (Bild 36/4).

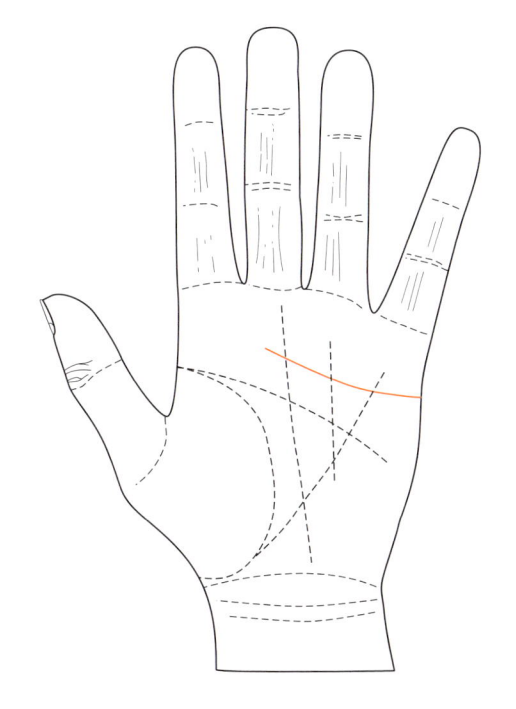

Bild 27/6

Herzschlag, Tod durch
Unter Saturnberg wie
abgeschnitten endende
Herzlinie.

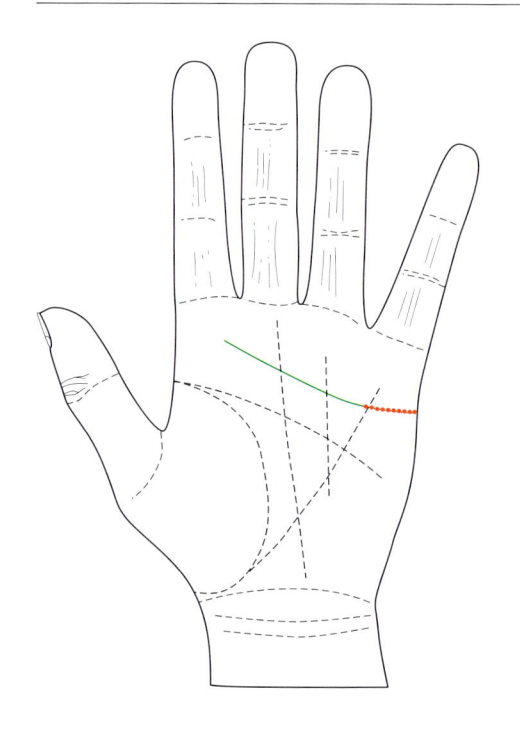

Bild 28/1

Blasenstein oder -grieß
Feine punktartige Vertiefungen in der Herzlinie unter dem Kleinen Finger.

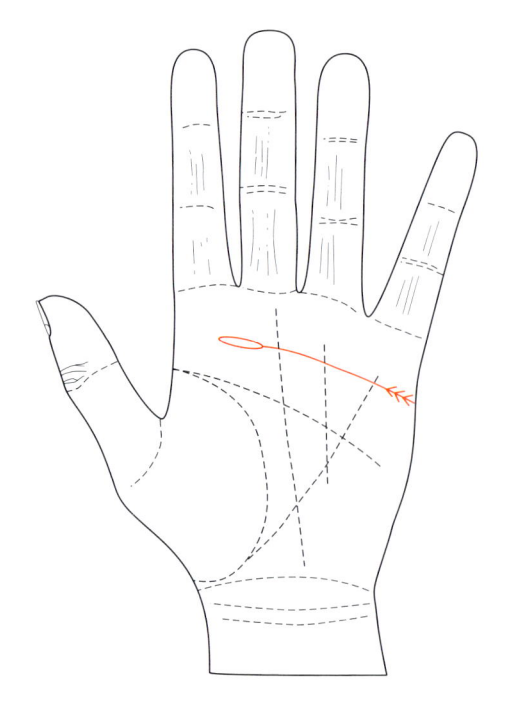

Bild 28/2

Herznervenfunktionsschwäche
Tannenzweigartige kleine Linien am Beginn der Herzlinie.

Lungentuberkulose
Insel am Ende der Herzlinie auf dem Jupiterberg. Schwache »Maus« (siehe Seite 140) auf der Außenhand. Bild 21/9. Disposition vererbt: Tuberkulosenägel (Bild 5 f/g, Seite 131/132).

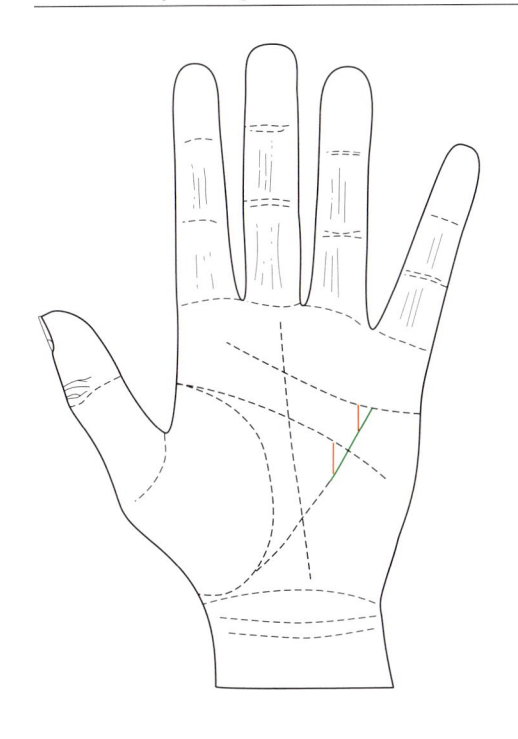

Lexikon der pathologisch-chirologischen Merkmale   187

Bild 28/3

Kopfschmerzen durch Stauungen
Von der Magenlinie kurze Abzweigung in die Kopf- und/oder Herzlinie.

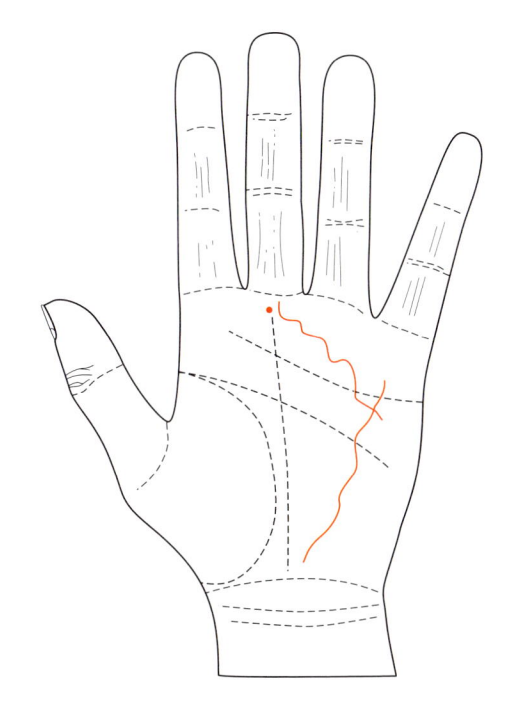

Bild 28/4

Disposition zu Krampf
Wellige Magenlinie. Dunkler Punkt auf Saturnberg. Mißgeformter Ast von Magenlinie bis Saturnberg.

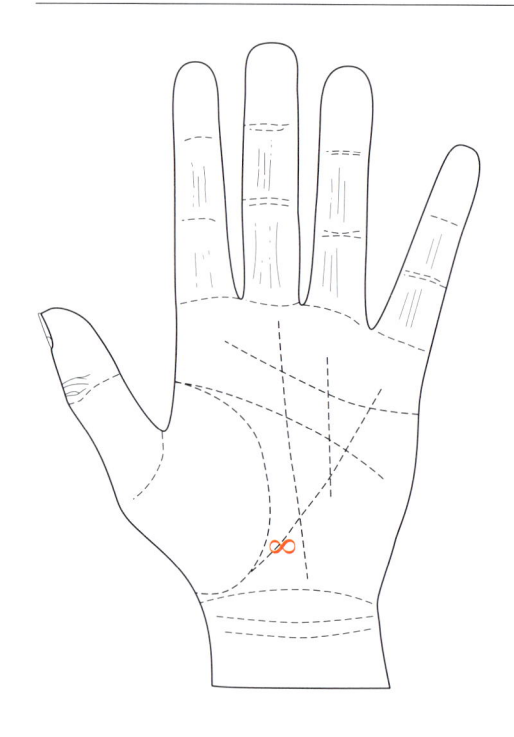

Bild 28/5

Disposition zu Verblutung, Bluter
Eine kleine Figur wie eine querliegende Acht am unteren Teil der Lebenslinie.

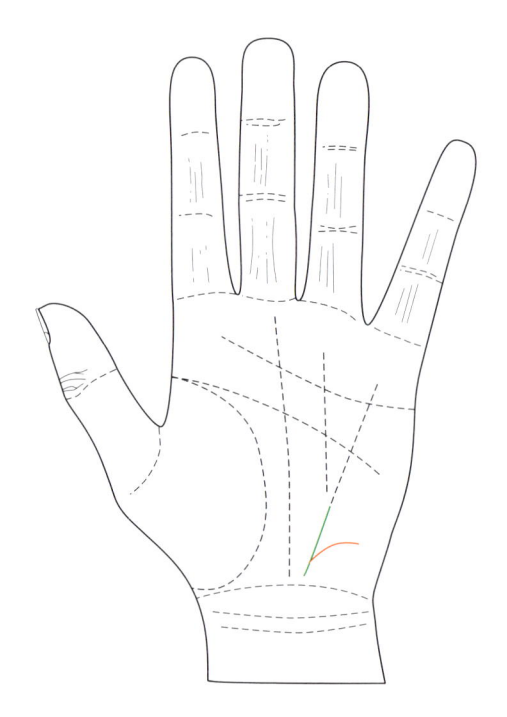

Bild 28/6

Disposition zu Wechselfieber (Malaria)
Abzweigung am unteren Drittel der Magenlinie, die zum Milzsektor reicht.

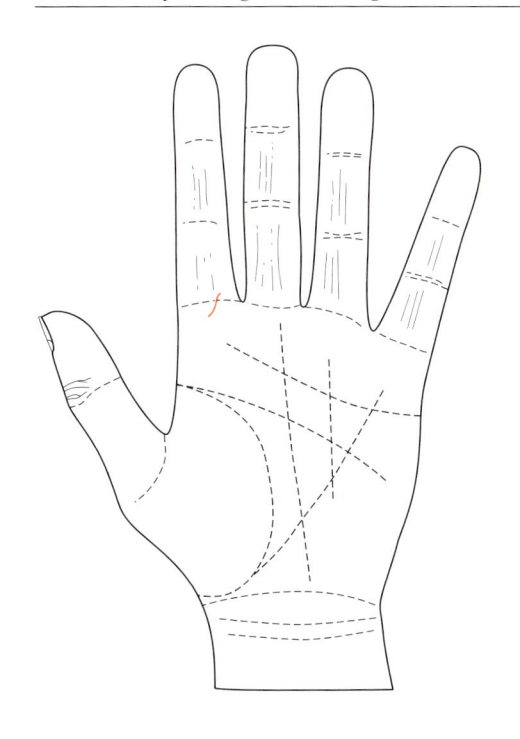

Bild 29/1

Fehlgeburt
Eine oder mehrere kleine schräge Linien, die aus dem unteren Beugegelenk des Zeigefingers kommen und in Richtung Handrand verlaufen.

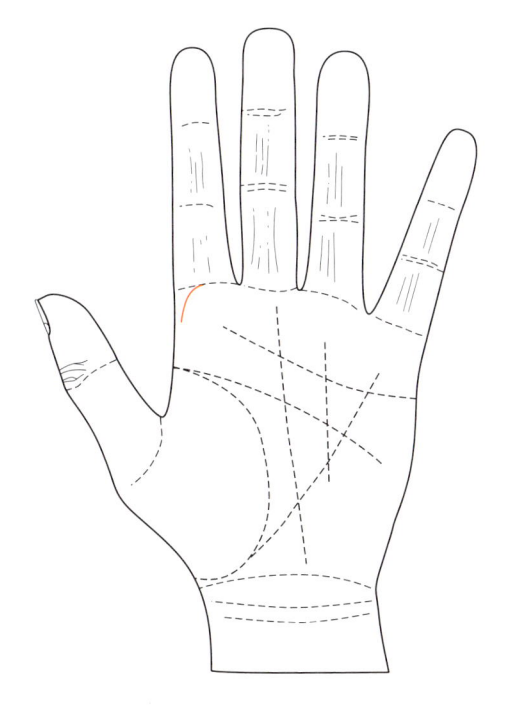

Bild 29/2

Erschlaffung der Mutterbänder
Eine Linie, die aus dem unteren Beugegelenk des Zeigefingers entspringt und etwas schräg auf dem Jupiterberg verläuft.

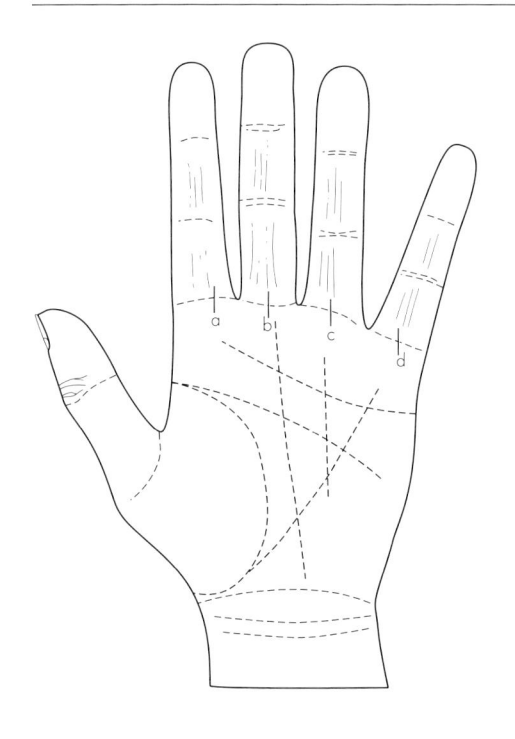

Bild 29/3

Verletzungen
Eine senkrechte kurze Linie, die das untere Zeigefingergelenk schneidet, weist auf Disposition zu Kopfverletzungen; Mittelfinger = Leibverletzungen; Ringfinger = Bein- und Fußverletzungen; Kleiner Finger = Arm- und Handverletzungen.

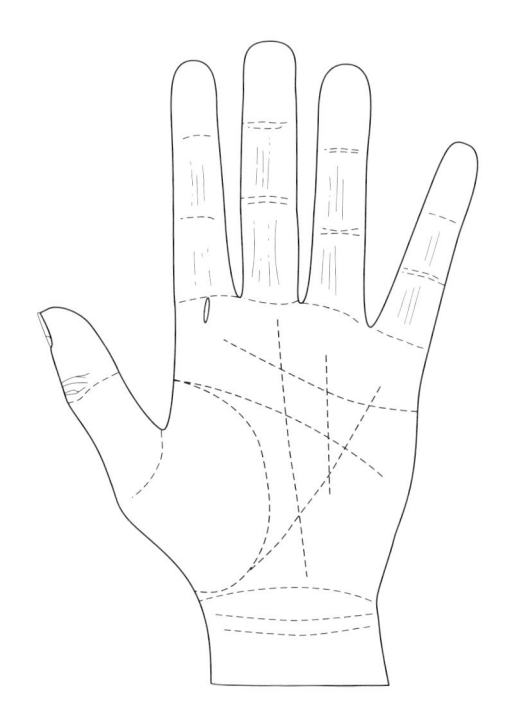

Bild 29/4

Stirnhöhlenkatarrh oder -vereiterung
Eine unter dem Zeigefinger senkrecht stehende Insel.

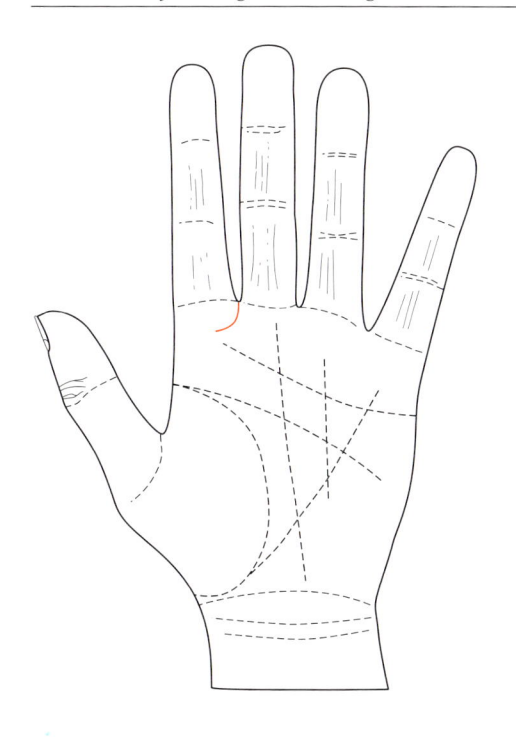

Bild 29/5

Abortus (gewollt herbeigeführt), Ausschabungen
Eine Viertelkreislinie, die zwischen Zeige- und Mittelfinger beginnt und bis zur Mitte des Jupiterberges verläuft.

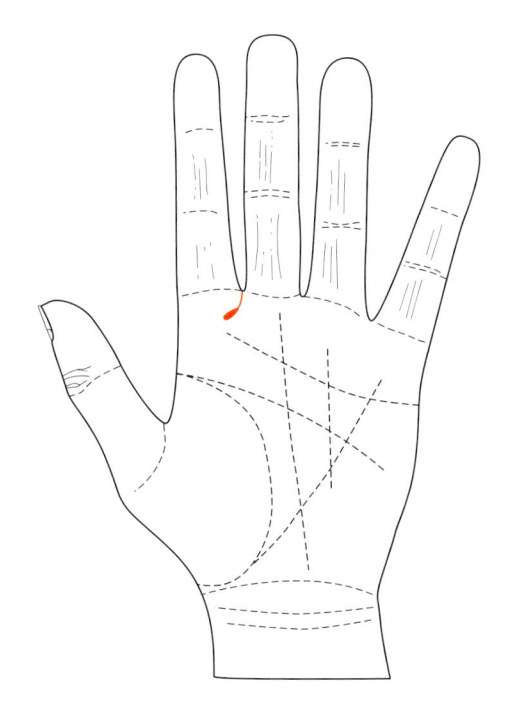

Bild 29/6

Disposition zu Zangengeburt
Eine aus dem Zwischenraum von Zeige- und Mittelfinger kommende gebogene Linie. Bild 29/5. Eine aus dem Zwischenraum von Zeige- und Mittelfinger kommende Linie endet in einer ausgefüllten schmalen Insel. Es sind auch chirurgische Eingriffe im Urogenitalbereich des Mannes möglich. Siehe auch Bild 34/6.

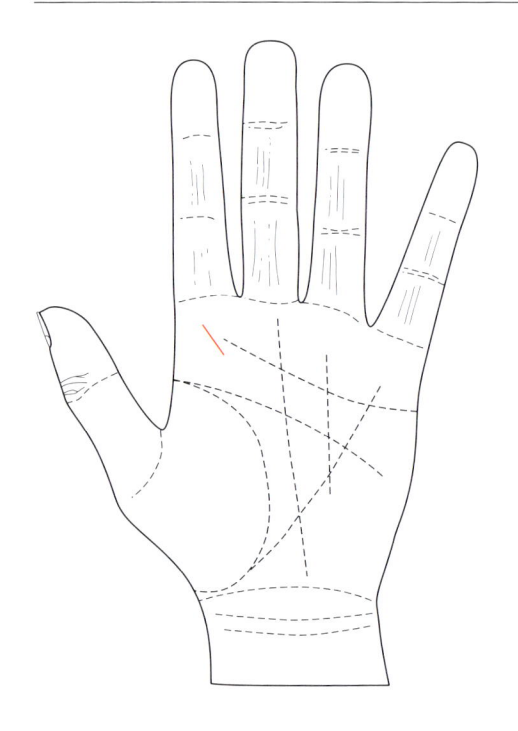

Bild 30/1

*Harnröhrenkatarrh
(oder auch Gonorrhöe)*
Eine schräg verlaufende
Linie auf dem Jupiterberg.
(Dasselbe Zeichen gilt auch
für Weißfluß.)

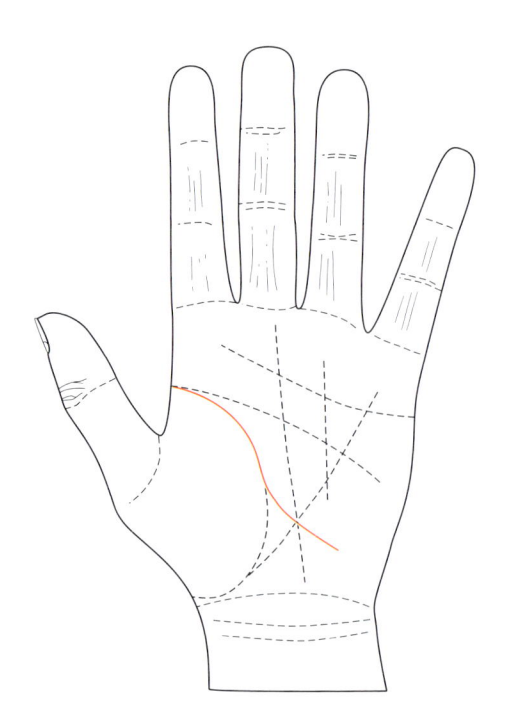

Bild 30/2

*Ovarien- oder Hodenleiden
(Lebenskraft)*
Die Lebenslinie endet selbst
oder mit einer Abzweigung
im Mondberg. Bild 37/1.
Siehe auch Fingernägel,
wie unter Bronchialleiden
beschrieben (Bild 5 x,
Seite 134).

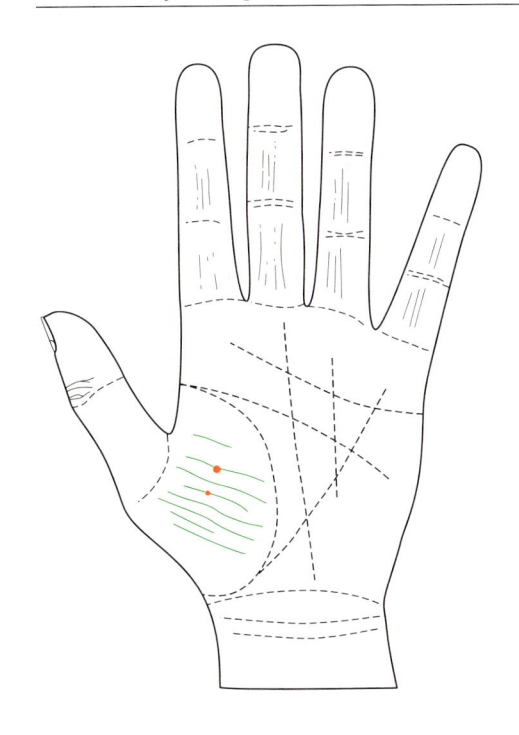

Bild 30/3

Sexualleiden
Kleine oder größere rote Punkte auf dem Venusberg.

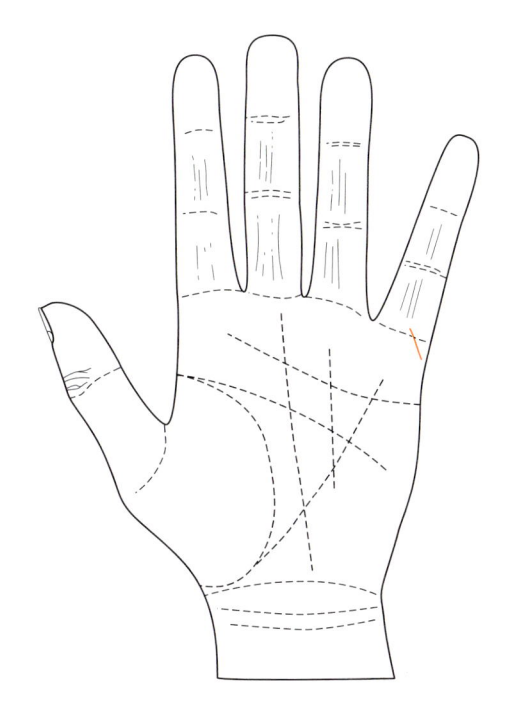

Bild 30/4

Zu starke Blutungen (bei Frauen)
Schräge Schnittlinie kreuzt das untere Beugegelenk des Kleinen Fingers; auch bei schmerzhafter Menstruation.

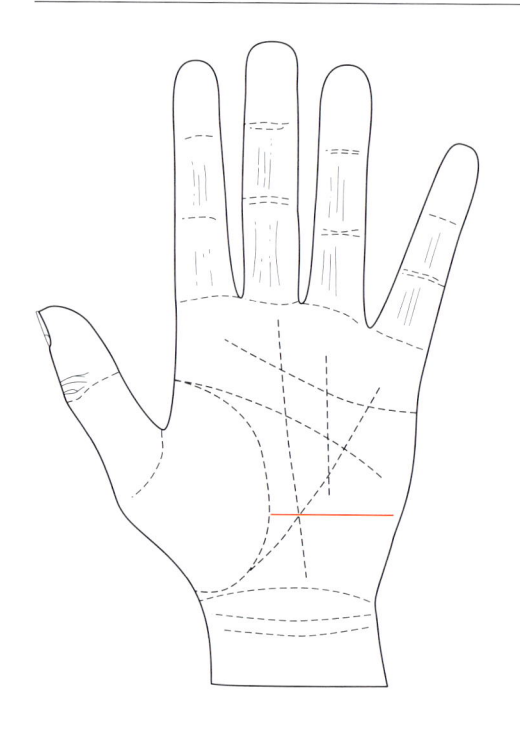

Bild 30/5

Gifte, erworbene
Waagerechte, aus dem mittleren Teil des Mondberges kommende, auf die Lebenslinie zulaufende Neptunlinie.

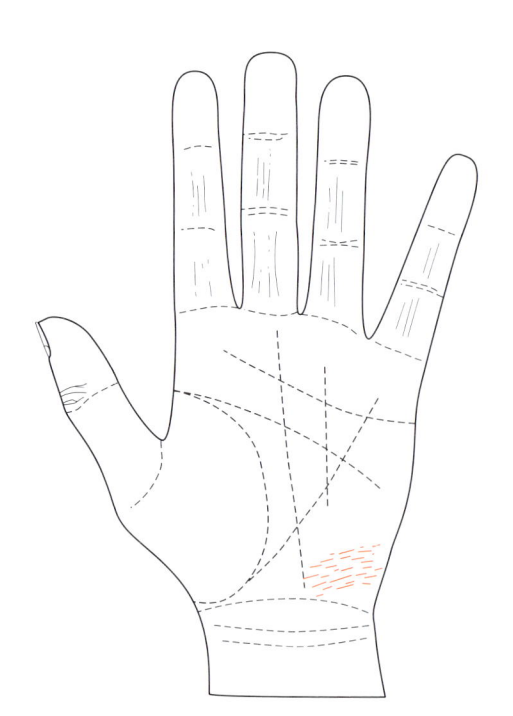

Bild 30/6

Nervenüberreizung
Im unteren oder mittleren Mondberg deuten kleine schräglaufende Strichlinien auf Gifte mit Milzbelastung sowie auf überreizte Nerven durch unverträgliche Medikamente.

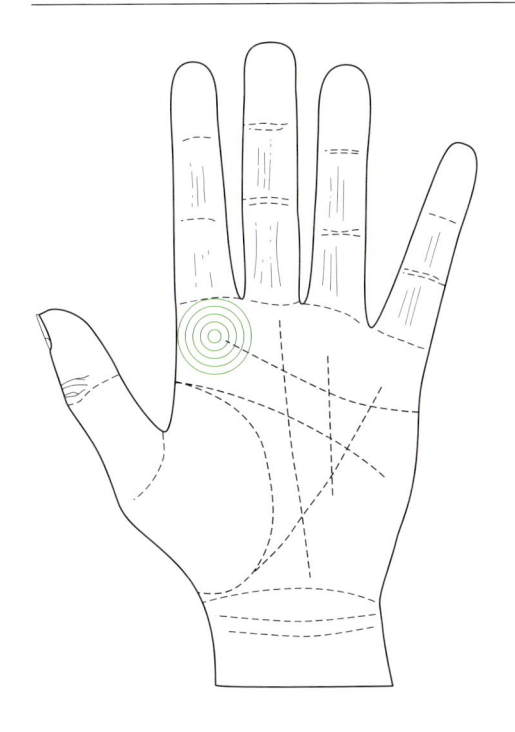

Lexikon der pathologisch-chirologischen Merkmale   195

Bild 31/1

Disposition zu Haarausfall
Übergroß gewölbter Jupiterberg.

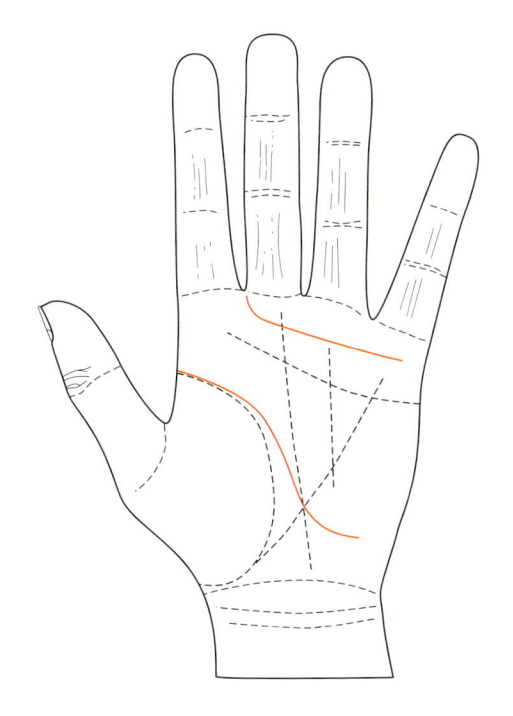

Bild 31/2

Rückgratschwäche
Ende des Venusgürtels verläuft waagerecht bis an den Handrand, Zeichen verstärkt durch stark geschwungene Kopflinie, die im unteren Mondberg endet. Beachte Fingernägel (Bild 5 q, Seite 133) sowie übermäßig gebogenen oder stark biegsamen Daumen.

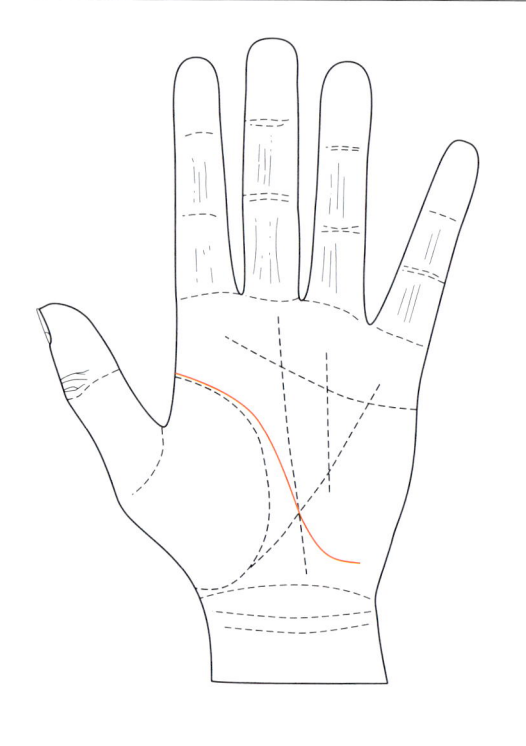

Bild 31/3

Disposition zu Selbstmord
Tiefgeneigte, ausgezogene Kopflinie, die oft hakenartig im unteren Mondberg endet, deutet auf schwaches Rückgrat in der Persönlichkeitsstruktur, Labilität.

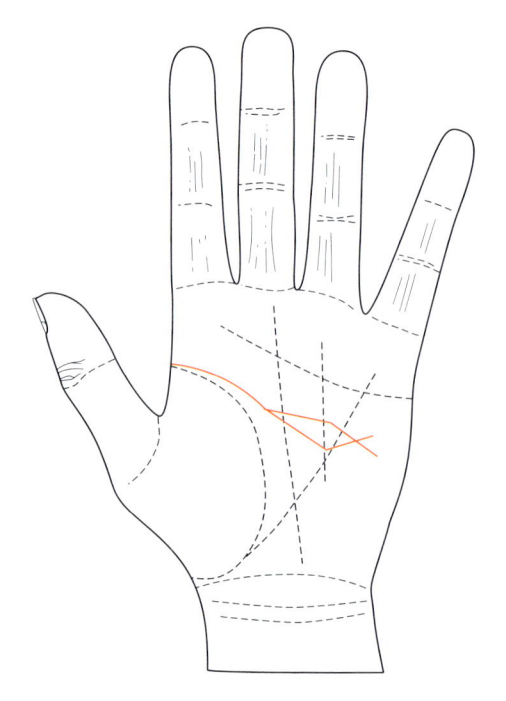

Bild 31/4

Kopfschmerzen, vererbte Disposition
Große Insel in der zweiten Hälfte der Kopflinie. Ein Vorfahre ist an Verkalkung oder Paralyse gestorben. Bild 23/3.

Gehirnerweichung (Paralyse)
Große Insel in der Kopflinie unter dem Ringfinger mit gespaltenen, sich kreuzenden Enden, rautenförmig. Der Handeigner hat die Anlage zu Paralyse von einem seiner Vorfahren geerbt, die sich bei ihm selbst zeitweise als stärkere Kopfschmerzen äußern.

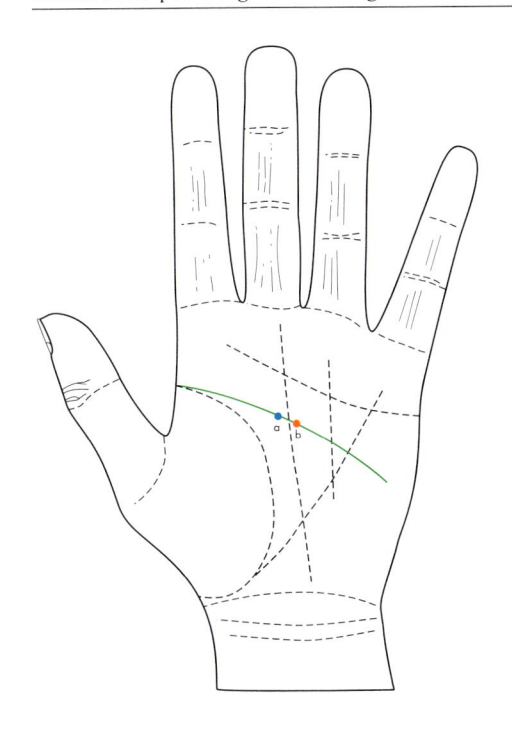

Bild 31/5

Augenverletzung
Roter Punkt in der Kopflinie unter dem Mittelfinger.

Kopfnervenfieber, Kopfnervenentzündung (Neuralgie)
Blauer Punkt in der Kopflinie unter dem Mittelfinger.

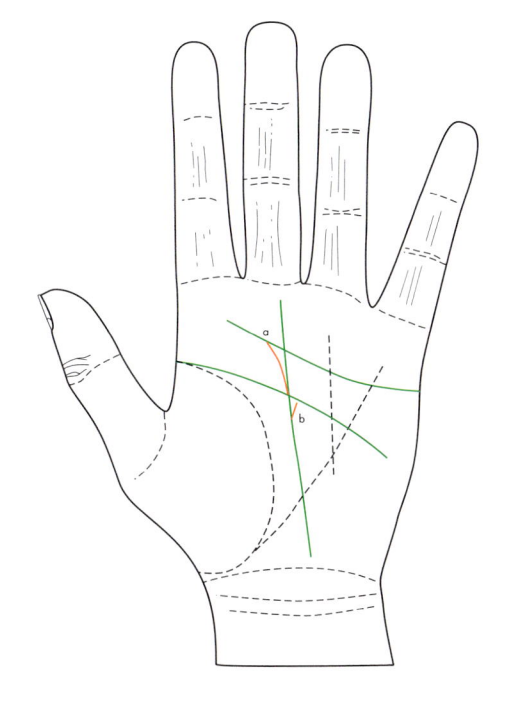

Bild 31/6

Pylorus (Schließmuskel am Magenausgang), spastische Diathese (Verengung)
Abzweigung von der Schicksalslinie zur Herzlinie in Richtung Jupiterberg.

Würmer
Kurzer Ast aus Schicksalslinie, der mit der Kopflinie ein Dreieck bildet. Schuppenartiges Abblättern der Fingernägel (wie bei Glimmer oder Schiefer)
(Bild 5w, Seite 134).

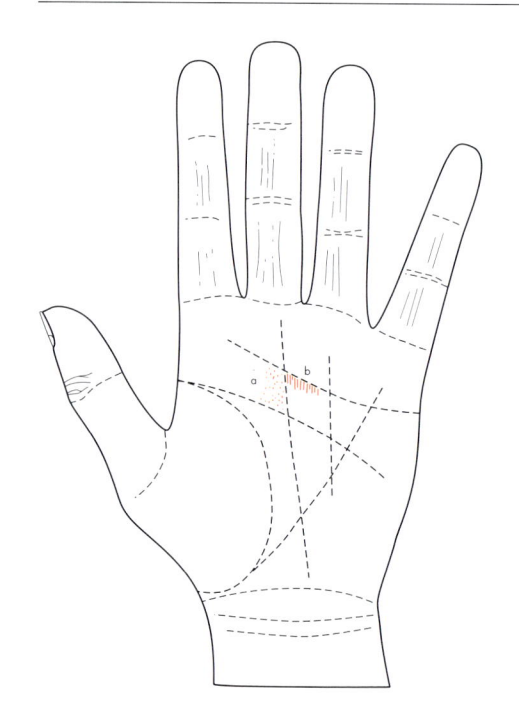

Bild 32/1

Magen- und Leberstörungen
Kurze Strichlinien unterhalb Herzlinie und Mittelfinger.

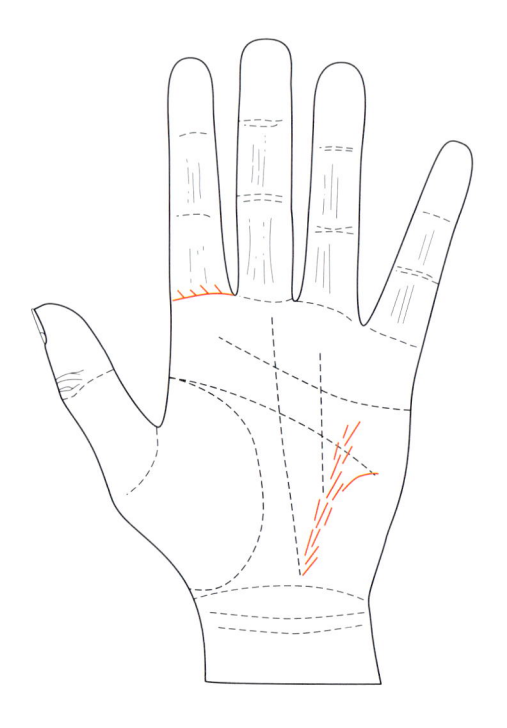

Bild 32/2

Leber- und Darmleiden
Kleine, kurze, schräge Linien am unteren Zeigefingergelenk, nach oben weisend (rechts = Leberbelastung, links = Pankreasschwäche). Darmbelastung (Obstipation): Magenlinie zerrissen, viele kurze Linien mit kurzer Abzweigung, die in den Marsberg führt.

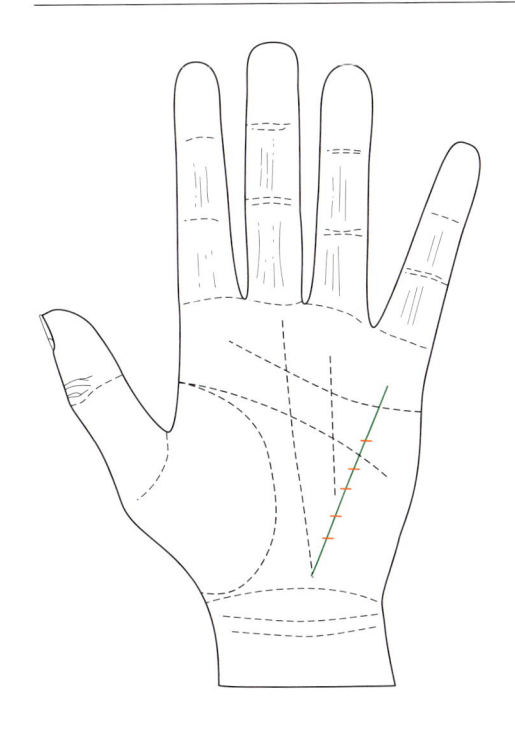

Bild 32/3

Magen- und Darmtraktstörungen, Kränklichkeiten
Kurze, querlaufende Schnittlinien in der Magenlinie.

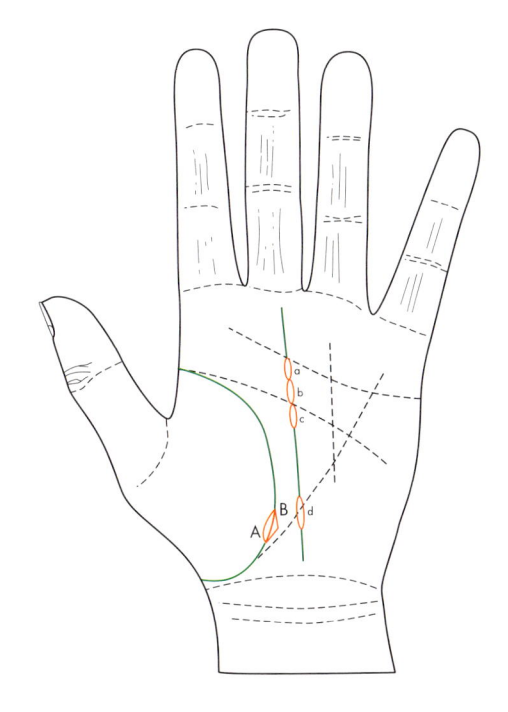

Bild 32/4

Disposition zu Krebs
Insel oder Dreieck im letzten Viertel der Lebenslinie.
A oder B: Vorfahre hatte Krebs.

Zelldegeneration
Organentsprechungen: siehe Inselbildung in der Schicksalslinie.

A oder B mit
a: *Magenkrebs*
b: *Hals- oder Brustkrebs*
c: *Leber- oder Darmkrebs*
d: *Unterleibs- oder Blasenkrebs*

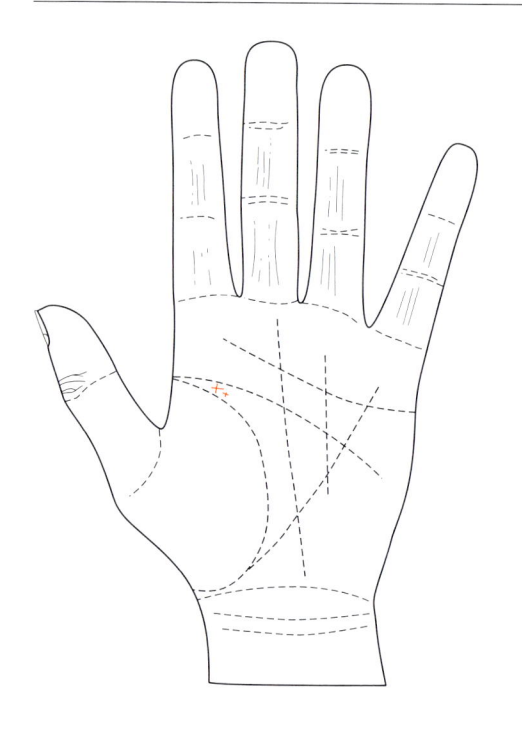

Bild 32/5

Schilddrüsenleiden
Ein sehr kleines Kreuz neben einem größeren, zwischen Anfang der Lebens- und Kopflinie.

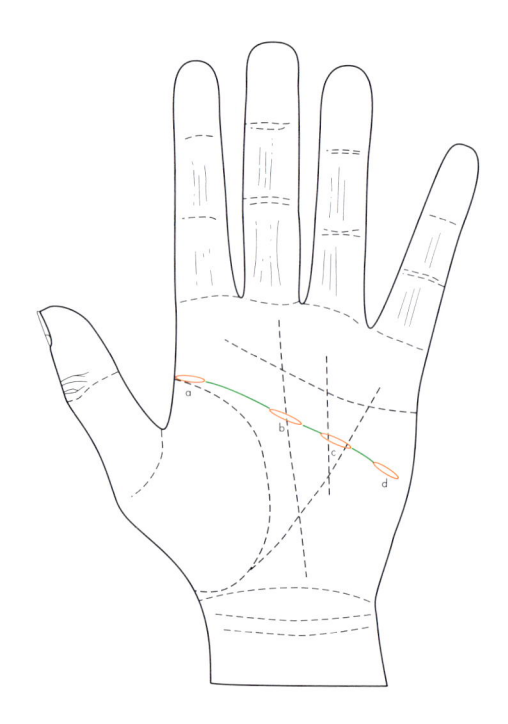

Bild 32/6

Schwäche der Sinnesorgane
Insel in der Kopflinie:
unter Zeigefinger = Augen;
unter Mittelfinger = Ohren;
unter Ringfinger = Zunge;
unter Kleinem Finger = Nase.

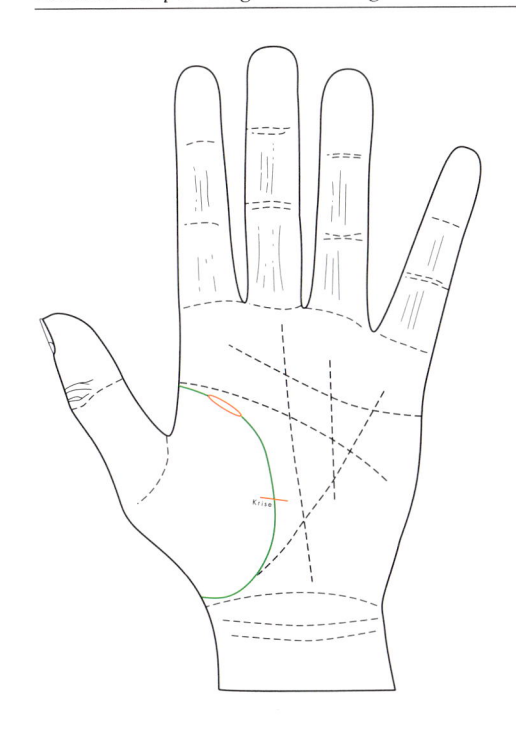

Lexikon der pathologisch-chirologischen Merkmale

Bild 33/1

Körperliche Schwäche in der Jugend, vererbt
Insel am Anfang der Lebenslinie.

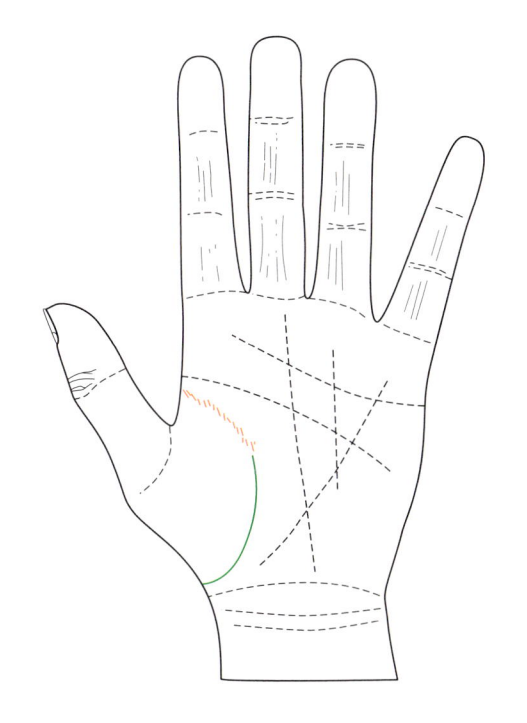

Bild 33/2

Körperliche Schwäche in der Jugend, angeboren
Lebenslinie im ersten Drittel kurze, kleine, schräge Linien, zerrissen, wie ausgefranst.

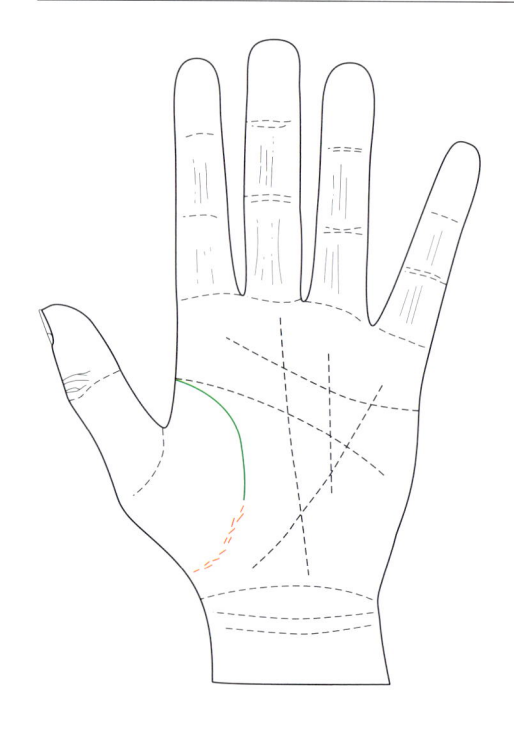

Bild 33/3

Körperliche Schwäche im späteren Alter, Zerfall
Lebenslinie am unteren Drittel viele kleine, kurze Linien, zerrissen, wie ausgefranst.

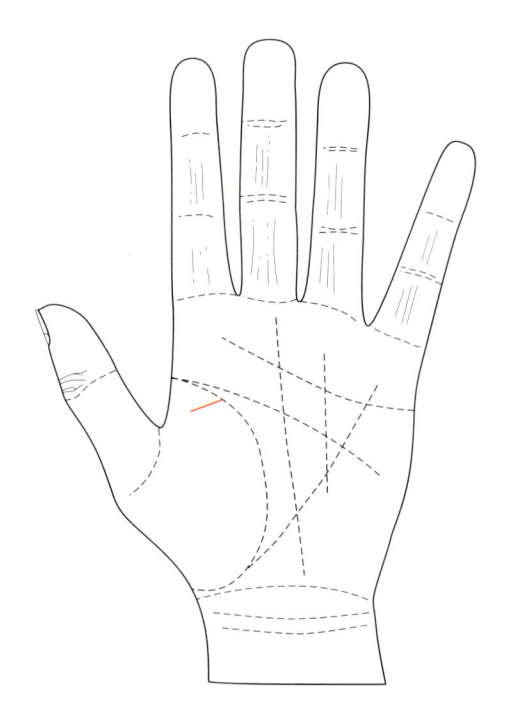

Bild 33/4

Fieber- und Infektionskrankheiten in der Jugend
Kräftige kleine Linie im oberen Drittel des Kleinen Marsberges, bis zur Lebenslinie.

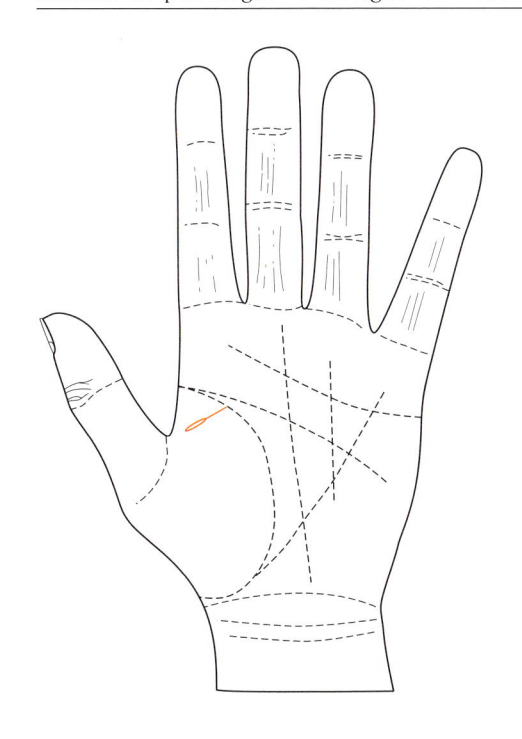

Bild 33/5

Lungen- oder Rippenfellentzündung in der Jugend
Kräftige, kleine Linie im oberen Drittel des Kleinen Marsberges, bis zur Lebenslinie, mit einer Insel am Anfang.

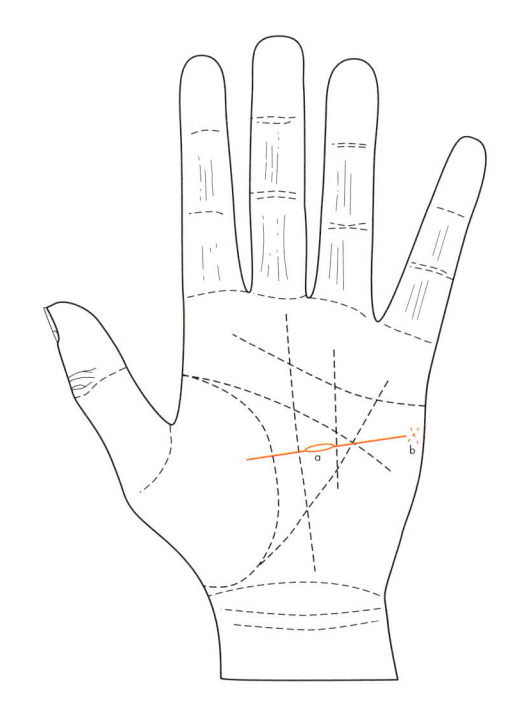

Bild 33/6

Operationen und Eingriffe
Kräftige Linie, die vom Venusberg in den Marsberg reicht, a) mit Insel: Magen- und Darmgeschwüre;
b) mit Stern: Fieber.

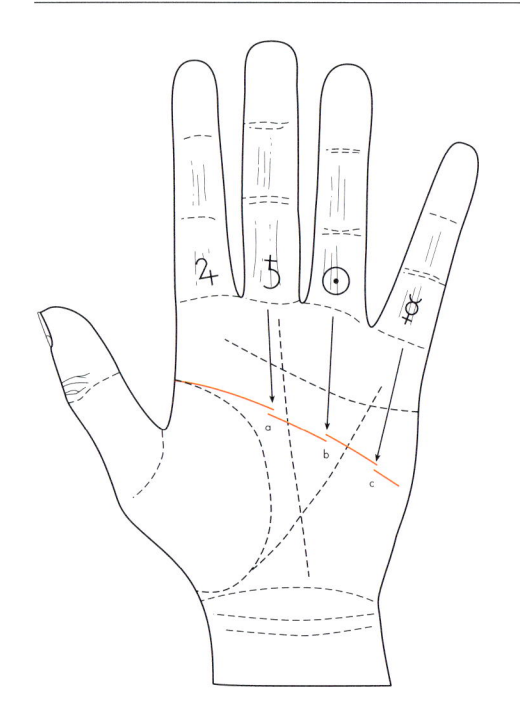

Bild 34/1

Kopfverletzungen
Brüche in der Kopflinie unter Mittelfinger: durch Sturz, Fall; unter Ringfinger: durch Fahrlässigkeit; unter Kleinem Finger: nach Angriff.

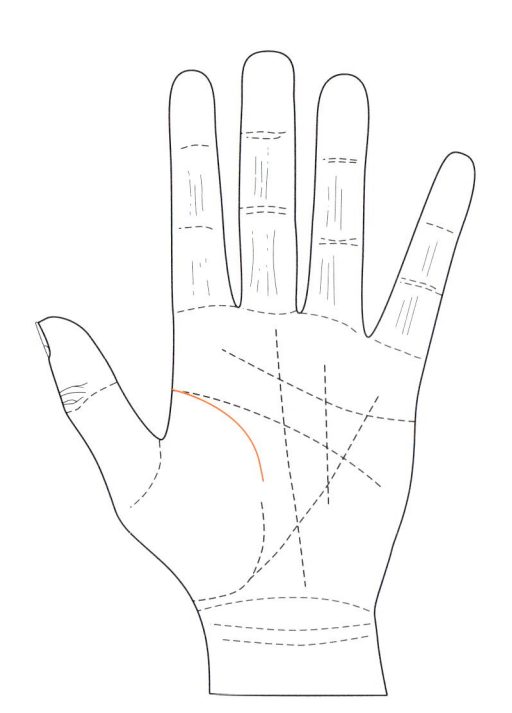

Bild 34/2

Plötzlicher Tod
Rechtsseitig eine kurze Lebenslinie, die wie abgeschnitten endet. Bei gleichem Erscheinungsbild in der linken Hand ist diese Tendenz verstärkt.

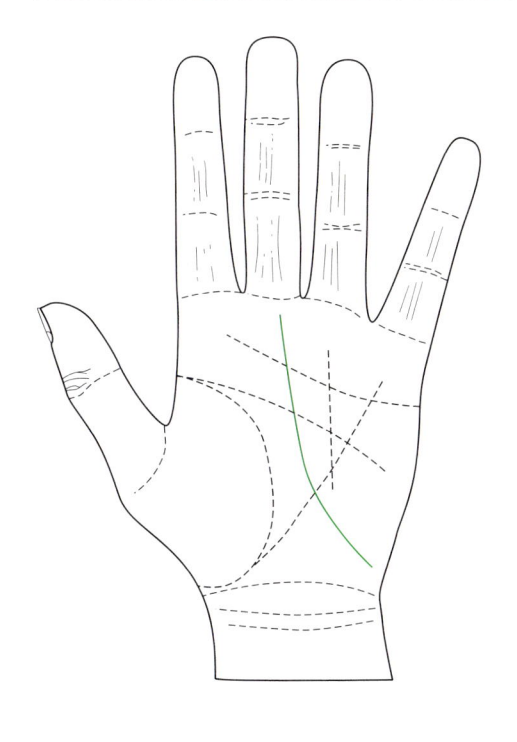

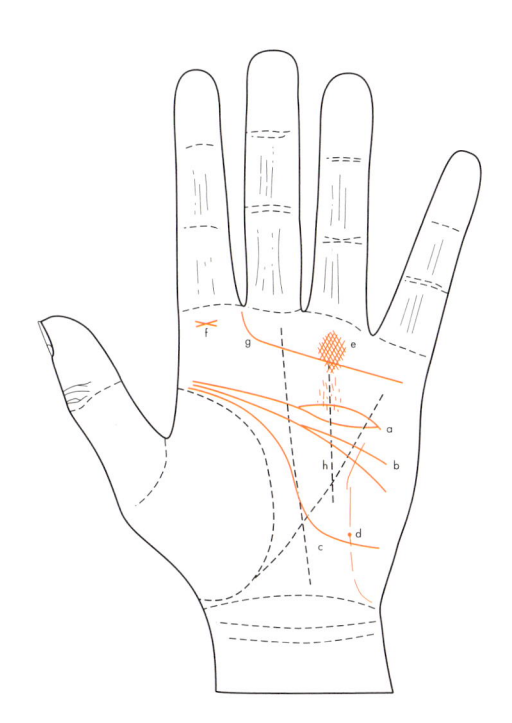

Bild 34/3

Natürliche Medialität (günstig)
Eine Schicksalslinie, die aus dem unteren Mondberg aufsteigt und zum Mittelfinger reicht.

Bild 34/4

Medialität krankhafter Art
Zeichen, die jegliche Medialität verbieten.
a: eine große Insel am Ende der Kopflinie;
b: eine lang gespaltene Kopflinie;
c: eine geschwungene Kopflinie, die zum unteren Mondberg führt;
d: eine Intuitionslinie, die gebrochen ist und Knoten aufweist;
e: Gitterlinien unterhalb des Ringfingers;
f: ein liegendes Kreuz unterhalb des Zeigefingers;
g: ein ausgezogener Venusgürtel;
h: eine zerrissene Apollolinie.
Denken und Empfinden sind bei diesen Handeignern gestört.

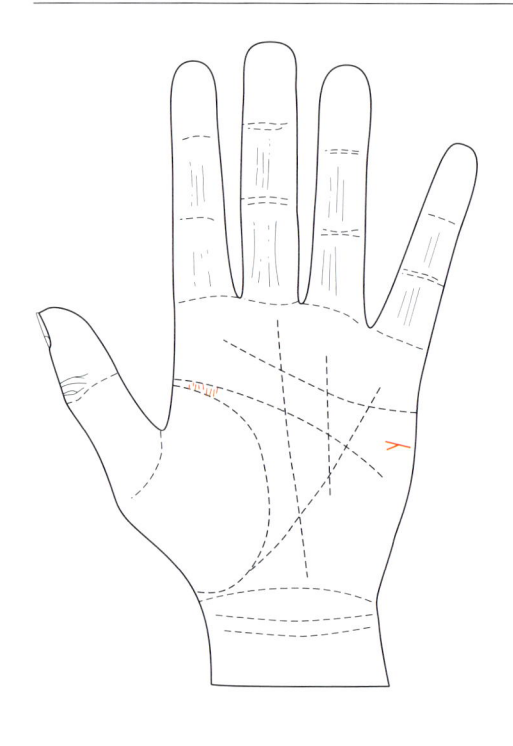

Bild 34/5

Halsleiden
Rötung am Ende der Kopflinie. Kleine, dünne, senkrechte, kurze Linien zwischen Kopf- und Lebenslinie, Gabellinie auf Marsberg. Siehe auch Fingernägel (Bild 5 i, Seite 132).

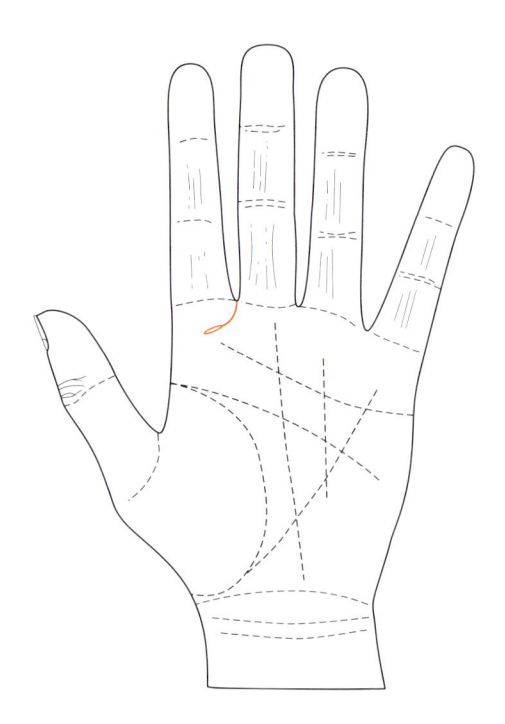

Bild 34/6

Bauchhöhlenschwangerschaft
Wie unter Abortus, aber am Ende der Viertelkreislinie eine kleine Insel.

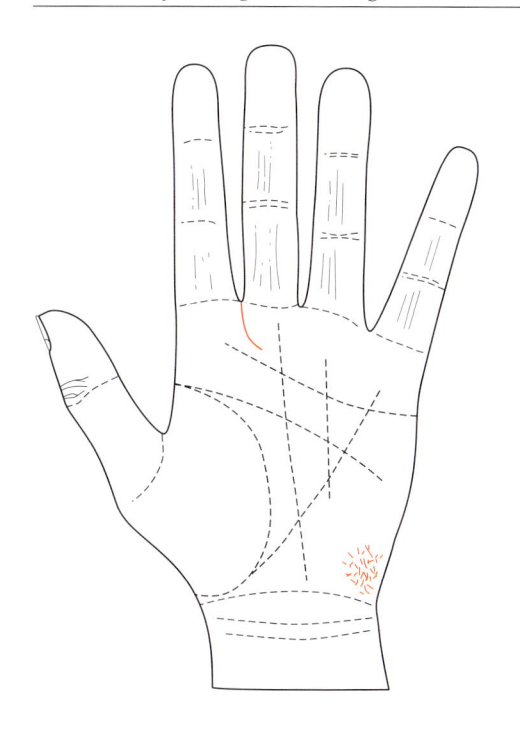

Bild 35/1

Brechdurchfall
Zarte kleine Haarlinien zwischen dem unteren Mondberg und der Raszette sowie blasse Viertelkreislinie, die vom Saturnberg kommt und zwischen Zeige- und Mittelfinger endet.

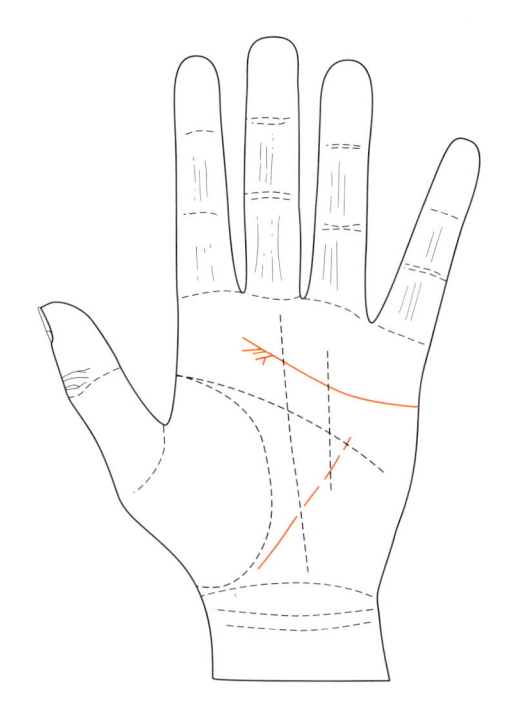

Bild 35/2

Gallenleiden
Unter dem Mittelfinger büschelartige Abzweigung der Herzlinie in Richtung Daumen. Gebrochene Magenlinie, unterer Teil dunkel gefärbt, oder Insel unterhalb der Kopflinie. Siehe auch Vererbungszeichen (Bild 21/24, Seite 165).

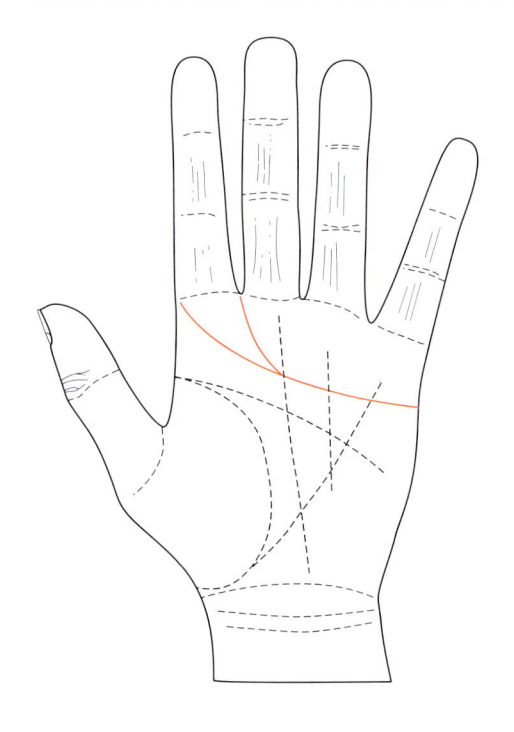

Bild 35/3

Hirnhautentzündung
Eine zarte oder dünne Herzlinie mit starker Rötung; bei einer Herzlinie, die am Ende lang gegabelt ist und den Zeigefinger teilweise oder ganz einfaßt.

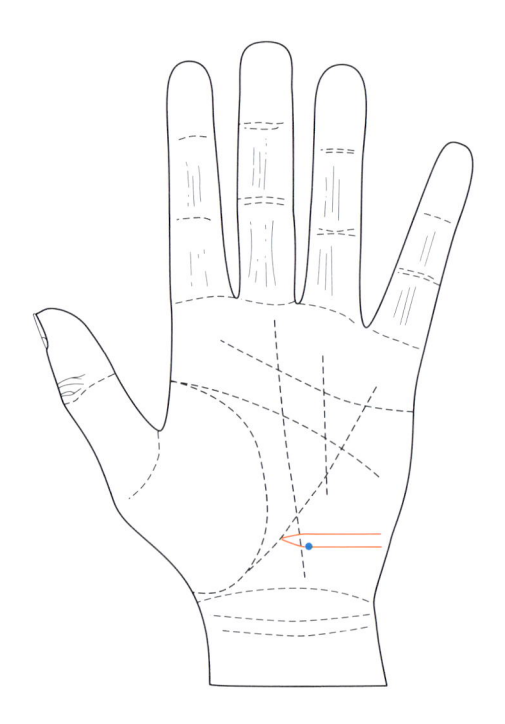

Bild 35/4

Gehirnschlag und katarrhalische Verschleimung
Zwei Parallellinien, die quer über den Mondberg laufen und sich nahe der Lebenslinie schließen. Knoten (Zeichen für Verschleimung) auf der unteren Linie.

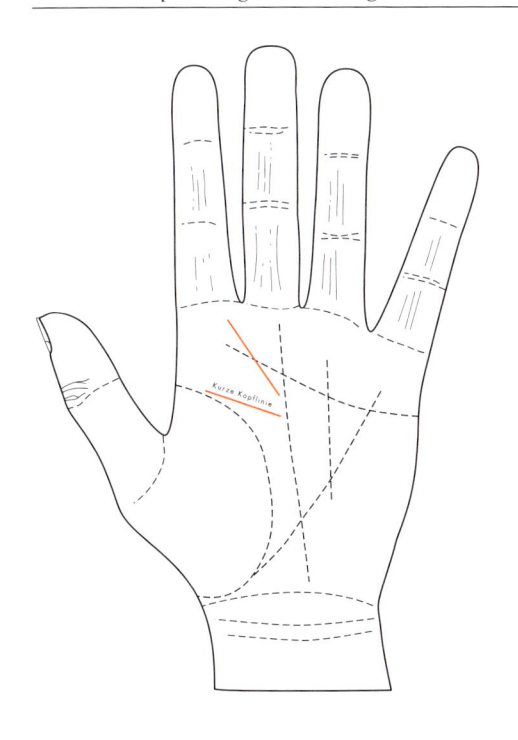

Bild 35/5

Disposition zu Gehirnschlag
Bläuliche Färbung oder gänzliches Fehlen der Kopflinie, auch wenn eine 20 bis 30 Millimeter lange Linie aus der Handtischmitte zum Jupiterberg verläuft.

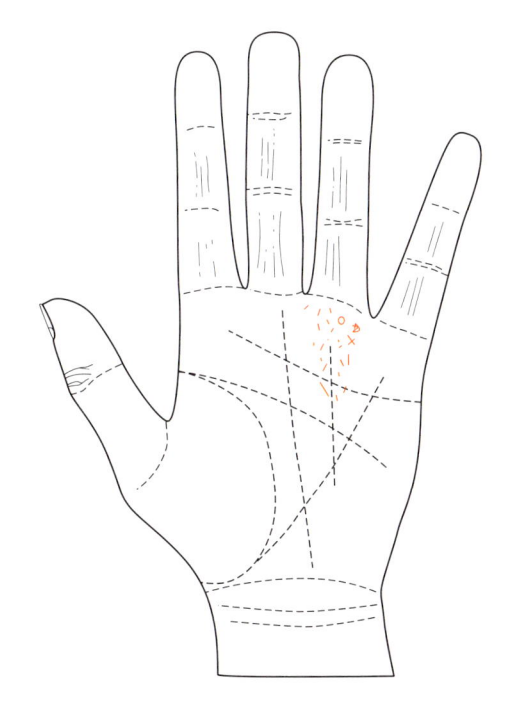

Bild 35/6

Gehirnunstetigkeit, unruhige Wesensart
Ein von mehreren ungünstigen Linien oder Zeichen bedeckter Apolloberg.

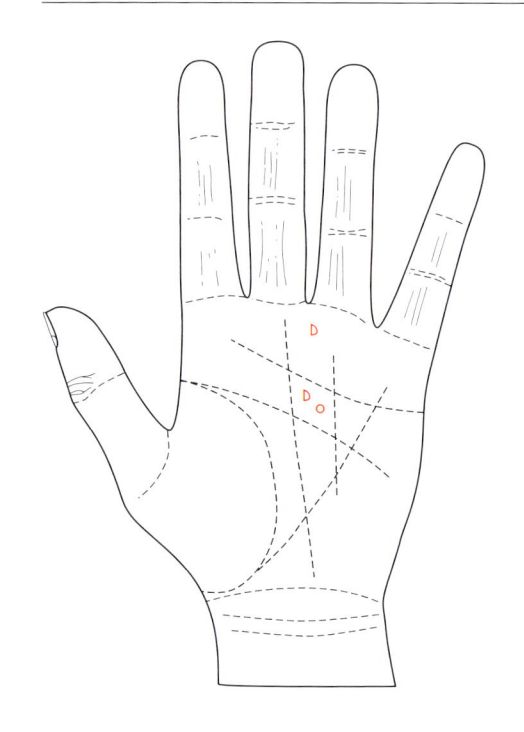

Bild 36/1

Genitalschmerzen
Zeichen D oder Ring im
»Großen Viereck« zwischen
Kopf- und Herzlinie, auch
unter dem Ringfinger.

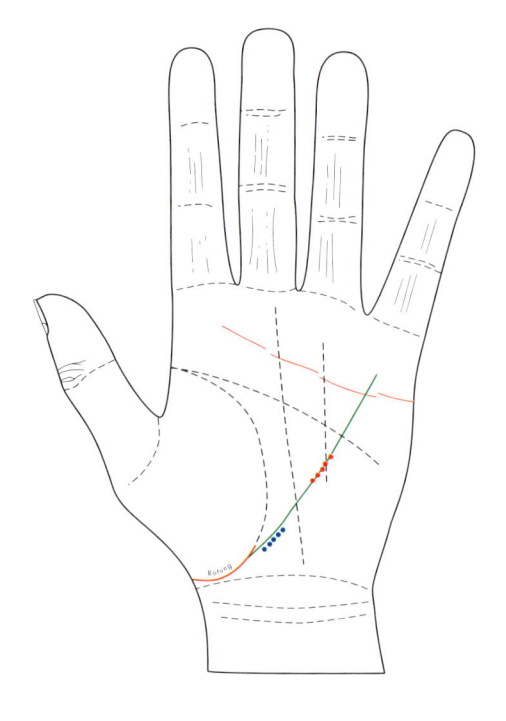

Bild 36/2

Hartleibigkeit, Obstipation
Viele kleine Punkte neben
oder in der Magenlinie.
Verstärkende Zeichen sind
starke Rötung am Ende der
Lebenslinie und eine dünne
oder vielfach gebrochene
Herzlinie.

Stauungen
Die Farbe der Linien ist abwechselnd rot und blaß. Die
zart rötlichen Fingernägel
sind in der Mitte aufgehellt.

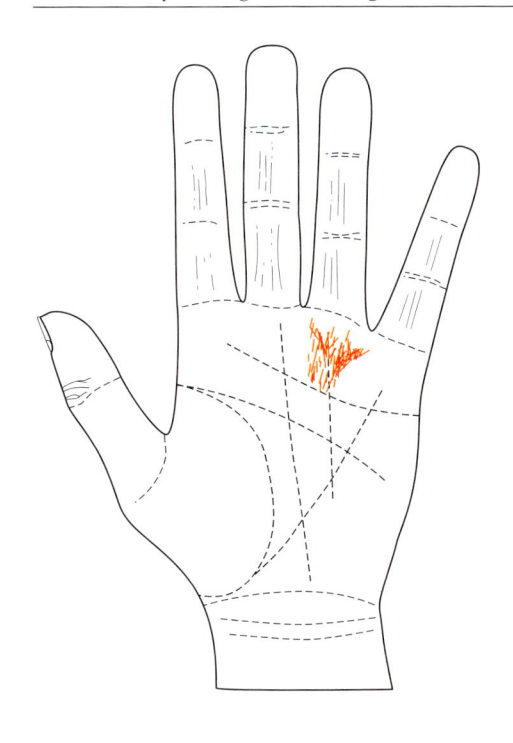

Bild 36/3

Allgemeine Herzleiden
Viele kleine, durcheinanderlaufende Linien auf dem Apolloberg, noch ungünstiger durch Saturn- und Marssymbol.

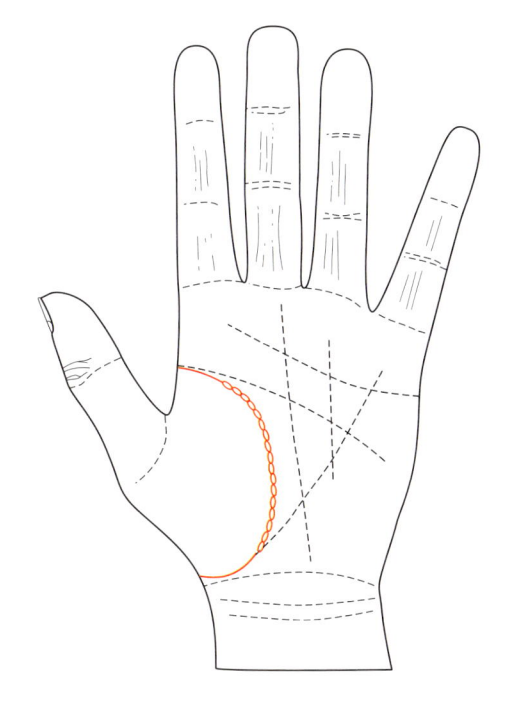

Bild 36/4

Disposition zu Herzkrampf
Kettenbildung entlang der Lebenslinie. Blauer Punkt oder Fleck in der Herzlinie unterhalb des Zwischenraums von Mittel- und Ringfinger. Bild 27/5.

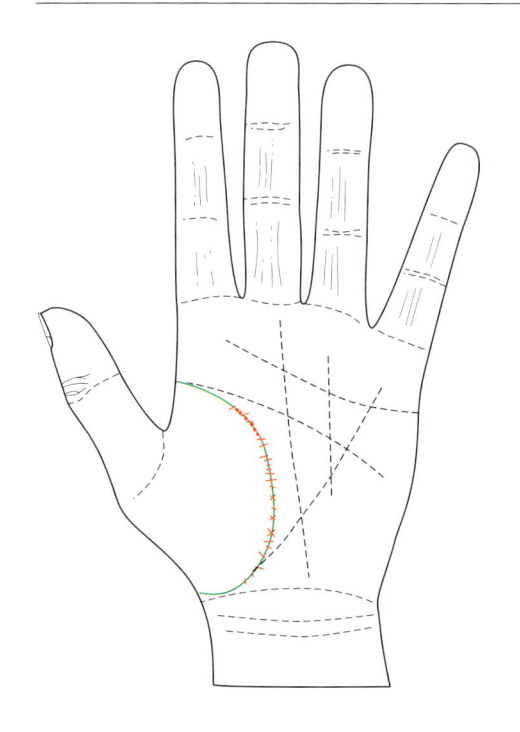

Bild 36/5

*Herzschmerzen
(nachlassende Vitalität)*
Eine mit vielen kleinen Punkten, Kreuzen oder Haarlinien durchsetzte Lebenslinie.

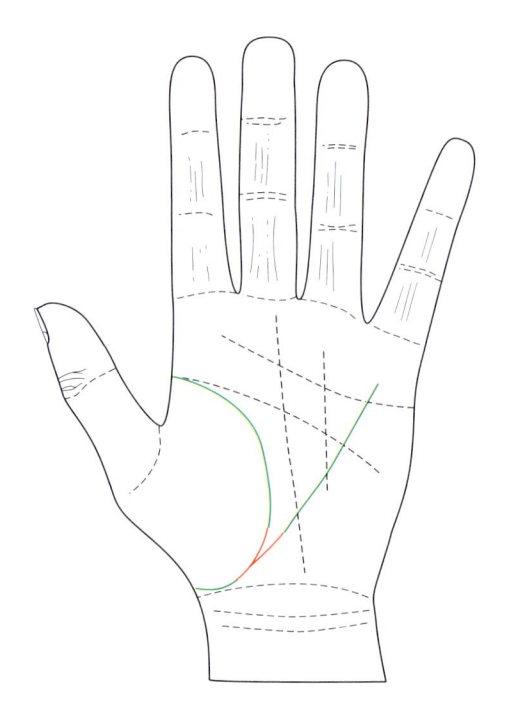

Bild 36/6

*Herzschwäche,
als Veranlagung*
Wenn die Lebens- und Magenlinie (gerötet) am unteren Teil des Venusberges zusammentreffen.

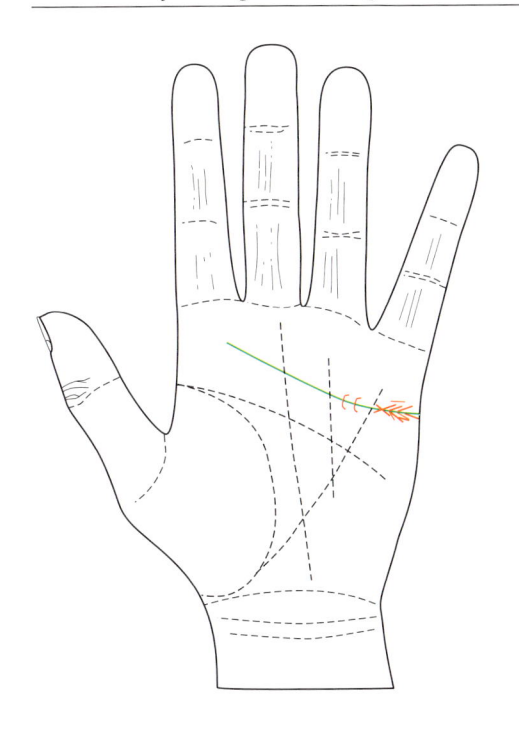

Lexikon der pathologisch-chirologischen Merkmale

Bild 37/1

Hoden- oder Ovarienleiden (Herzkraft, Nerven)
Herzlinie am Anfang sehr verzweigt und wirr oder auch mit Halbringlinien versehen. Bild 30/2.

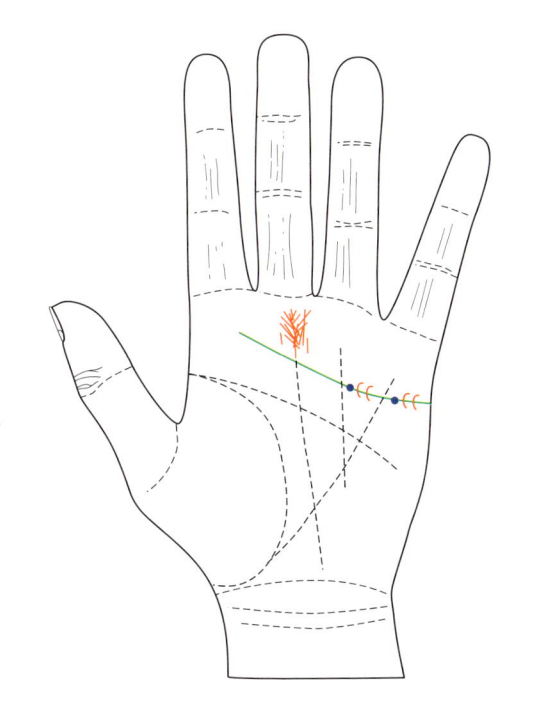

Bild 37/2

Disposition zu Kolik
Anfang der Herzlinie unter dem Kleinen Finger, mit vielen kleinen Halbkreisen oder Grübchen bedeckt. Liniengewirr auf Saturnberg.

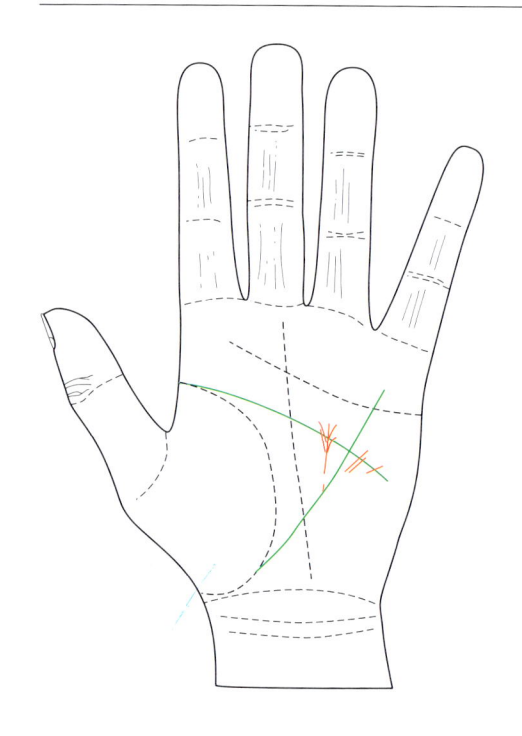

Bild 37/3

Leberentzündung
Wenn die Kopflinie gegen Mitte oder Ende von Büschellinien sowie Abzweigungen aus der Magenlinie gestört wird.

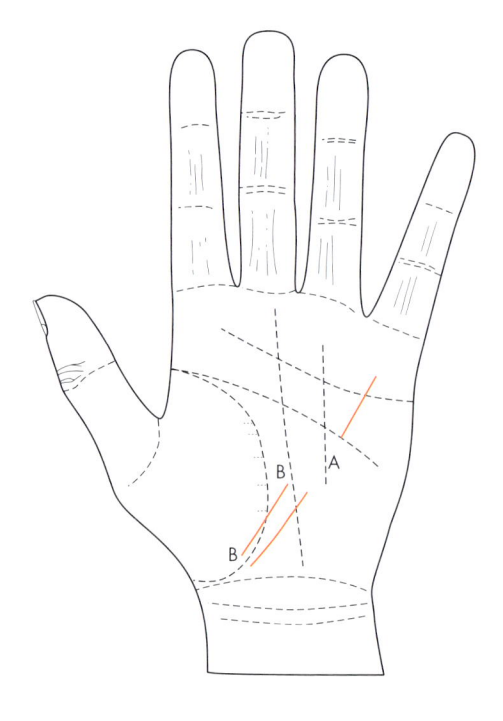

Bild 37/4

Leberschwäche
A: Fehlende Mittelpartie der Magenlinie in beiden Händen.

Vorgeburtslinie
B: Eine schräge Linie aus dem unteren Teil des Venusberges, die in Richtung Handtellermitte weist.

Angstlinien
Kurze horizontale Abspaltungen von der Lebenslinie in Venusberg

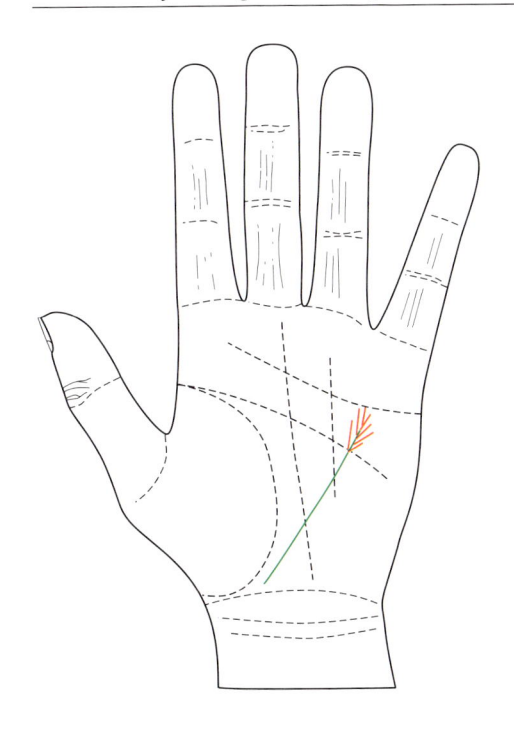

Lexikon der pathologisch-chirologischen Merkmale   215

Bild 37/5

Leber, gestaut, oft chronisch
Starke Verzweigung der Magenlinie zwischen Kopf- und Herzlinie.

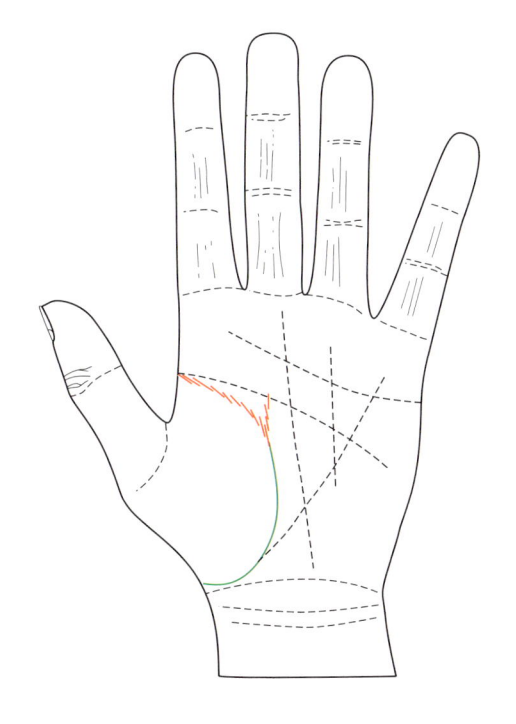

Bild 37/6

Magenschwäche
Lebenslinie blaß und oft kurz, der obere Teil gefasert; eine ebenso gefaserte Abzweigung, die in die Kopflinie reicht.

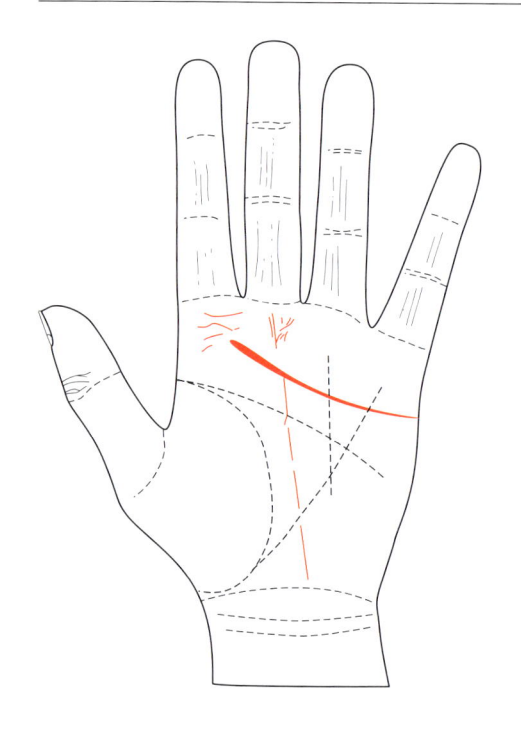

Bild 38/1

Milzhypertrophie
Eine anfangs gut gezeichnete, gegen Ende breiter werdende Herzlinie, eine zerrissene Saturnlinie und ein mit Liniengewirr bedeckter Saturnberg. Verstärkt wird diese Disposition durch Liniengewirr auf dem Jupiterberg.

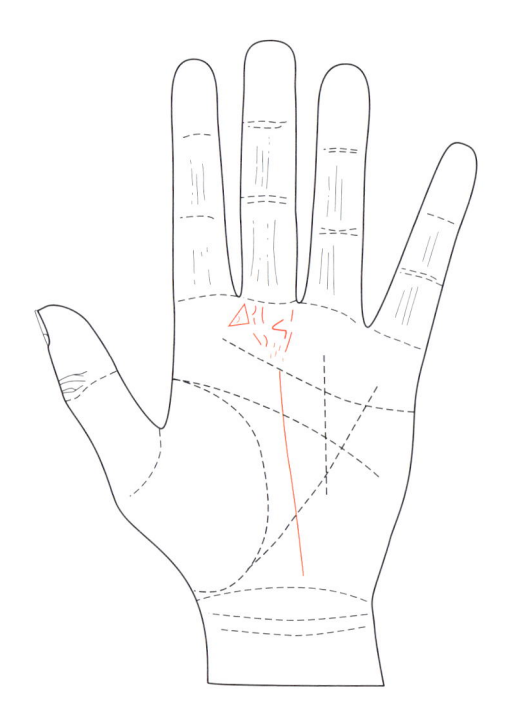

Bild 38/2

Nervenleiden, allgemein
Eine auf dem Saturnberg sehr zersplitterte Saturnlinie, verstärkt durch das Saturnsymbol oder ein verformtes Dreieck auf dem Saturnberg.

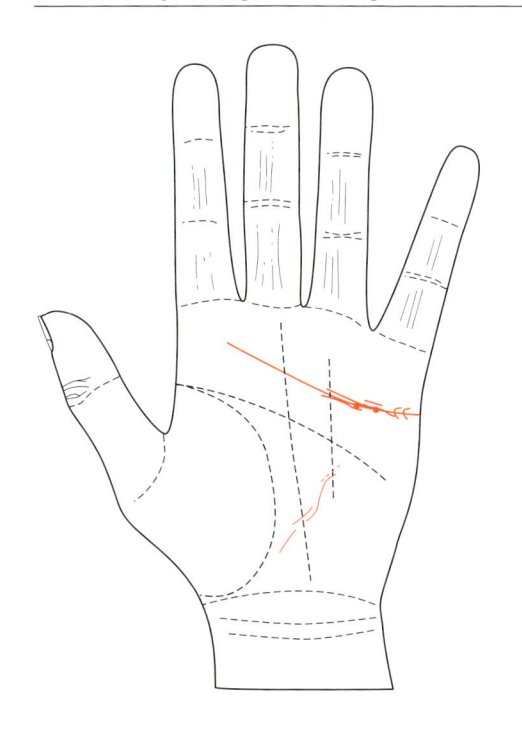

Bild 38/3

Sexuelle Schwäche
Grübchen am Beginn der Herzlinie oder auch dicke rote Punkte. Eine kettige, rissige Herzlinie und zersplitterte Magenlinie, verstärkt durch Rötung und durch kleine Halbringlinien am Anfang der Herzlinie. Flacher Venusberg. Krummer Kleiner Finger.

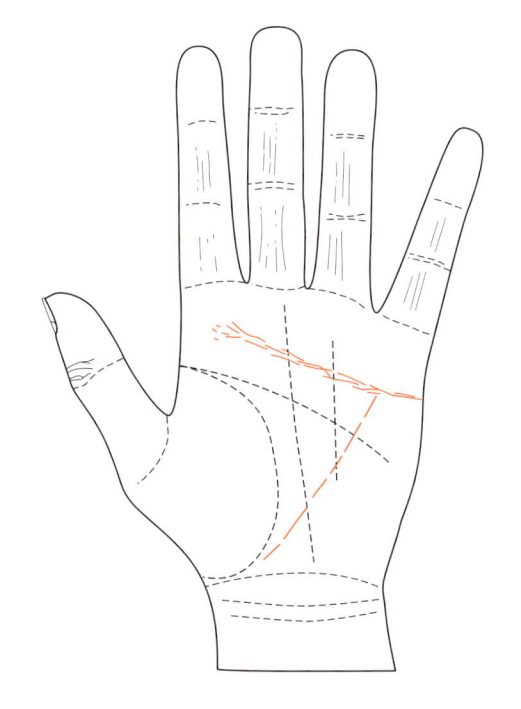

Bild 38/4

Unterleibsschmerzen (Nabelgegend)
Sehr rote, zum Jupiterberg kettig oder zersplittert auslaufende Herzlinie.

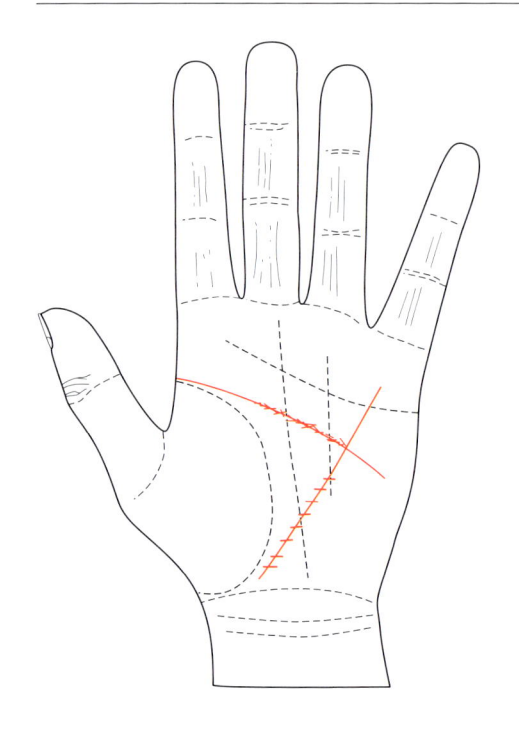

Bild 38/5

Verdauungsstörungen, allgemein
Viele kleine Haarlinien in der Kopflinie; eine dünne, kurze, blasse oder auch verschiedenartig gefärbte Magenlinie mit vielen kleinen Haarlinien darin.

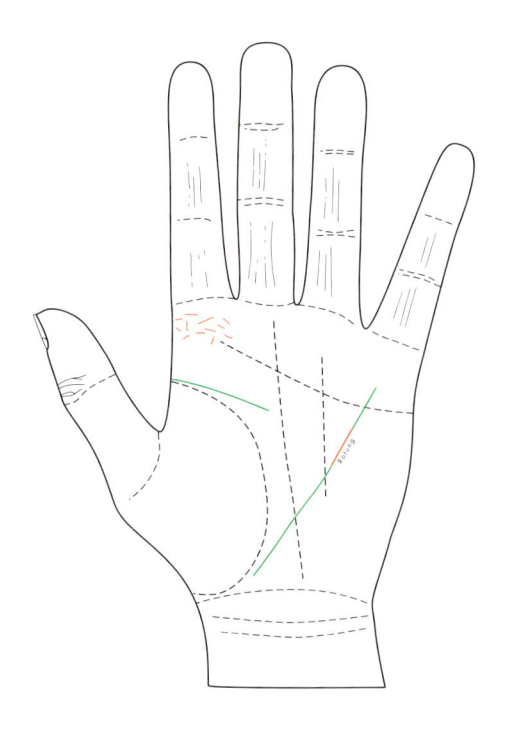

Bild 38/6

Disposition zu Lungentuberkulose
Ein flacher oder eingefallener Jupiter- und Merkurberg. Viele ungünstige Linien oder Zeichen auf dem Jupiterberg oder eine kurze, unter dem Mittelfinger endende Kopflinie verstärken die Bedeutung. Auch Rötung am oberen Teil der Magenlinie, an dem sie sich mit der Kopflinie schneiden würde.

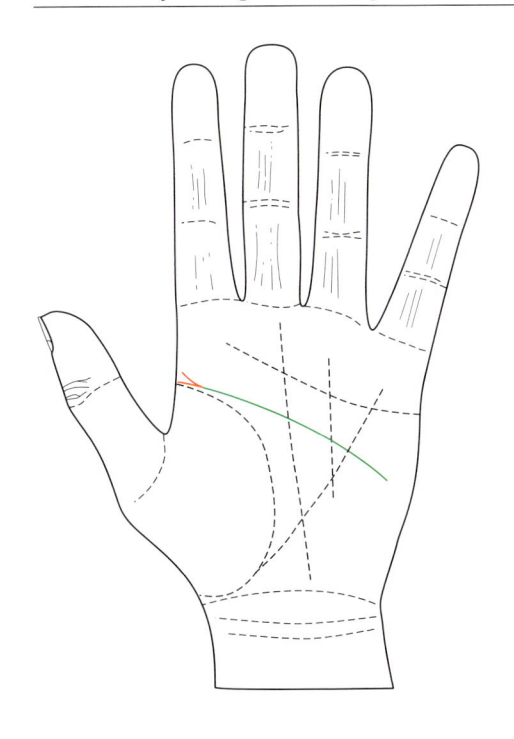

Bild 39/1

Disposition zu Ohnmacht und Schwindel in der Jugend
Kopflinie am Anfang gegabelt.

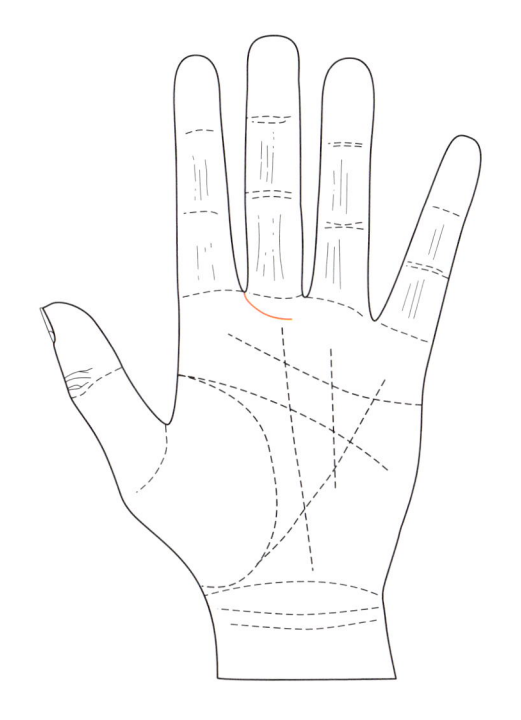

Bild 39/2

Verhaltenes Triebleben
Kurzer Venusgürtel: Schwäche im unteren Rückenbereich sowie verhaltene Triebkräfte.

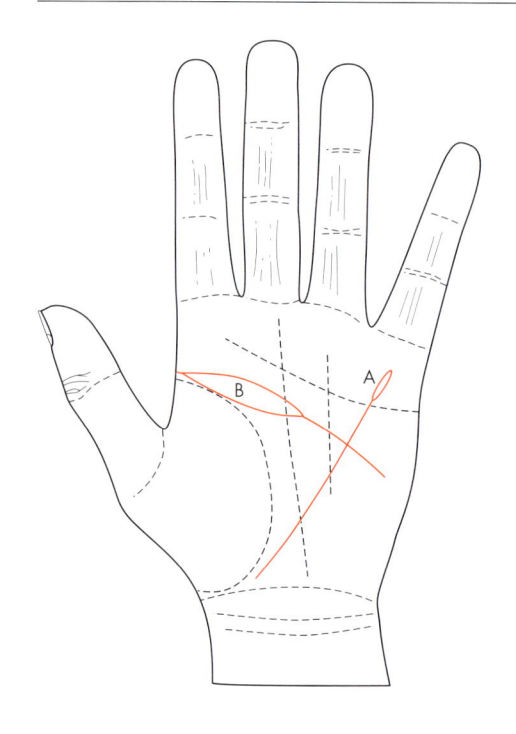

Bild 39/3

Gehirnnervenschwäche, vererbt
A: Insel am Ende der Magenlinie unterhalb des Kleinen Fingers.

Schizophrenie, Störung im Unbewußten, Gedankenleben außer Kontrolle
B: Große Insel, die vom Beginn der Kopflinie bis über die Mitte der Kopflinie reicht.

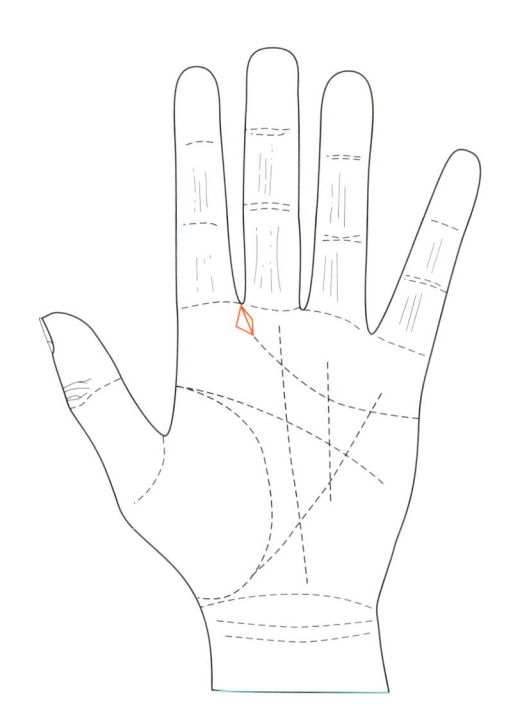

Bild 39/4

Prostata- und Uterusbeschwerden, vererbt; Anlage zu Myom
Eckige Insel zwischen Zeige- und Mittelfinger.

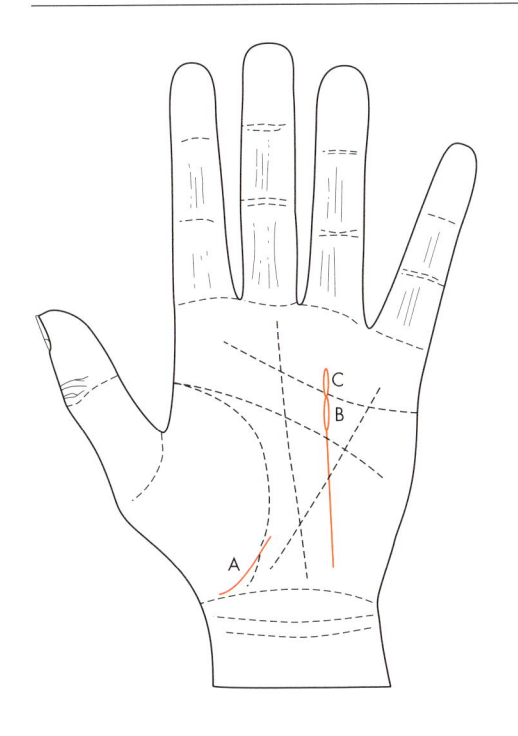

Lexikon der pathologisch-chirologischen Merkmale

Bild 39/5

Behinderungen durch Beeindruckbarkeit, angeboren
A: Die Vorgeburtslinie bedeutet, daß die Mutter während der Zeit der Schwangerschaft unter Depressionen litt. Diese Linie erscheint innerhalb des Venusberges am unteren Drittel der Lebenslinie. Sind dazu auf der Apollolinie Inseln vorhanden, bedeutet es B (unterhalb der Herzlinie): Schüchternheit und Erröten;
C (oberhalb der Herzlinie): Lampenfieber vor Prüfungen.

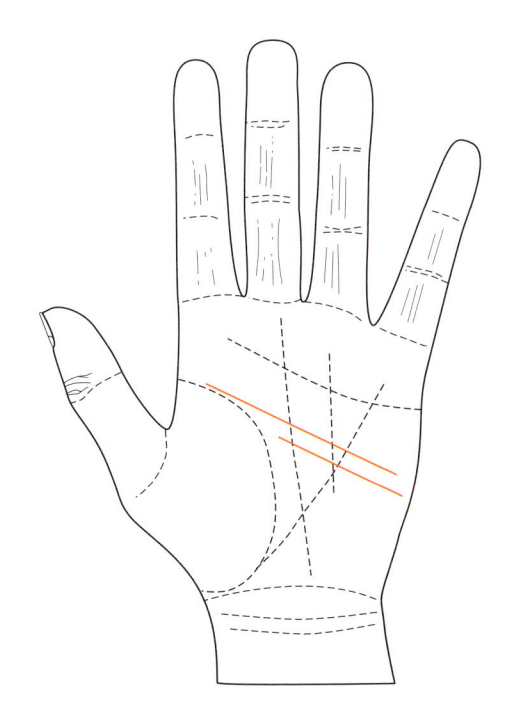

Bild 39/6

Alkoholismus bei Vorfahren
Zwei Kopflinien, wobei eine nicht voll ausgebildet sein muß. Für den Handeigner selbst bedeutet dies, daß er zeitweise zweierlei Wesenszüge und Verhaltensweisen besitzt, sich selbst wesensfremd ist.

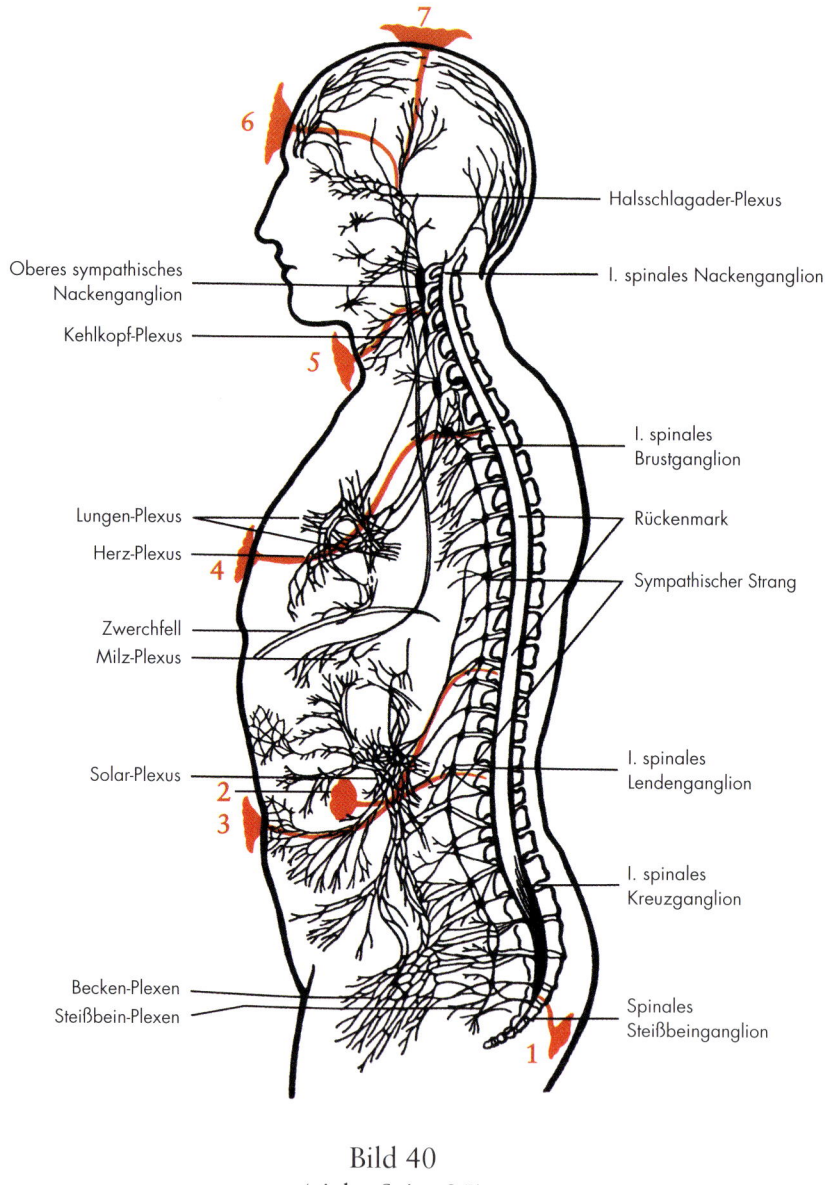

Bild 40
(siehe Seite 95)

Die Organbeziehungen in Verbindung mit den Chakras

1 Wurzel-Chakra = Darm
2 Sakral-Chakra = Fortpflanzungsorgane, Niere/Blase
3 Solarplexus-Chakra = Milz, Magen, Leber
4 Herz-Chakra = Herz
5 Hals-Chakra = Kehlkopf
6 Stirn-Chakra = Kleinhirn, Sinnesorgane
7 Scheitel-Chakra = Großhirn

Lexikon der pathologisch-chirologischen Merkmale 223

Der irdische Mensch in seiner unerleuchteten Natur
entsprechend den Sternen und Elementen

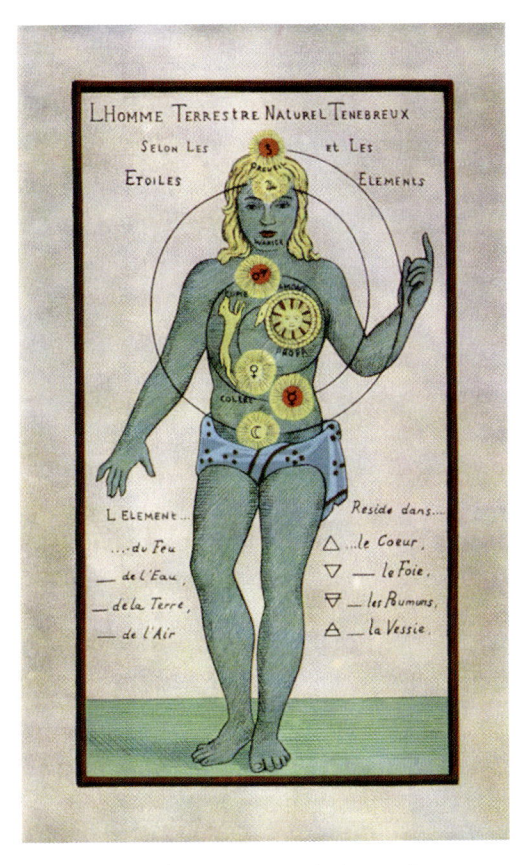

Das Element		beherrscht
Feuer	△	das Herz
Wasser	▽	die Leber
Erde	⊽	die Lunge
Luft	⩟	die Blase

Die Chakras nach Johann Georg Gichtel*
(siehe Seite 96)

Bild 41

---

* Johann Georg Gichtel (1638–1710). Diese Darstellung wurde ursprünglich aus seiner *Theosophia practica* entnommen, findet sich aber auch in C.W. Leadbeater: *Die Chakras*. Verlag Hermann Bauer, 1998[13]. (Die Elemente astrologisch gesehen: Feuer = Herz; Wasser = Blase; Erde = Leber; Luft = Lunge.)

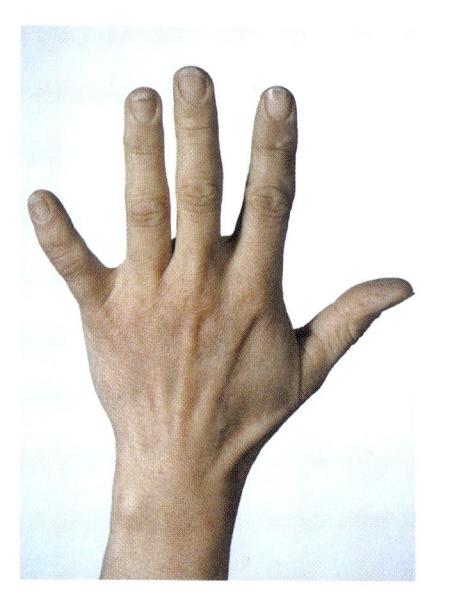

Bild 42: Handtyp
ursprünglich, elementar
(Text: Seite 107)

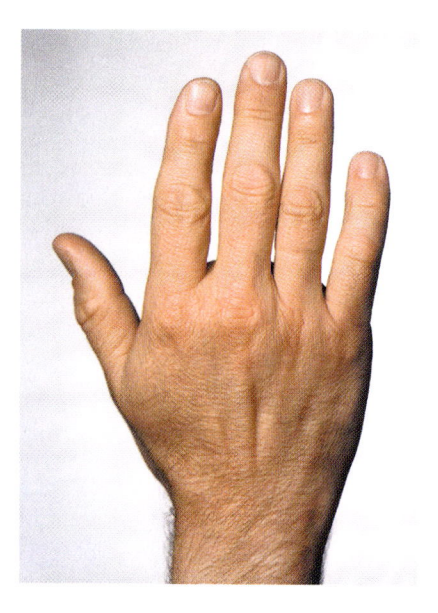

Bild 43: Handtyp
spatelförmig, praktisch
(Text: Seite 108)

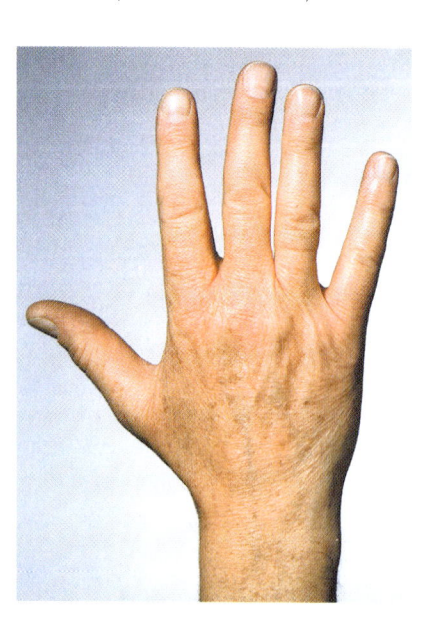

Bild 44: Handtyp
eckig, nützlich
(Text: Seite 108)

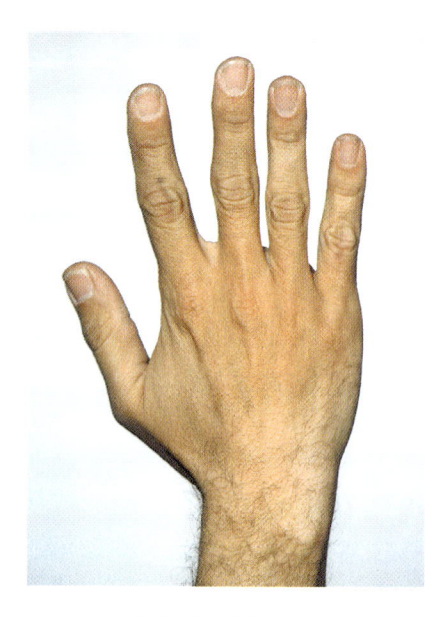

Bild 45: Handtyp
knotig, philosophisch
(Text: Seite 109)

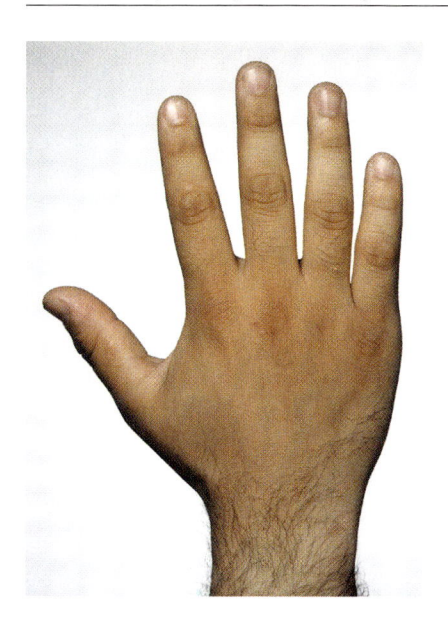

Lexikon der pathologisch-chirologischen Merkmale 225

Bild 46: Handtyp
konisch, gefühlvoll
(Text: Seite 109)

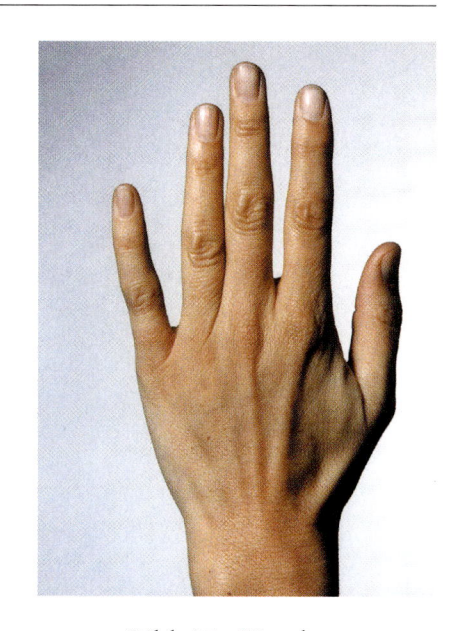

Bild 47: Handtyp
ideal, empfindungsstark
(Text: Seite 109)

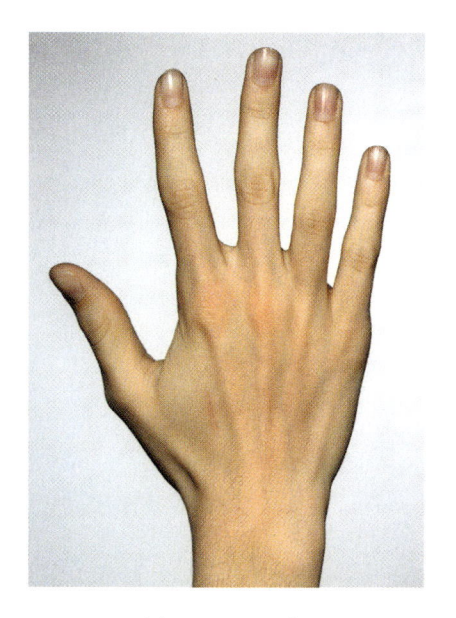

Bild 48: Handtyp
gemischt, vielseitig
(Text: Seite 110)

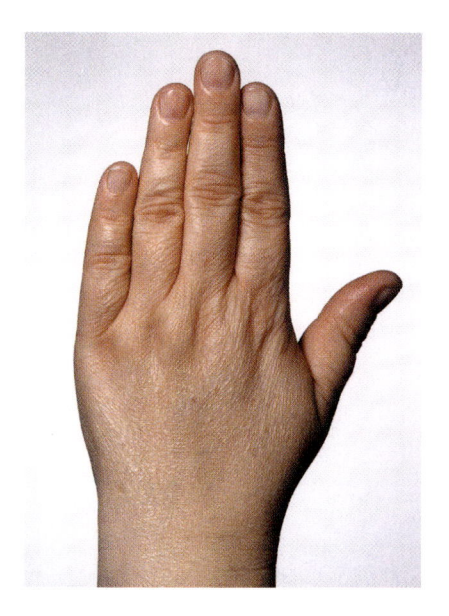

Bild 49: Handtyp
Genießerhand
(Text: Seite 110)

Pathologisch-chirologische Merkmale
Zusammenfassung

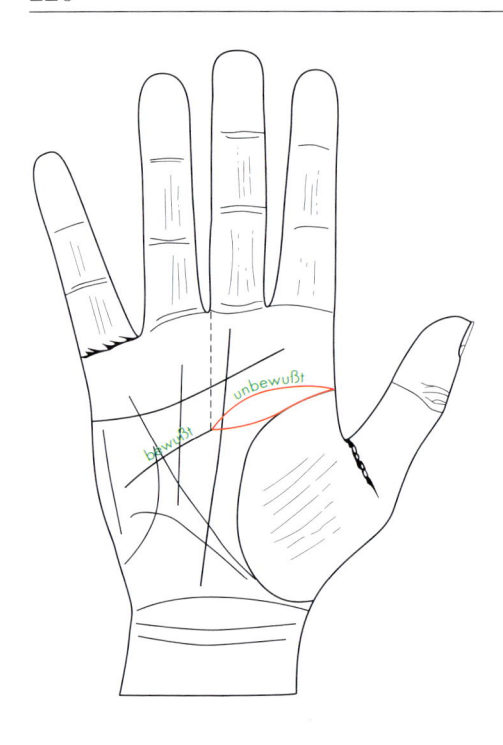

Bild 50

Schizophrenie
– unkontrolliertes Gedankenleben
– Störung im Unbewußten: Eine große Insel in der Kopflinie von der Daumenseite bis zur Mitte der Kopflinie, gekennzeichnet durch eine gedachte senkrechte Linie aus dem Zwischenraum von Ring- und Mittelfinger auf die Kopflinie treffend.

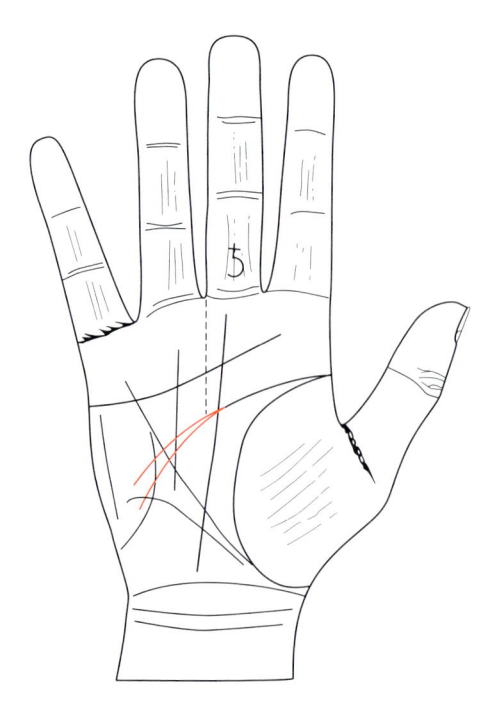

Bild 51

Disposition zu Irrsinn:
In der linken Hand ist die Disposition zum Akutwerden geringer.
Gespaltene Kopflinie vor der Mitte der Kopflinie unter Saturnfinger beginnend.

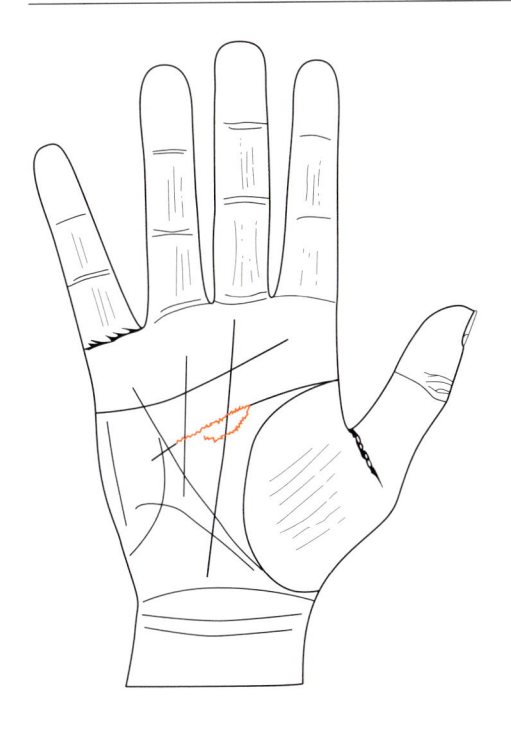

Pathologisch-chirologische Merkmale · Zusammenfassung 229

Bild 52

MCD = minimale cerebrale Dysfunktion;
angeborene MCD = Hyperaktivität:
das hyperaktive Kind.
Im mittleren Bereich der Kopflinie eine gezackte, auch wie ausgefranste Insel.

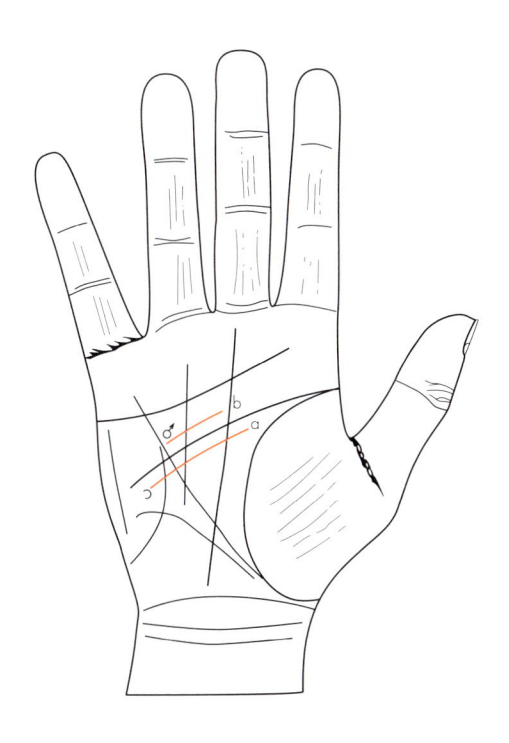

Bild 53

Doppelte Kopflinie a bis Mond:
Alkoholismus bei den Vorfahren; zeitweise zweierlei voneinander abweichende Wesenszüge, ausgelöst durch überaktivierte Emotionen (passiv), die sich im Inneren der Persönlichkeit stauen.

Doppelte Kopflinie b bis Mars:
Alkoholismus bei den Vorfahren; zeitweise zweierlei voneinander abweichende Wesenszüge, ausgelöst durch überaktivierte Emotionen (aktiv), die sich im Äußeren der Persönlichkeit durch Aggressionen bemerkbar machen.

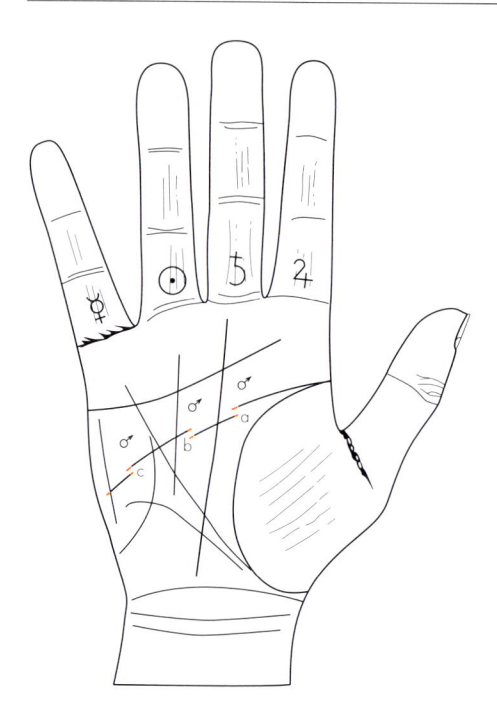

Bild 54

Kopfbeschwerden durch Kopfverletzung
Ursache: a) Fall
　　　　b) Fahrlässigkeit
　　　　c) Fremdeinwirkung

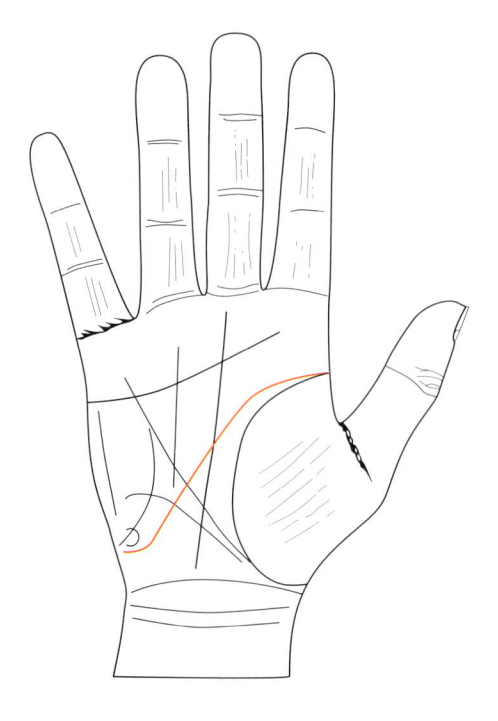

Bild 55

Disposition zu Selbstmord, gestörte Erlebniswelt:
Eine lange, tief in den Mondberg geneigte Kopflinie.

Tendenz zu Schwermut:
Eine Kopflinie, die sehr tief in den stark gewölbten unteren Mondberg verläuft.

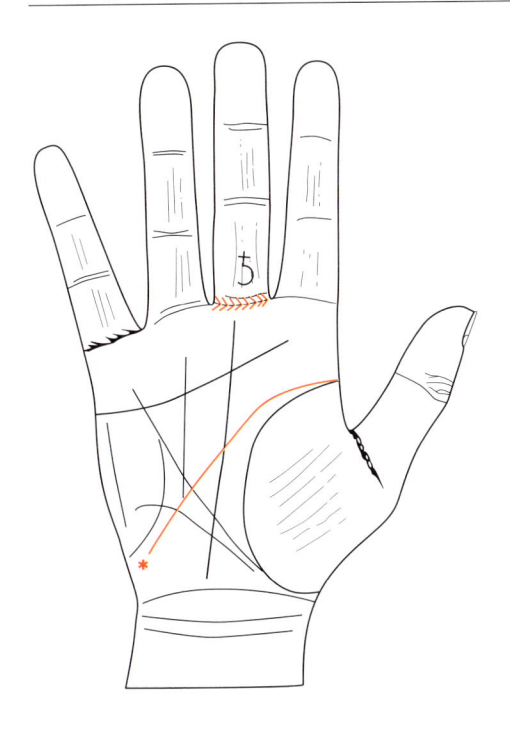

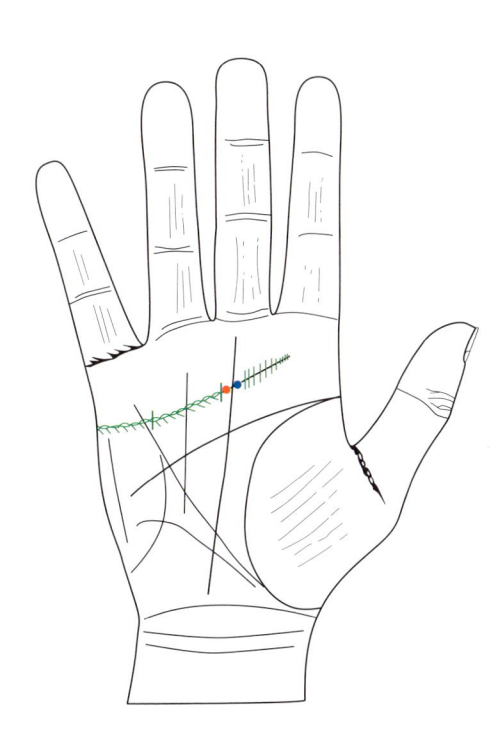

Bild 56

Zeichen für Epilepsie: Kopflinie – tief in den Mondberg geneigt – mit einem Stern.

Eine Tannenzweiglinie am unteren Beugegelenk des Mittelfingers spricht mit für Epilepsie.

Bild 57

Herzzeichen
Organisch angeborene Herzfehler: gebrochene oder/und zu breite Herzlinie.
Körperliche Schwäche: große, breite Herzlinie, blaß: organisches Herzleiden. Herzmuskelvergrößerung, Gefäßschwäche: breite Herzlinie
Organisches Herzleiden, erworben: mehrere kurze, senkrechte die Herzlinie kreuzende Linien
Mangelnde Herzkraft: eine kurze, senkrechte Linie, die durch eine Bruchstelle, als Lücke sichtbar, durch die Herzlinie läuft.
Neigung zu Herzkrampf: ein blauer Punkt in der Herzlinie.
Herzleiden durch Gifte: ein roter Punkt oder ein Ring in der Herzlinie.
Herzschlag: Ende der Herzlinie unter Mittelfinger.
Herzneurose: Leicht kettige Herzlinie, auch viele kleine Äste, dazu fehlende oder kleine Nagelmonde.

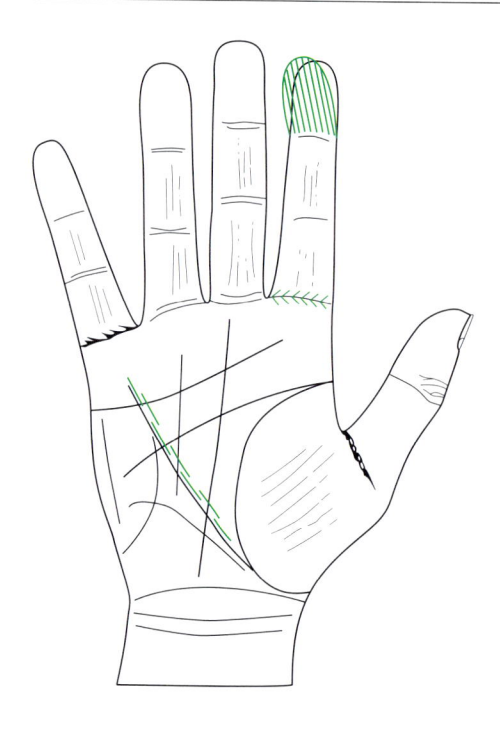

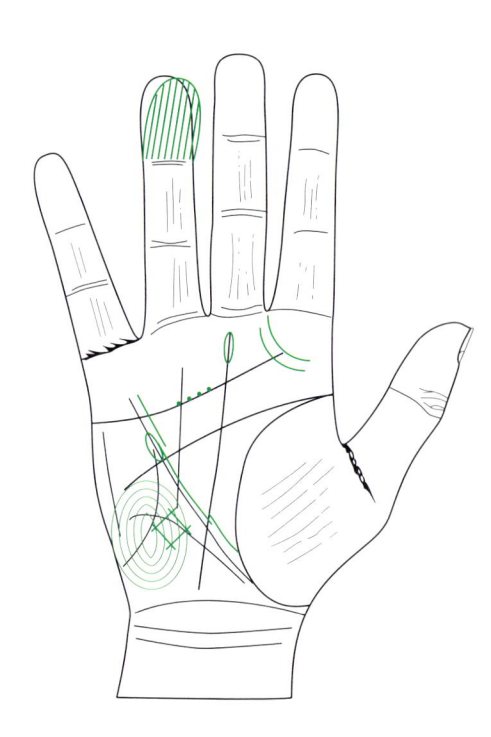

Bild 58

Tendenz zu Leberleiden allgemeine Leberschwäche: erstes Zeigefingerglied zum Mittelfinger hin gebogen, nur an der rechten Hand.
Tannenzweiglinie im unteren Beugegelenk des rechten Zeigefingers.
Leberleiden akut: gelbliche oder gelbe Haut, gelbe Linien in der Innenhand, auch gelbe Fingernägel.
Leberleiden, nervös: eine zerrissene Magenlinie.

Bild 59

Disposition zu Nierenbelastung Die Hautbeschaffenheit ist zart und blaß.
Die äußeren zweiten Fingerglieder sind etwas erhaben und verhärtet.
Der Ringfingernagel ist durch Nierenbelastung leicht gewölbt bis röhrenförmig gebogen. Bei chronischer Nierenbelastung sind alle Fingernägel gewölbt bis röhrenförmig gebogen.
Zeichen für chronische Nierenschwäche: Das erste Ringfingerglied ist zum Mittelfinger hin gebogen.
Blasse Punkte auf der Herzlinie unter dem Ringfinger deuten auf Nierengrieß hin.
Schwäche im Nierenstoffwechsel: Eine gebrochene Magenlinie.
Anlage zu Rheuma: Der

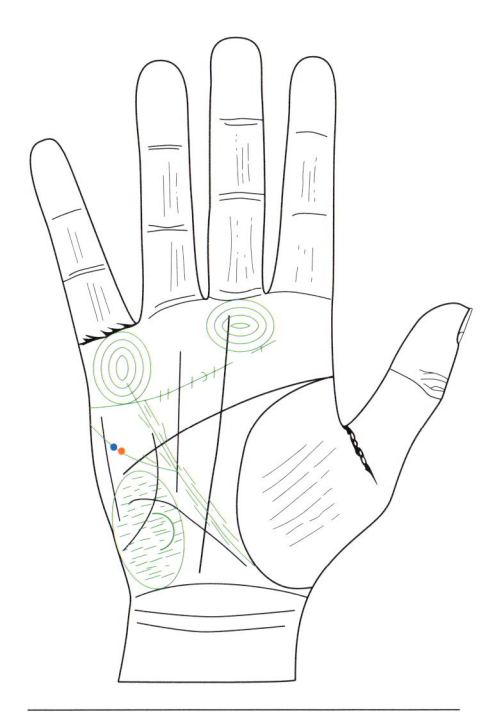

Mondberg ist übermäßig erhaben, mit deutlich stärkerer Hauttextur.
Ein gravierendes Zeichen für eine Nierenbelastung: Ein auf der Spitze stehendes, sich überlappendes Viereck.
Eine Insel am Ende der Schicksalslinie auf dem Saturnberg ist ein Merkmal für Gicht.
Zeichen für Blasenschwäche: Eine oder zwei halbmondförmige Linien, die auf dem Jupiterberg sichtbar sind.
Unter- oder Überfunktion des Nierenstoffwechsels (Blutdruck): Eine Insel in der Magenlinie oberhalb der Kopflinie.
Karmesinrote Flecken auf warmer Haut der Innenhand können plötzlich auftreten und zeigen nicht vorhersehbare Störungen von Herz, Niere und Blase.

Bild 60

Darmschwäche: unterbrochene, dünne, blasse Herzlinie, von Querlinien durch-zogen, auch Halbkreis
auf der Herzlinie und dem Mondberg.
Stoffwechselschwäche: eine dünne, zerrissene Magenlinie, auch mit einem von der Magenlinie kommenden Ast, der in den Marsberg reicht.
Erhabene Längslinien, zuerst am Mittelfingernagel, weisen auf *Darmerschlaffung* hin.
Darmleiden: Obstipation: eine zerrissene Magenlinie, viele kurze Linien, mit kurzen Abzweigungen zum Marsberg.
Dysbakterie, auch chronische Diarrhoe: stark gewölbter Mondberg mit nicht synchronen, waagrechten Linien, dazu stark gewölbter Merkur- und Saturnberg.
Hämorrhoiden: eine von der Magenlinie unterhalb der Kopflinie abzweigende Linie, die über den Marsberg führt, mit rotem Punkt: Haemorrhoiden oder auch Darmblutung, mit blauen Punkt: Darmfieber, auch Wundfieber.

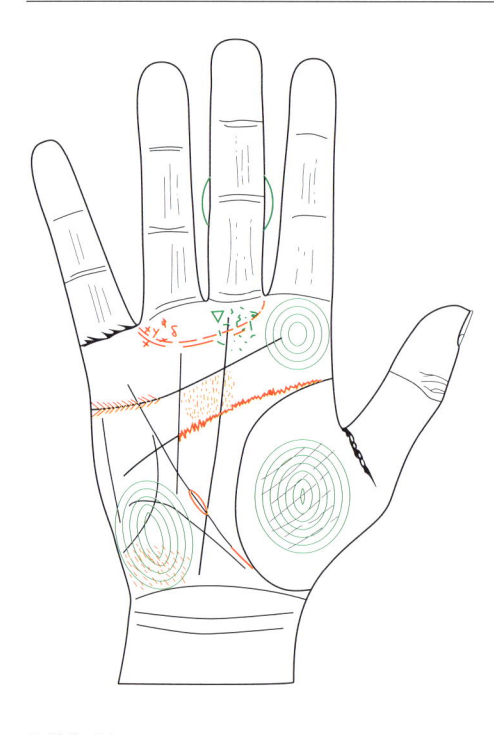

Bild 61

Nervenzeichen
Gereizte Kopfnerven: verursacht durch emotionale Erregungen, anhaltende Unruhe, die sich auf das Gehirn auswirken; in der Kopflinie finden sie durch farblich unterschiedliche stärkere Punkte markiert Ausdruck.
Hysterie: zerrissner Venusgürtel: auf Venus- und Saturnberg zu erkennen;
übergroßer Venusberg (Daumenballenberg): übermäßige Sinnlichkeit;
übergroßer Mondberg (unterer innerer Handrandberg): übermäßige Phantasie, Stimmungen, Launen, desorientierte Vorstellungen;
rötlich gefärbter Anfang der Magenlinie, von der Lebenslinie ausgehend: gestaute Energien; nach außen übermäßig biegsame Finger: zuviel Neugierde und Sinnlichkeit.
Haarausfall: übergroßer Zeigefingerberg: Überreizung von Nerven und Leber;
Nervenschwäche: zersplitterte Saturlinie, verstärkt durch ein verformtes Dreieck.
Nervenüberreizung durch Medizinalgifte: schräge kleine Linien auf dem unteren Teil des Mondberges – Milzsektor.
Nervöser Magen (Leber): viele feine senkrechte Linien im Magenfeld, in der Mitte zwischen Kopf- und Herzlinie; bei chronischen Reizungen Inselbildung auf der Schicksalslinie unterhalb der Herzlinie.
Herzneurose: zum Teil kettige Herzlinie, ausgelöst durch sich im Kreis drehende Gedanken.
Diffuse Zeichen auf dem Ringfingerberg: unstete Wesensart.

Chirologische Merkmale
Kurzanalysen

Die folgenden Kurzanalysen sollen stichpunktartig die charakteristischen Merkmale der abgebildeten Hände darstellen. Sie sollen der praktischen Übung, der Gedächtnisschulung und dem Unterscheidungsvermögen dienen. Es werden auch Hinweise auf bisher noch nicht erklärte Zeichen gegeben (z. B. die Linie für geistige Führung, Bild 64, 66 und 68). Erst die Beziehung der einzelnen Merkmale zueinander ergibt ein vollständiges Bild und weist auf Ursache und Wirkung. Um einen schnellen Überblick zu ermöglichen wurden vorwiegend nur die wesentlichen Zeichen berücksichtigt.

Erklärungen zu Bild 62

linke Hand, weiblich
1. Tastkörper an den Fingerkuppen: Feinfühligkeit, Qualitätssinn, »Augen der Blinden«
2. sich überlagernde Querlinien im ersten Fingergelenk: Ruhelosigkeit
3. Punkte in der Lebenslinie: Leistungsschwäche in den entsprechenden Zeitabschnitten
4. Spaltung am Anfang der Kopflinie: Ohnmacht und Schwindelgefühl in der Jugend
5. Anfang der Herzlinie kettig: Herzneurose
6. Verzweigung am Ende der Herzlinie (büschelförmig): Disposition zu Gallenleiden
7. zerrissener Venusgürtel: Hysterie

Chirologische Merkmale · Kurzanalysen 237

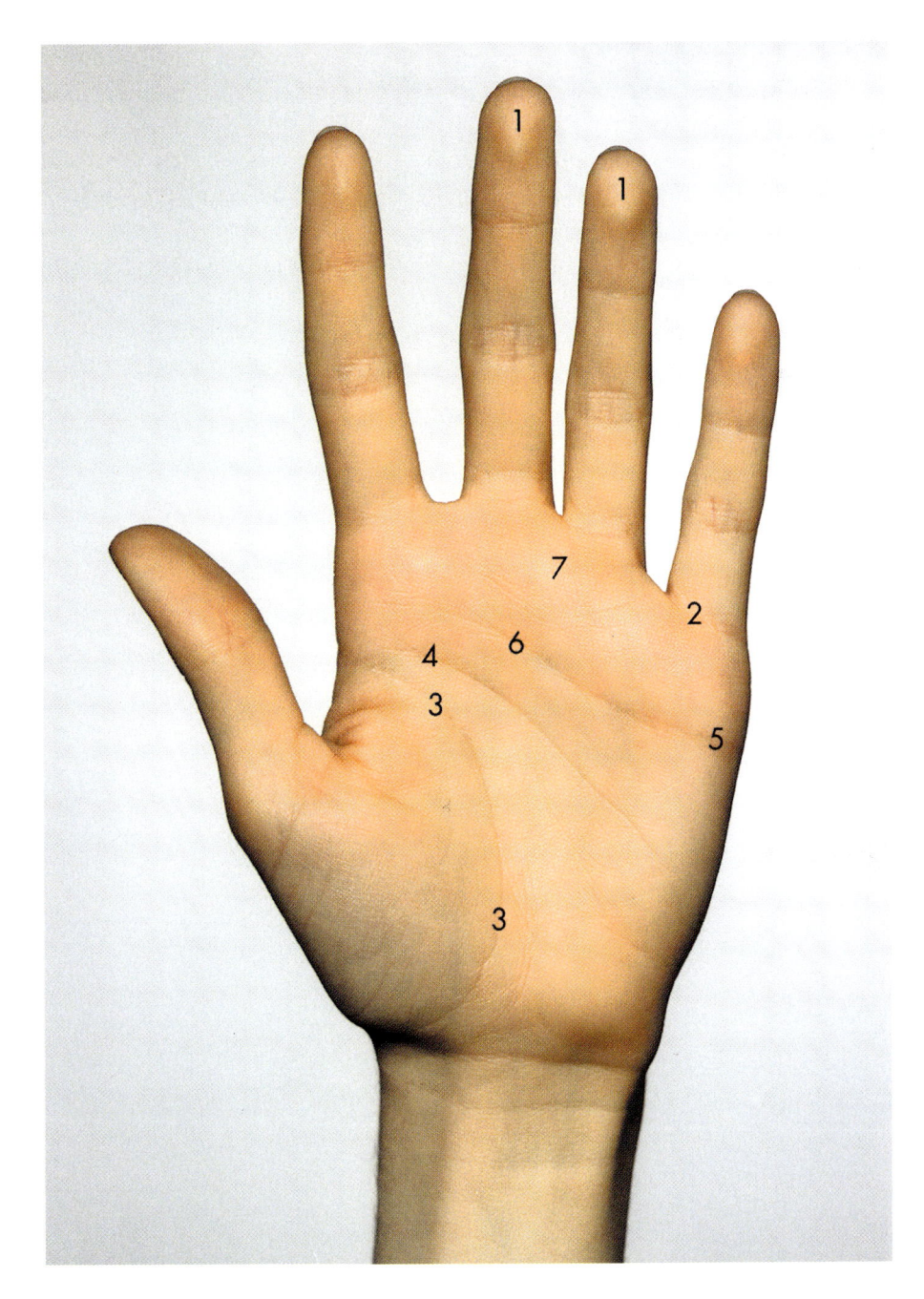

Bild 62

Erklärungen zu Bild 63

linke Hand, weiblich
1. Längslinien auf den zweiten und dritten Fingergliedern: Magnetismus, Ausstrahlung, Konaktfreudigkeit
2. kurzer Ringfinger: wenig Kreativität
3. enger Zwischenraum zwischen kurzer Kopf- und Herzlinie, die sich bogenartig einander zuneigen:
Asthma, Beklemmung, Phobien

Chirologische Merkmale · Kurzanalysen 239

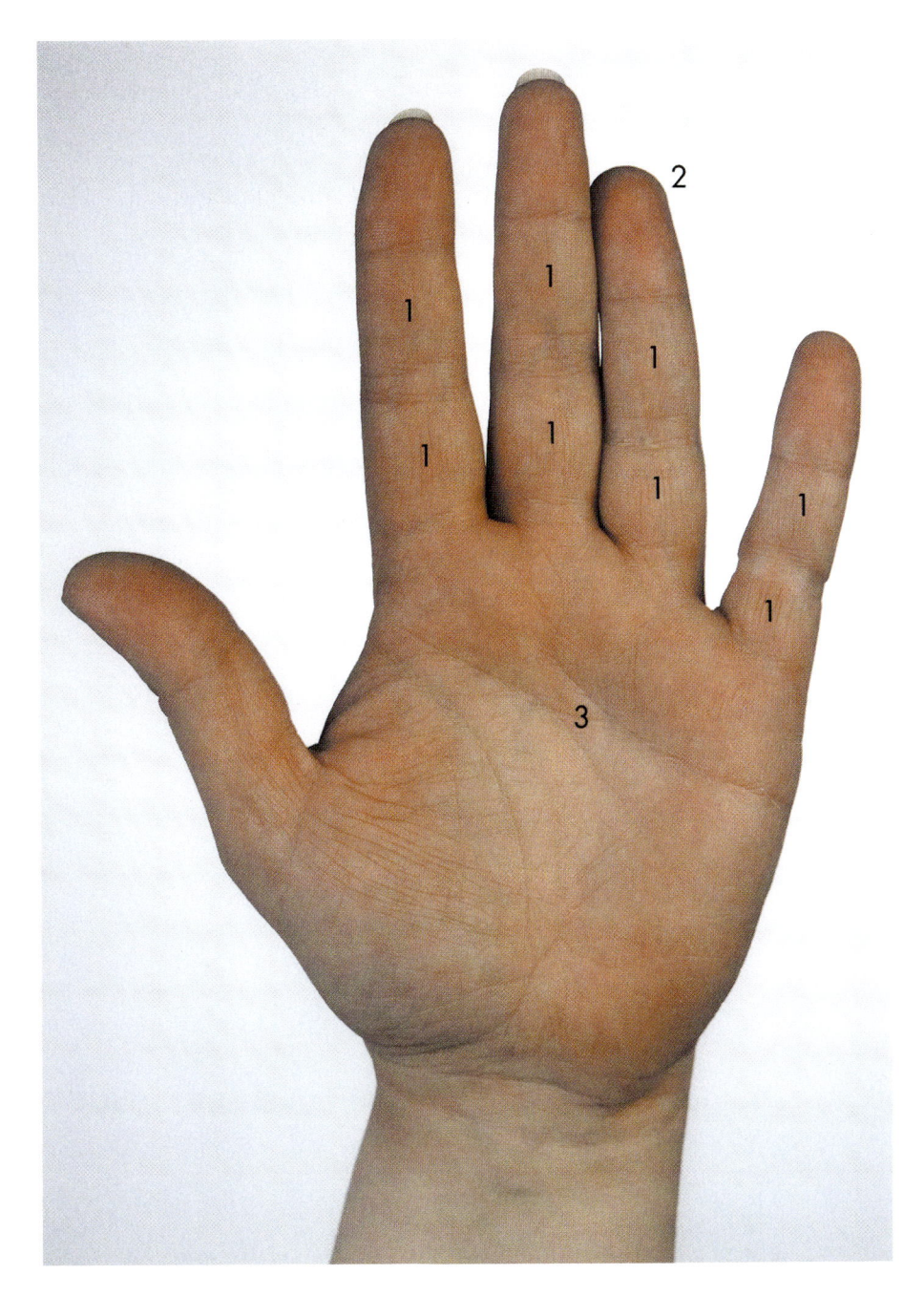

Bild 63

Erklärungen zu Bild 64

rechte Hand, männlich
gute Handberge: Kraftreserven, Energieen
1. Längslinien auf Fingerkuppen: Überlastung, Streß
2. Linie für geistige Führung (Innenwissen), schützende Kräfte
3. wellige Kopflinie: kein klares Denkmuster
4. Insel für Mittelohrentzündung, Gehörschwäche
5. kurze senkrechte Schnittlinien in der Herzlinie: Herzfehler, organisch erworben

Chirologische Merkmale · Kurzanalysen 241

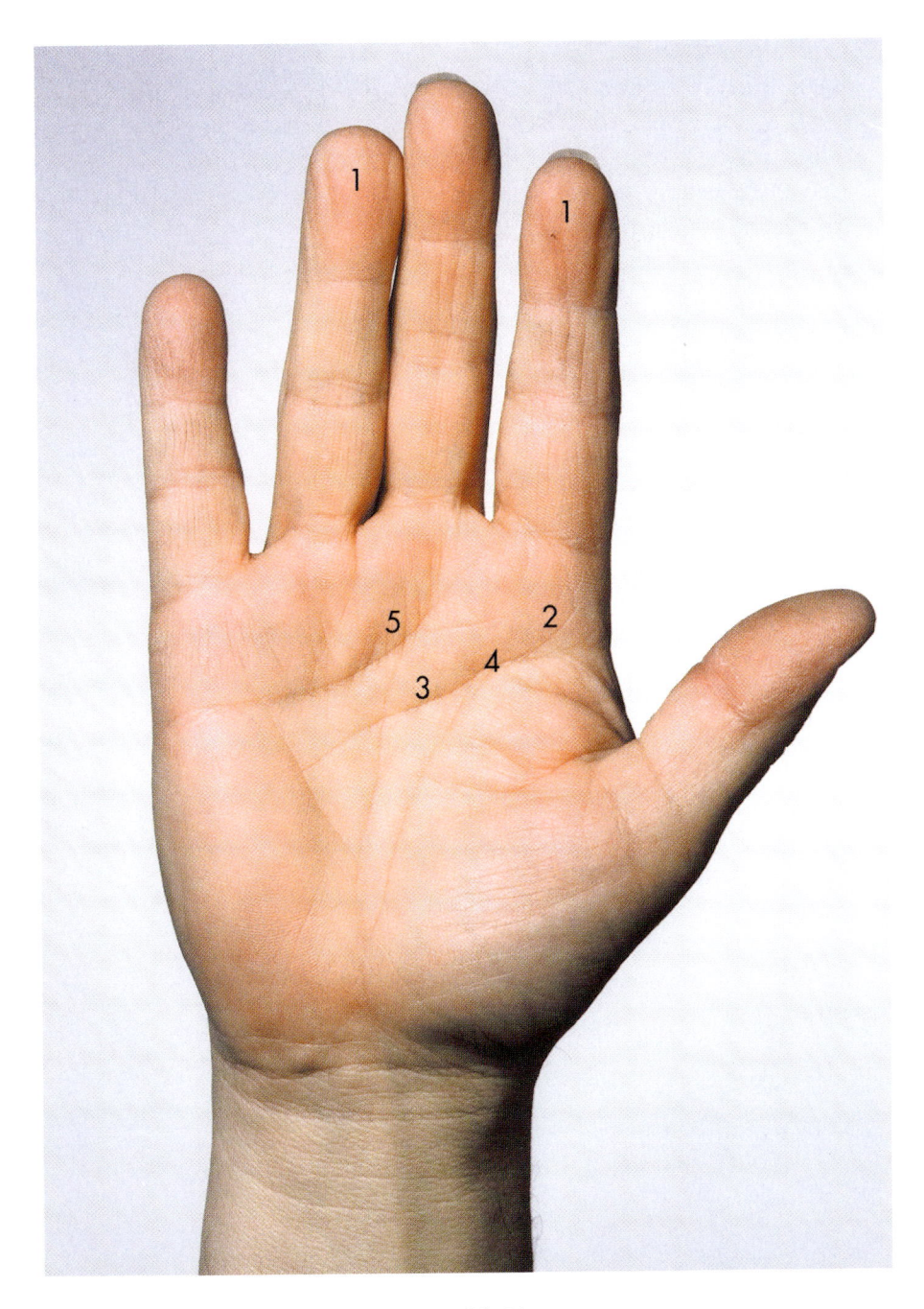

Bild 64

Erklärungen zu Bild 65

rechte Hand, weiblich
1. blasse Handtellermitte: Magenschwäche, Sekretionsanormalien
2. Kopflinie im ersten Abschnitt kräftig, dann schwach gezeichnet: Fehlen geistiger Interessen, mehr praktische Orientierung
3. Einziehung am unteren Ringfingergelenk: schwaches Fußgelenk, schwacher Fuß (rechts)

Chirologische Merkmale · Kurzanalysen 243

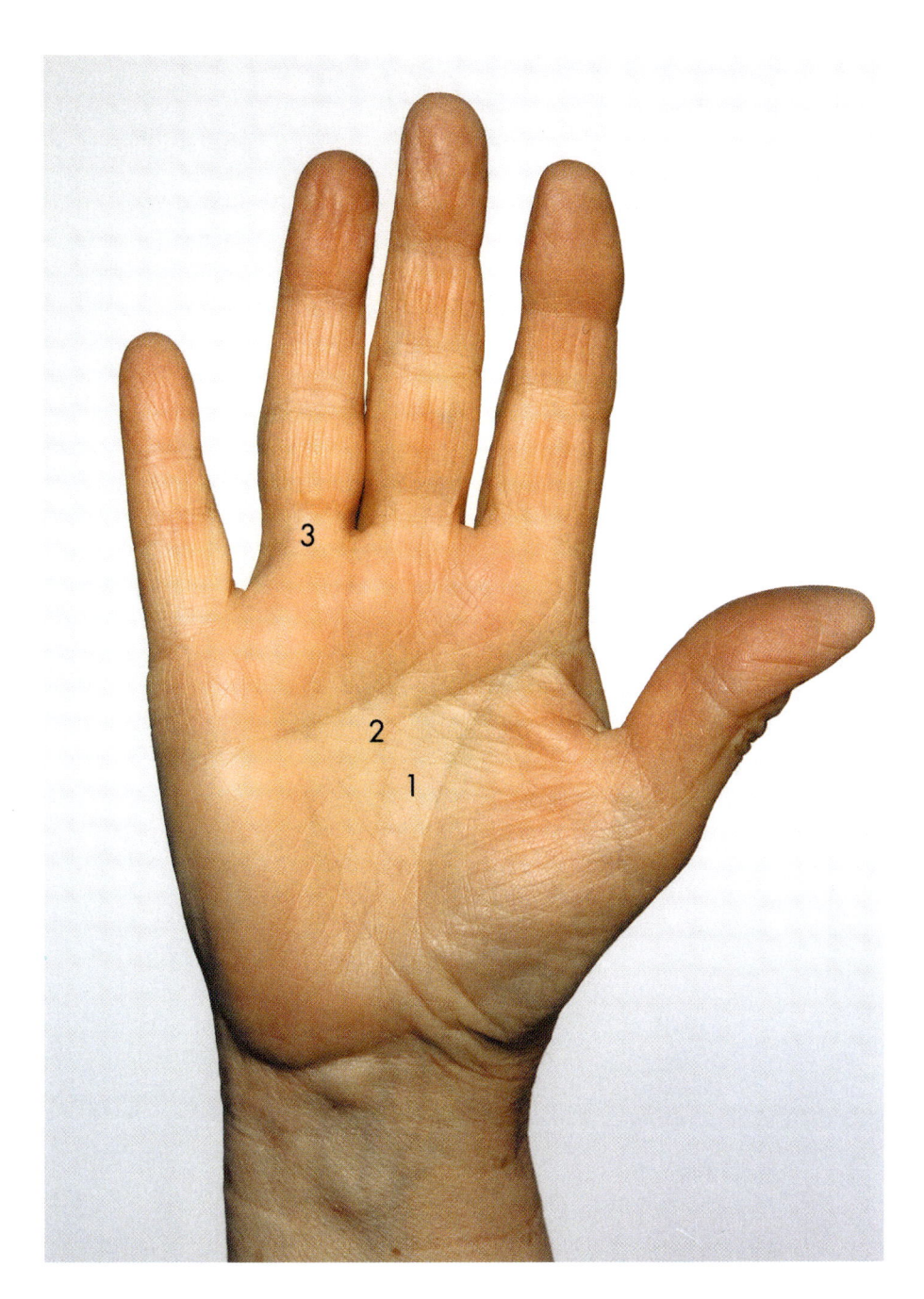

Bild 65

Erklärungen zu Bild 66

rechte Hand, weiblich
Handform: konisch, kräftig und harmonisch
1. verschobene, bzw. kombinierte Berge: Ausgewogenheit der ihnen entsprechenden Eigenschaften
2. Dreieck für Zelldegeneration bei den Vorfahren väterlicherseits
3. Punkte in der Lebenslinie: gesundheitliche Belastung zum entsprechenden Zeitpunkt
4. Insel für Sehschwäche
5. Punkte in der Kopflinie: Kopfnervenschwäche
6. Punkte in der Herzlinie: Karies
7. Längslinien auf erstem Glied des Kleinen Fingers: Überforderung im Denken und Handeln (Streß)
8. Längslinien in den zweiten und dritten Fingergliedern: Magnetismus und Ausstrahlung, Kontaktfreudigkeit, Warmherzigkeit

Chirologische Merkmale · Kurzanalysen 245

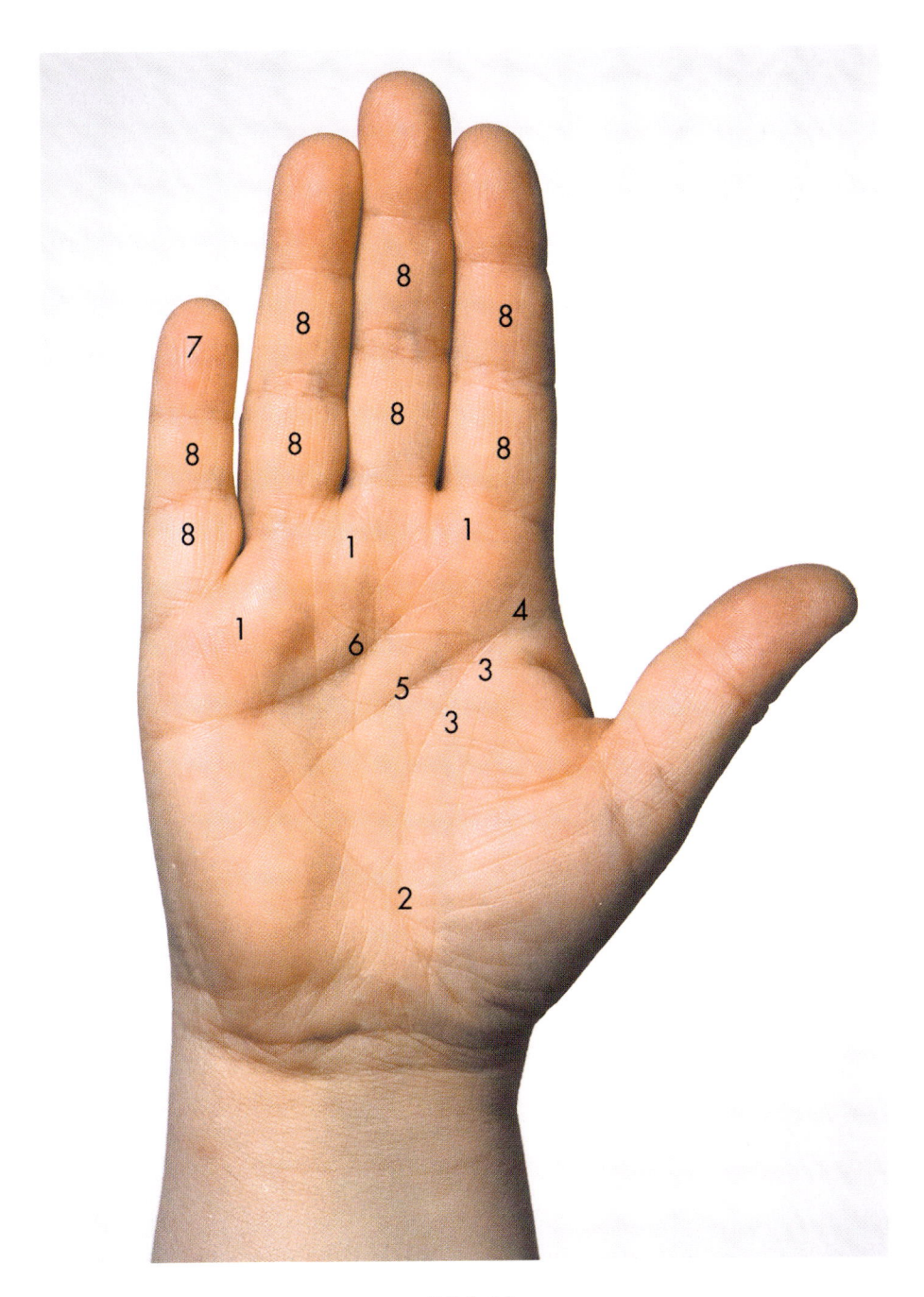

Bild 66

Erklärungen zu Bild 67

rechte Hand, männlich
1. Marslinien für Infektionskrankheiten in der Kindheit (Kinderkrankheiten)
2. gelblich getönte Marslinie bis in den Jupiterberg: bleibende Tendenz zu Infektionen
3. schräge Linie auf dem Jupiterberg: Blasenschwäche
4. auf der Spitze stehendes Viereck: chronische Blasenbelastung
5. von der Lebenslinie in den Jupiterberg aufsteigende Linie: geistige Führung (Innnenwissen), schützende Kräfte, gesundheitsfördernde Energien
6. Punkte in der Kopflinie: intellektuelle Überforderung
7. Insel für Herzleiden
8. geöffnete, große Insel: Disposition zu Lungenerkrankungen, vererbt aus der väterlichen Generation; da schwach und geöffnet kaum noch gefährlich
9. Zeichen für allgemeine Überforderung, Streß

Chirologische Merkmale · Kurzanalysen 247

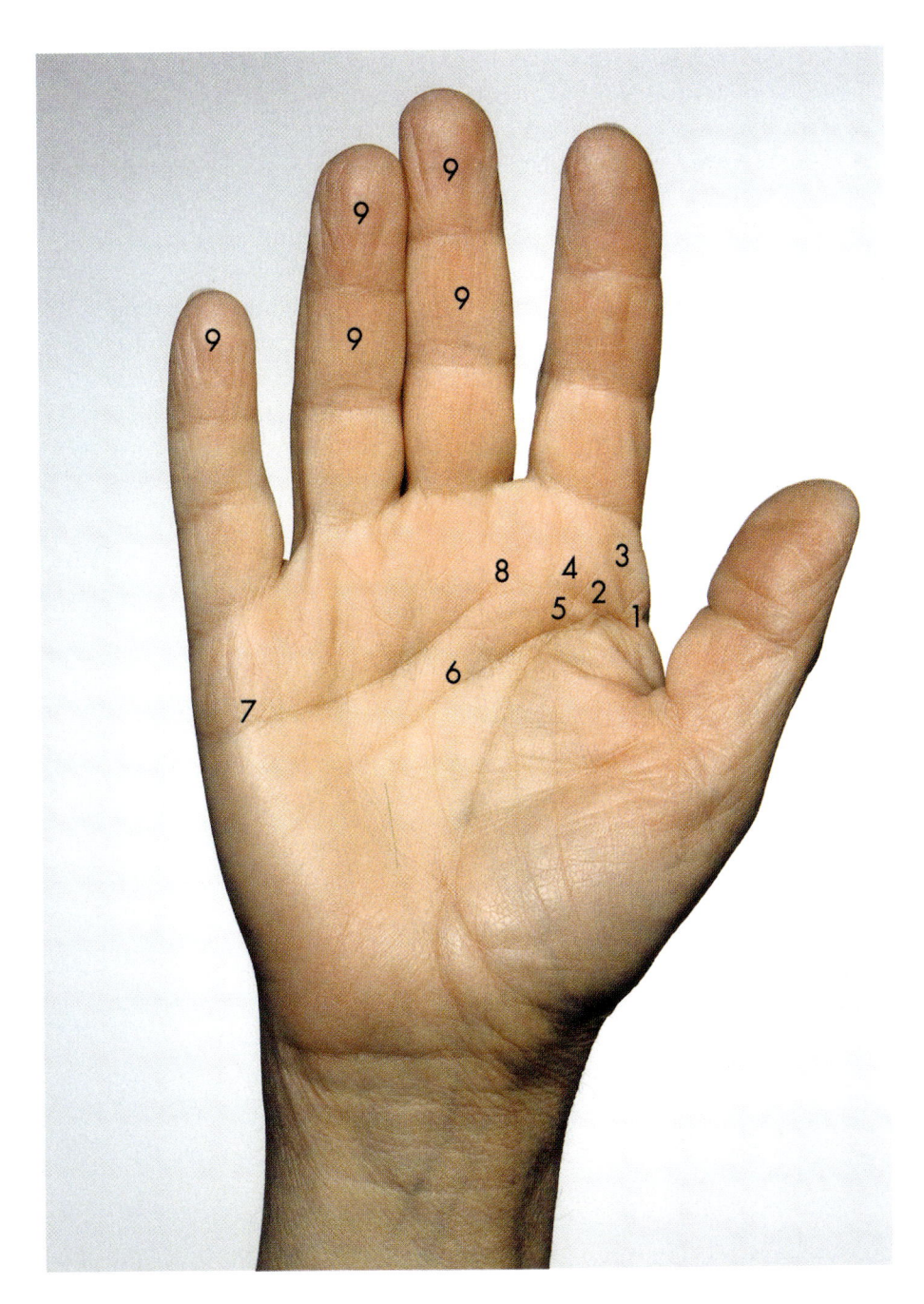

Bild 67

Erklärungen zu Bild 68

rechte Hand, männlich
1. Aufhellung der Handtellermitte: Magendurchblutung herabgesetzt (Hungergefühl), Sekretionsanomalien
2. kleine, wirre Linien auf dem oberen Jupiterberg mit Wölbung: Haarausfall
3. aufsteigende Linie von der Lebenslinie in den Jupiterberg: gesundheitsfördernde Kräfte
4. roter Fleck am Ende der Kopflinie: Gefäßverletzung Nasenbluten
5. helle Punkte in der Herzlinie, unterhalb des Ringfingers: Nierengrieß
6. Punkte in der Herzlinie unterhalb des Mittelfingers: Zahnschäden, Karies
7. Verzweigung am Anfang der Herzlinie, roter Fleck: Herzneurose
8. Insel für Disposition zu Darm- und Leberschwäche, von den Vorfahren väterlicherseits vererbt
9. Insel für Erkrankungen im Hals-, Rachen und Brustraum (von den Vorfahren väterlicherseits)
10. Insel für Magenerkrankungen (von den Vorfahren väterlicherseits)
11. Marslinie: Engagement für das Neue, durch den Verlauf der Linie in Richtung Apolloberg auch Idealismus
12. Längslinien auf dem ersten Daumenglied, im mittleren Bereich auch Querlinien: Müdigkeit, Durchblutungsstörungen (Hemmungen)
13. Längslinien auf dem ersten Glied des Kleinen Fingers: Überforderung durch zu häufiges Sprechen
14. zum Ringfinger hin gebogener Mittelfinger: Darmschwäche, Verdauungsstörungen

Chirologische Merkmale · Kurzanalysen 249

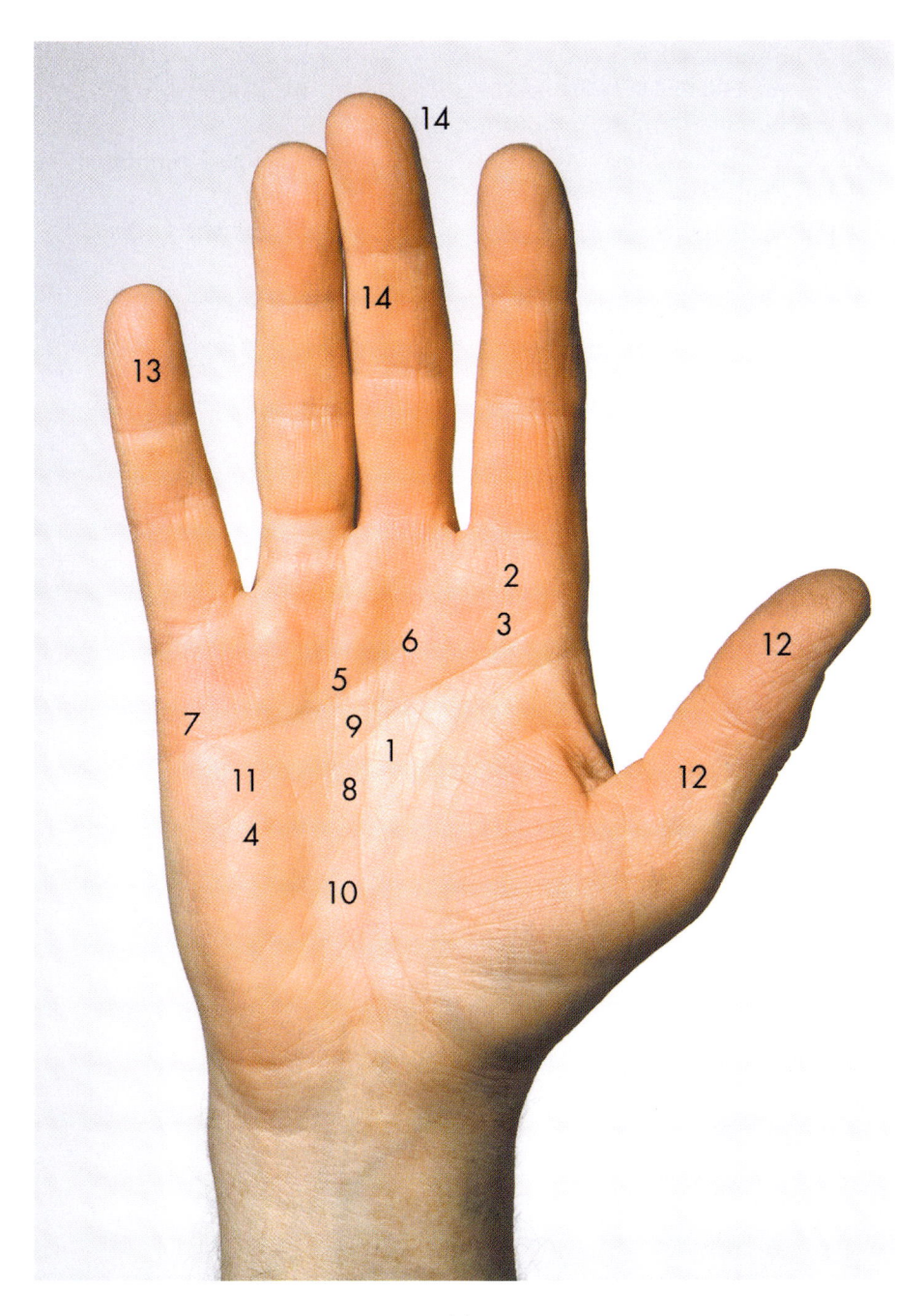

Bild 68

Erklärungen zu Bild 69

rechte Hand, weiblich
zarte, feine Hauttextur: sensibel, zäh, aber nicht widerstandsfähig
1. blasse Handtellermitte: Sekretionsanomalien, Störungen im Magenbereich; durch ebenfalls blasse Kopf- und Lebenslinie: Erschöpfung durch Kreislaufschwäche (Durchblutungsstörungen)
2. im Schilddrüsenbereich der Lebenslinie kleine Kreuze mit Aufhellung: Schilddrüsenfunktionsstörungen
3. wirre Linien im unteren Bereich der Lebens- und Schicksalslinie: Nervosität mit Ängsten
4. Insel für Herzneurose
5. Zeigefinger zum Mittelfinger hin gebogen: allgemeine Leberschwäche (auch Galle)
6. Mittelfinger zum Ringfinger hin gebogen: allgemeine Verdauungs- und Stoffwechselstörungen
7. gestaffelte kleine Querlinien im ersten und zweiten Gelenk des Kleinen Fingers: Zeichen für innere Unruhe

Chirologische Merkmale · Kurzanalysen 251

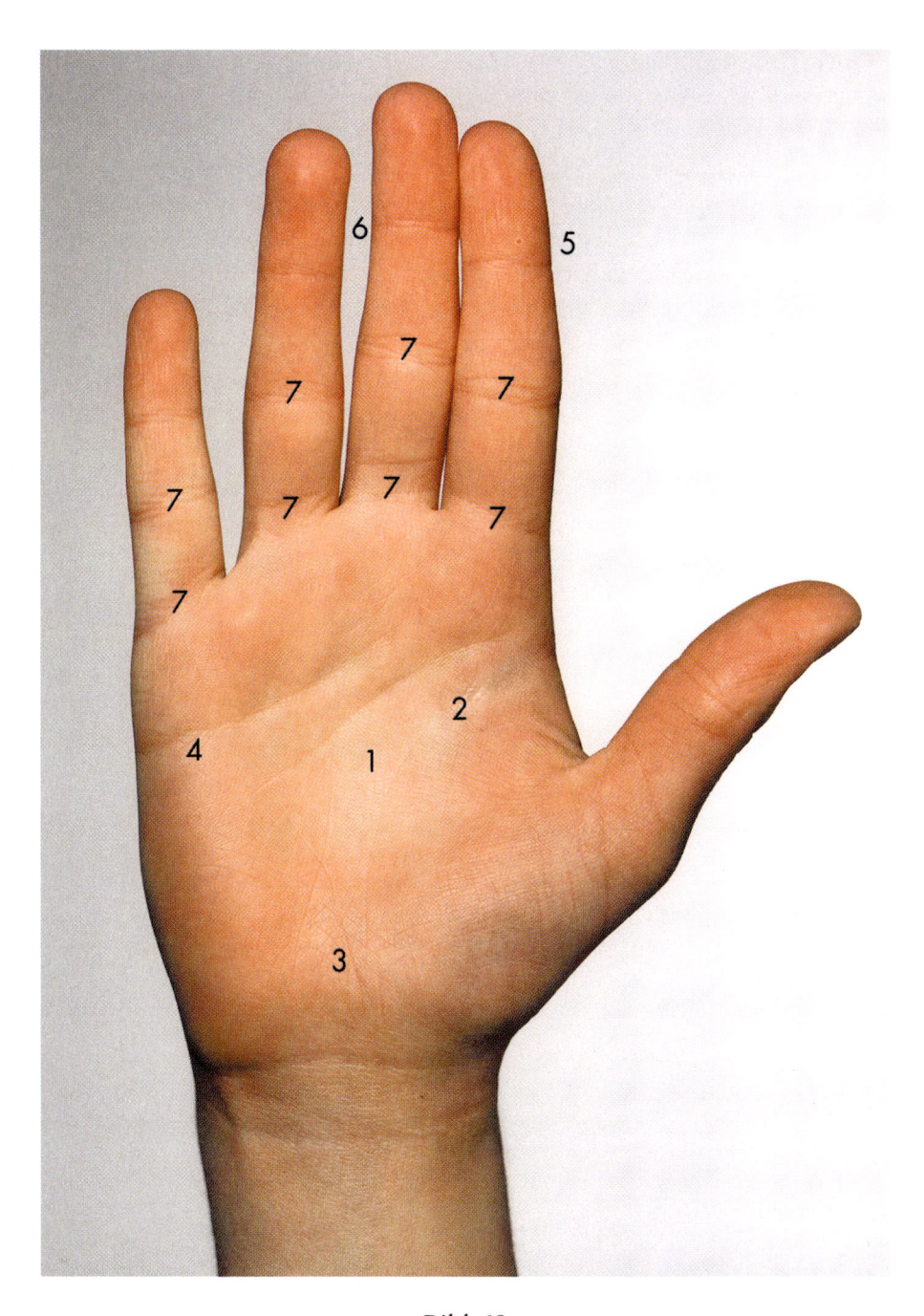

Bild 69

Erklärungen zu Bild 70

rechte Hand, männlich
Hauttextur zart, aber im Bereich des Mondberges kräftig: Anlage zu Rheuma
1. Lebens- und Kopflinie sind lange miteinander verbunden: lange Überlegungen vor Entscheidungen, zu viele Bedenken; kettiger Beginn der Lebens- und Kopflinie: lymphatische Diathese, vor allem im Halsbereich; kleine Kreuze für Schilddrüsenfunktionsstörungen
2. erster Teil der Kopflinie etwas kettig: Müdigkeit
3. Insel für Gehörschäden, Mittelohrentzündung
4. Anfang der Herzlinie etwas zerrissen: Herznervenfunktionsstörungen
5. gestaffelte kleine Querlinien im ersten und zweiten Gelenk des Kleinen Fingers: innere Unruhe

Chirologische Merkmale · Kurzanalysen 253

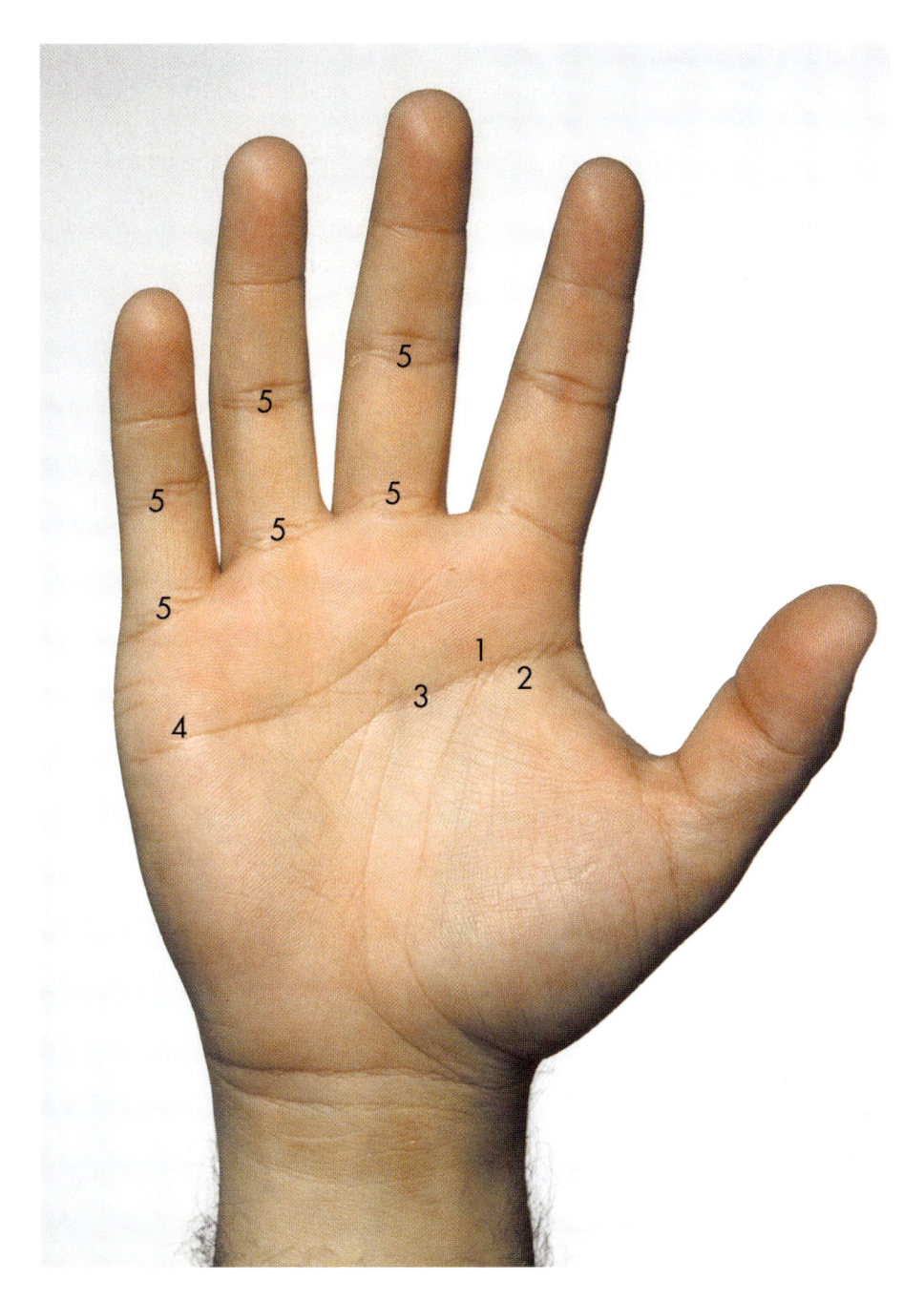

Bild 70

Erklärungen zu Bild 71

rechte Hand, männlich
1. Ansatz des Handtellers eckige Form, ab mittleren Mondberg konisch: Die eckige Form steht für weniger Empfindungsfähigkeit, die konische Form für stärkere Emotionen und Phantasie. Der Handeigner besitzt beide Eigenschaften.
2. blasse Lebenslinie: Durchblutungs- und Kreislaufschwäche
3. Insel für Zelldegeneration bei den Vorfahren väterlicherseits
4. Insel in der Magenlinie für Gallenleiden
5. kurzer Zeigefinger, zum Mittelfinger hin gebogen: Schwäche von Leber und Galle

Chirologische Merkmale · Kurzanalysen 255

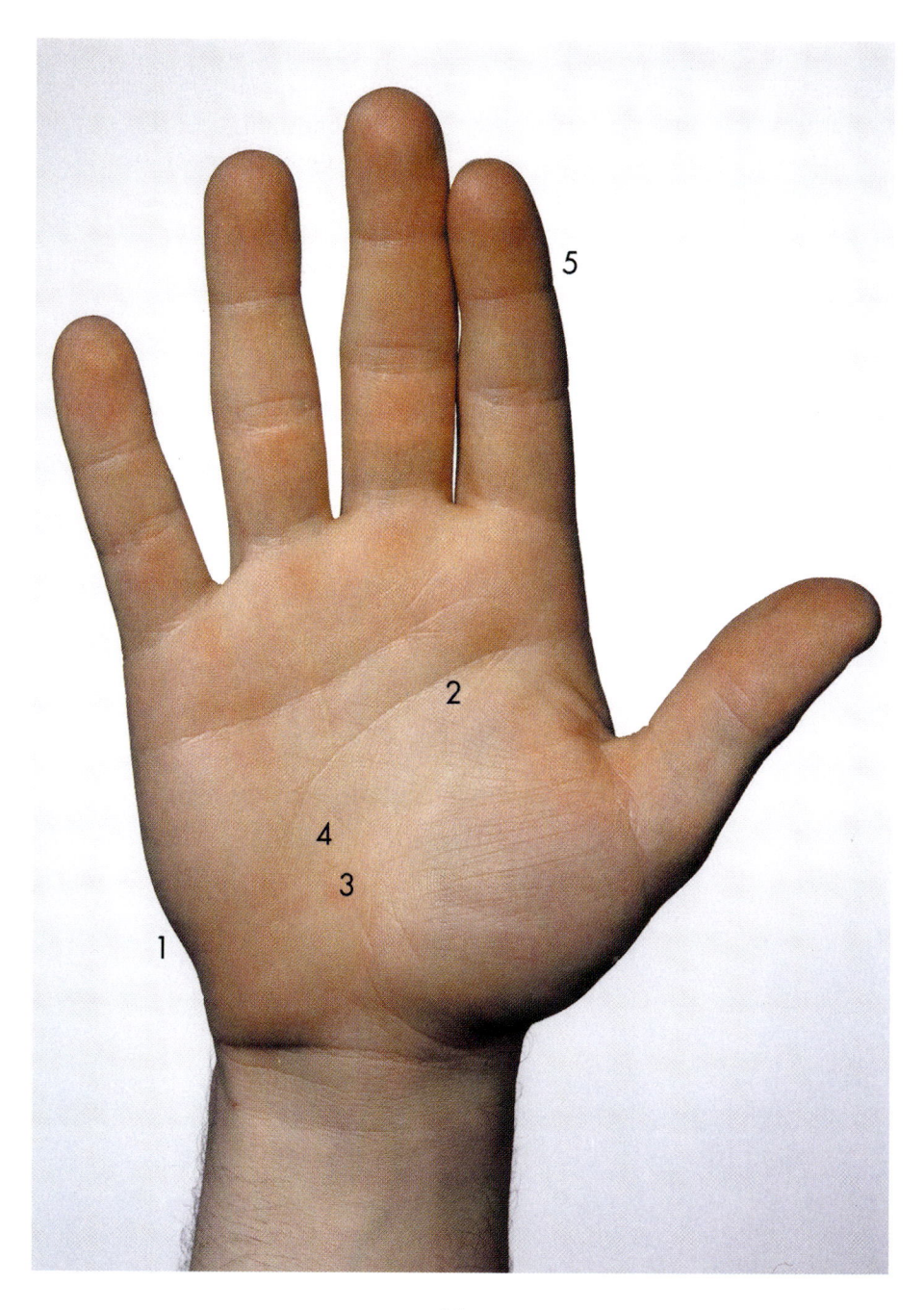

Bild 71

Erklärungen zu Bild 72

rechte Hand, weiblich
Linienreichtum: Lebenserfahrung, bewußtere Lebensführung
 1. unterschiedliche Stärke (Tiefe und Breite) der Lebenslinie, im zweiten Drittel zarter, in diesem Bereich zweite Lebenslinie als lebenserhaltende Kraft: in diesem Lebensabschnitt weniger Aktivität aufgrund reduzierter Kräfte.
 2. Marslinie für gravierende Infektionskrankheit, die Lunge betreffend (wegen Insel am Ende der Herzlinie, siehe 4.), auch das Herz belastend.
 3. Marslinie für Infektionskrankheit, Kinderkrankheit
 4. große Insel für TBC bei den Vorfahren väterlicherseits, Disposition zu Tuberkulose
 5. Punkte auf der Herzlinie unterhalb des Ringfingers: Konkremente (Niere, Galle)
 6. Insel für Gallenleiden
 7. Insel für Nierenleiden
 8. Insel für mangelndes Ichbewußtsein, unsichere Persönlichkeit
 9. Linien im Zwischenraum von Mittel- und Zeigefinger: Stoffwechselablagerungen, Harnsäure
10. Linie aus dem unteren Zeigefingergelenk kommend: Zeichen für Blasenschwäche
11. kleine, gestaffelte Linien im unteren und mittleren Gelenk des Kleinen Fingers, sowie im unteren Ringfingergelenk: nervöse Unruhe

Chirologische Merkmale · Kurzanalysen 257

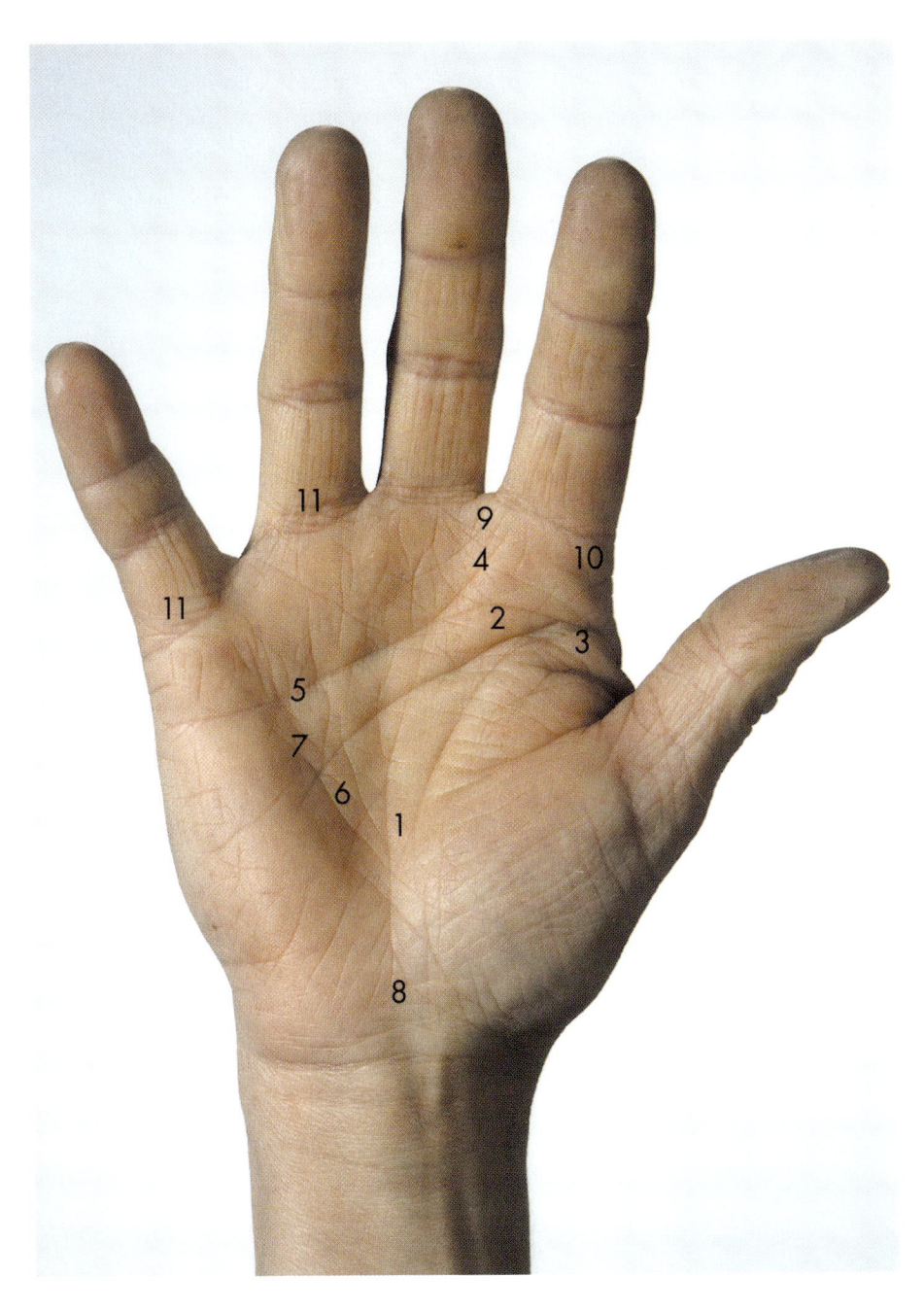

Bild 72

Erklärungen zu Bild 73

rechte Hand, weiblich
zarte, feine Hauttextur: sensibler, empfindsamer Mensch
1. Aufhellung im mittleren Handteller: mangelnde Durchblutung
2. Marslinie in den Jupiterberg: Infektion in den ersten Lebensmonaten, schwere Kinderkrankheit
3. kleine, wirre Linien vor dem unteren Bereich der Lebenslinie: Nervosität (aber die Magenlinie spricht für einen Ausgleich über das Vegetativum)
4. Insel zwischen Lebens- und Kopflinie: Augenverletzung, Eingriff, Operation (rechtes Auge)
5. kettige Herzlinie: Herznervenschwäche
6. zwei schräg gebogene Linien über den Jupiterberg: Blasenschwäche
7. das Ringfingergelenk schneidende Linien: Fußerkrankungen, -verletzungen (Fersensporn), rechter Fuß
8. hoch gezogene erste Raszette mit großer Insel: Bindegewebsschwäche, von den Vorfahren väterlicherseits vererbt

Chirologische Merkmale · Kurzanalysen

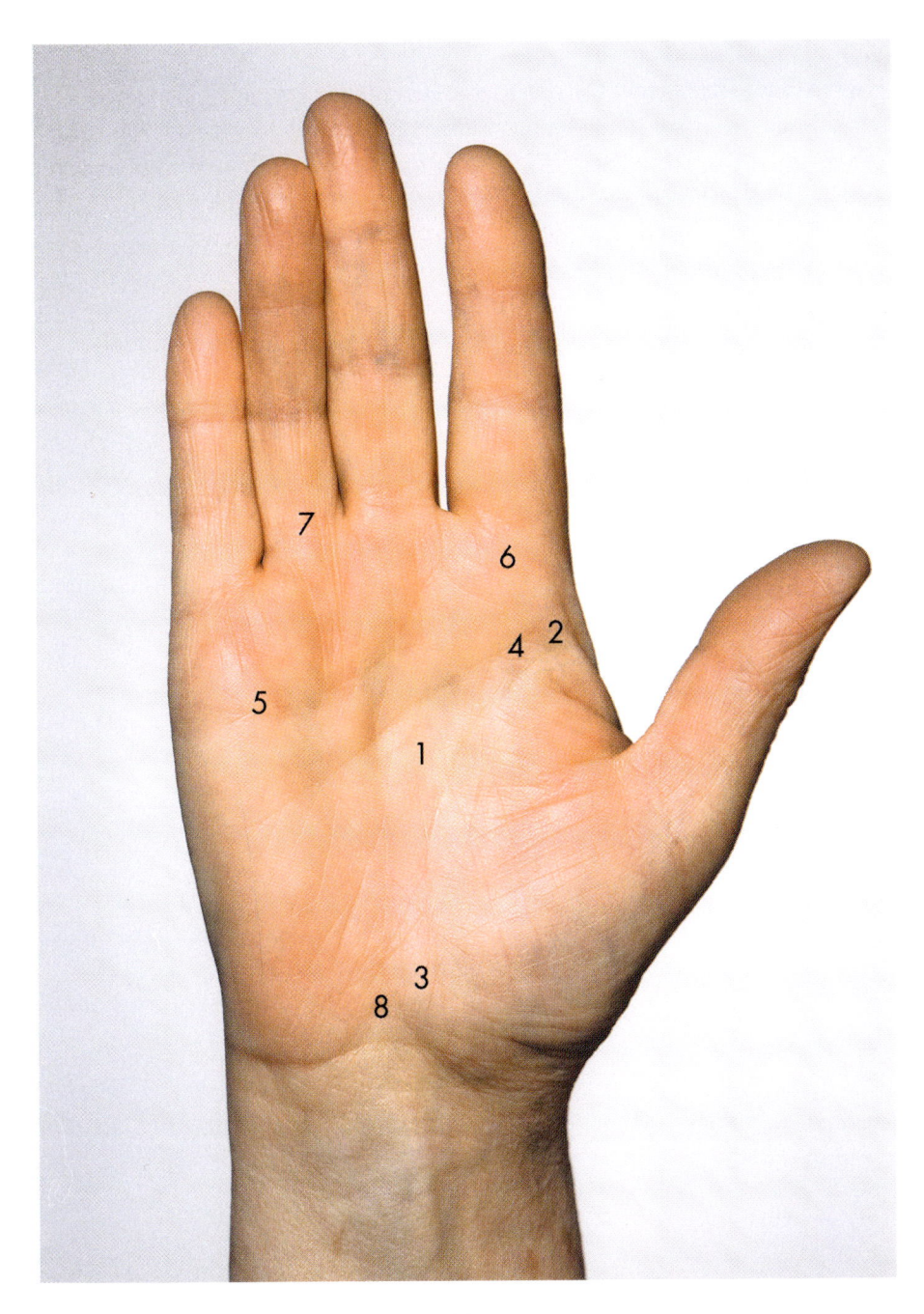

Bild 73

Erklärungen zu Bild 74

rechte Hand, weiblich
zarte, feine Hauttextur: Sensibilität, sehr gutes Niveau
Obwohl die Schicksalslinie Unterbrechungen aufweist, ist ein deutliches M (Hauptlinien) zu erkennen. Kombiniert mit der feinen Hauttextur und der feinen, idealen Fingerform sind hier die geistigen Interessen vorrangig.
1. Insel für Sehschwäche
2. Insel für Herznervenschwäche
3. Punkte in der Herzlinie: Konkremente
4. Gabellinie auf dem Marsberg: Halskrankheiten, Tendenz zu Halsentzündung
5. das Ringfingergelenk schneidende Linien: Fußerkrankungen, -verletzungen (rechter Fuß)
6. das untere Gelenk des Kleinen Fingers schneidende Linien: Arm- und Handverletzungen
7. das untere Ringfingergelenk schneidende Linien: Fußverletzungen
8. das untere Mittelfingergelenk schneidende Linien: Disposition zu Verletzungen im Beckenbereich und im Bauchraum

Chirologische Merkmale · Kurzanalysen 261

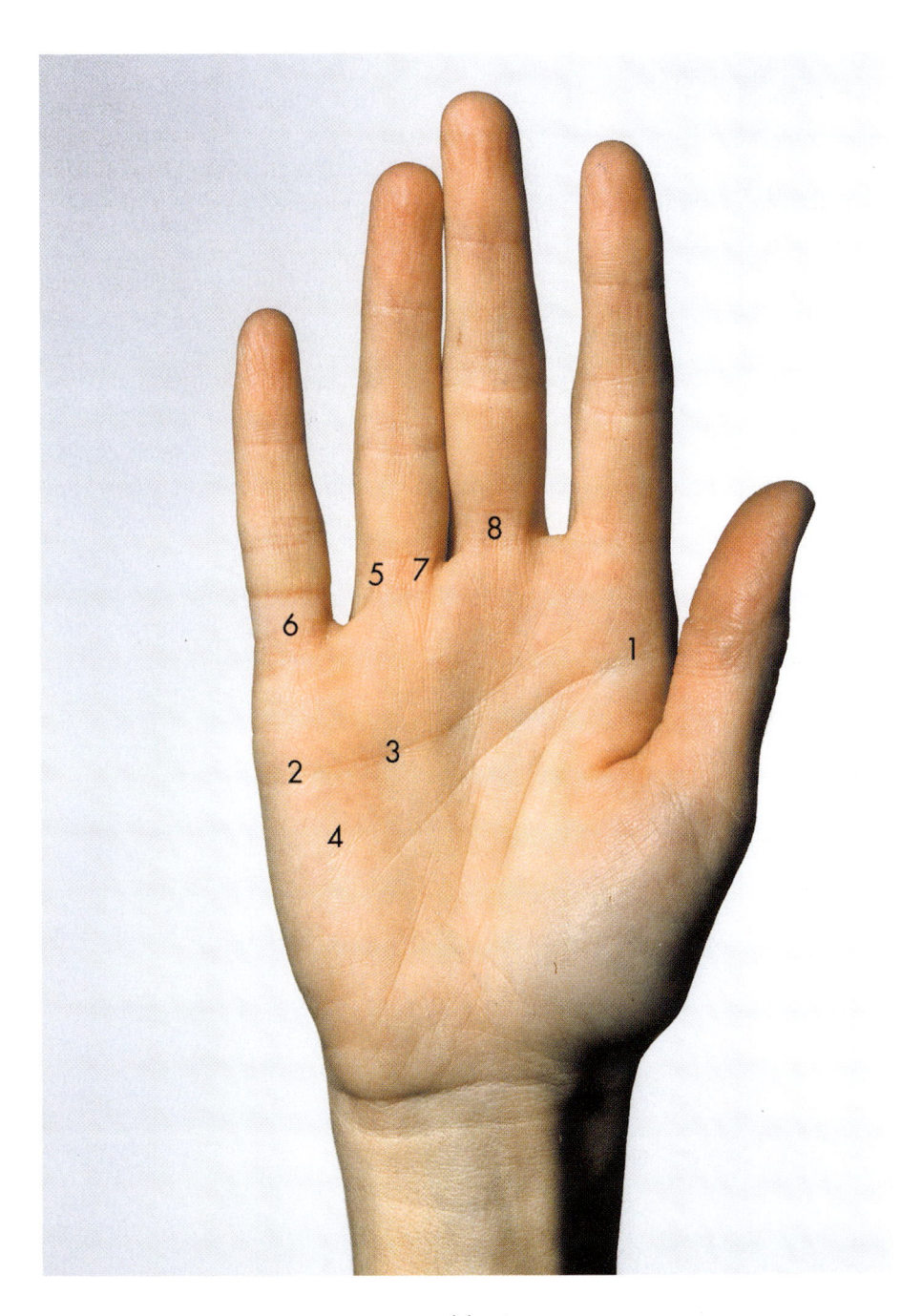

Bild 74

Erklärungen zu Bild 75

Bild 75 zeigt eine linke, männliche Hand
eckige Hand- und Fingerform: weniger gefühlvoll und mitempfindend, aber gewissenhaft, strebsam und pflichttreu.
Die Neigung der Kopflinie zum mittleren Mondberg spricht dennoch für eine Tendenz zum Idealen, zu Natur- und Tierliebe.
1. Insel für funktionelle Herzbeschwerden
2. Neptunlinie, Giftlinie: erworbene Gifte (Medizinalgifte, Umwelteinflüsse)

Beim Vergleich der Hände von Bild 75 zu Bild 76 fällt auf, daß die Abstände zwischen Kopf- und Herzlinie unterschiedlich sind. Je weiter der Abstand beider Linien ist, desto mehr Atemkapazität ist vorhanden. Dies ist auch im weiteren Sinne zu verstehen: je weiter der Abstand, desto toleranter und großzügiger ist der Handeigner. So findet er sich leichter mit allem im Leben zurecht.

Ist der Linienabstand gering und neigen sich die Linien zusätzlich einander in der Mitte zu, wie in Bild 63 zu sehen, läßt dies auf Enge schließen, organisch (Asthma) oder in der Gedankenwelt der Persönlichkeit. Enge in der Persönlichkeit äußert sich durch Angstzustände und Phobien (z. B. Klaustrophobie).

Chirologische Merkmale · Kurzanalysen 263

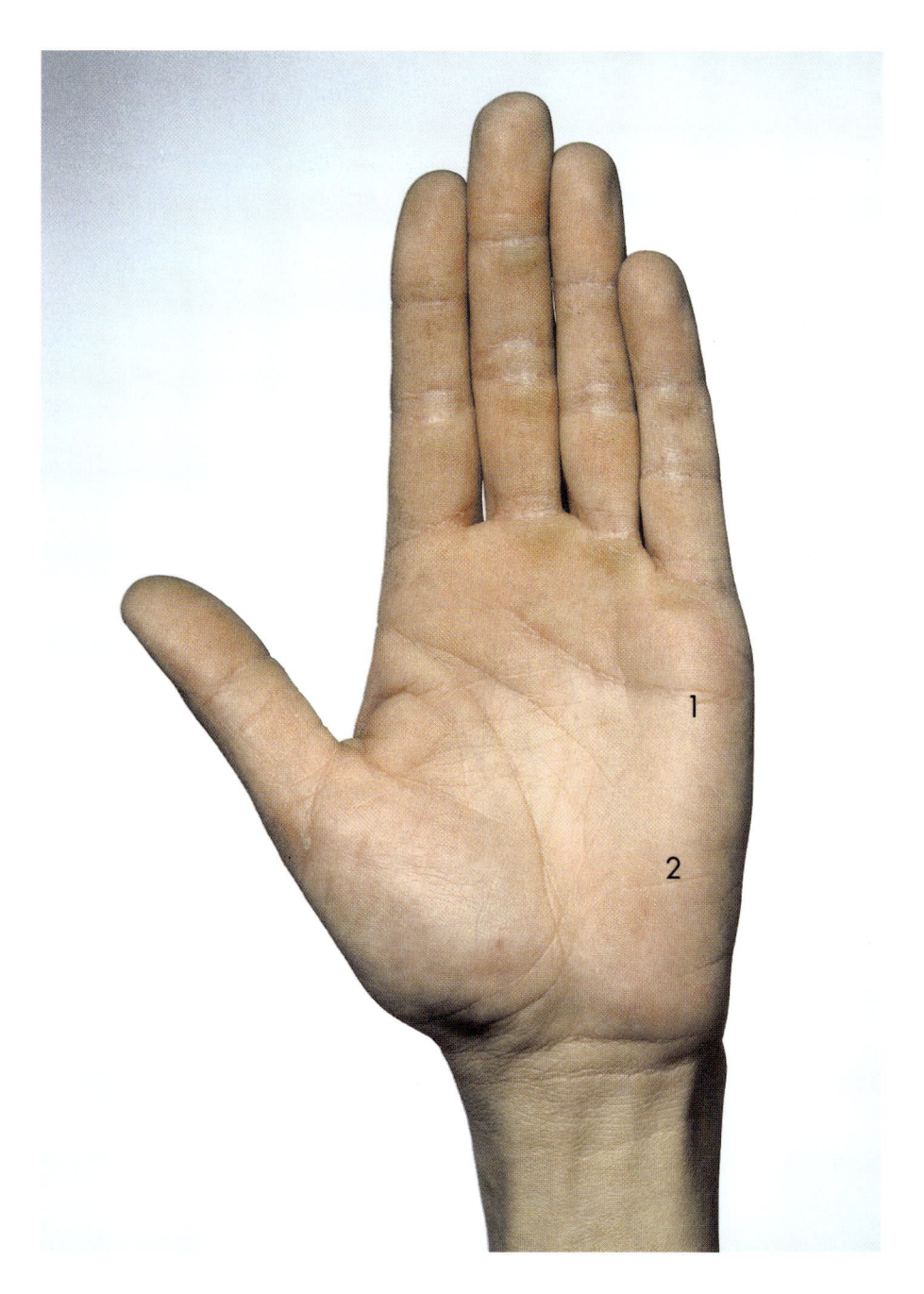

Bild 75

Erklärungen zu Bild 76

Bild 76 zeigt eine rechte, weibliche Hand
konische Hand- und Fingerform: Gefühlsmensch, impulsiv, eindrucksfähig, romantisch, lebensfreudig, empfindlich.
1. viereckige Aufhellung: Durchblutungsstörungen
2. mehrfach unterbrochene und versetzte Schicksalslinie: Unentschlossenheit über den eigenen Lebensweg

Beim Vergleich der Hände von Bild 75 zu Bild 76 fällt auf, daß die Abstände zwischen Kopf- und Herzlinie unterschiedlich sind. Je weiter der Abstand beider Linien ist, desto mehr Atemkapazität ist vorhanden. Dies ist auch im weiteren Sinne zu verstehen: je weiter der Abstand, desto toleranter und großzügiger ist der Handeigner. So findet er sich leichter mit allem im Leben zurecht.

Ist der Linienabstand gering und neigen sich die Linien zusätzlich einander in der Mitte zu, wie in Bild 63 zu sehen, läßt dies auf Enge schließen, organisch (Asthma) oder in der Gedankenwelt der Persönlichkeit. Enge in der Persönlichkeit äußert sich durch Angstzustände und Phobien (z. B. Klaustrophobie).

Chirologische Merkmale · Kurzanalysen 265

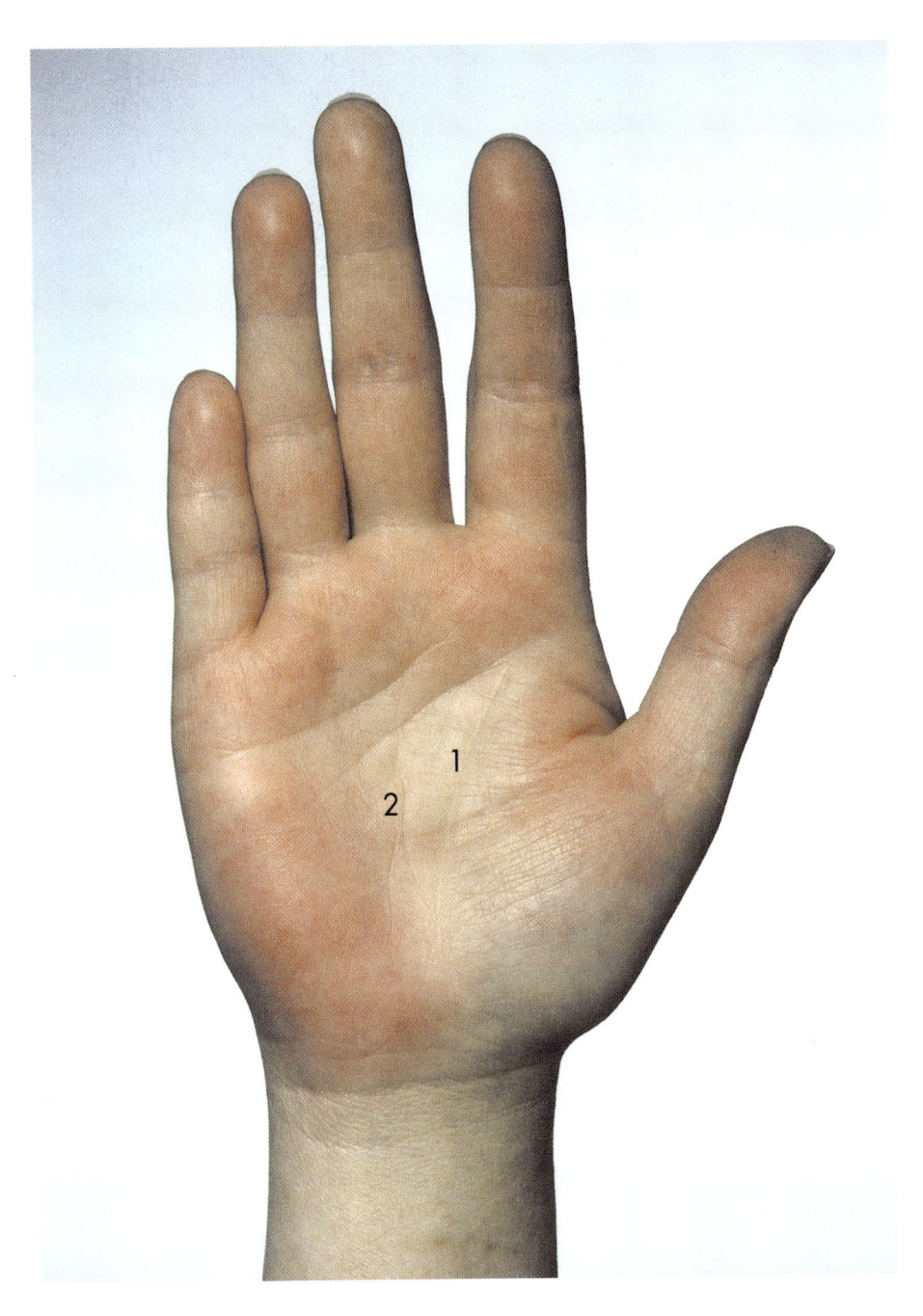

Bild 76

Erklärungen zu Bild 77

Kinderhand, weiblich, Alter: ca. 5 Jahre; rechte Außenhand

konische Fingerform: Stimmungs- und Empfindungsmensch, Lebhaftigkeit
Spatelform der Ringfingerkuppe: Handeignerin ist ständig in Bewegung, bastelt gern und liebt Tiere mit großer Zärtlichkeit.
Grübchen unter den unteren Fingergelenken: großes Zärtlichkeitsbedürfnis
gebogener Kleiner Finger: Bindegewebsschwäche
kräftiger, langer Daumen: Eigenwilligkeit und Durchsetzungsvermögen
Der Leberfleck unter dem Kleinen Finger ist ein Hinweiszeichen auf eine Verletzungstendenz des rechten Armes und der Hand.

Fingernägel:
verhältnismäßig kurz, etwas breiter als lang: Disposition zu organischen Herzstörungen
bräunliche Streifen unterhalb des ausgewachsenen Fingernagels: Leber- und Stoffwechselbelastung durch Umwelteinflüsse gravierender Art, im akuten Stadium übergroße Müdigkeit

Diese Streifen treten bei allen Handeignern auf, mehr oder weniger stark gerötet oder braun, aber auch grau mit weißen Streifen. Sie sind Zeichen zunehmender Umweltbelastung. Sie traten das erste Mal in den fünfziger Jahren vereinzelt in Erscheinung, heute sind sie bei allen Menschen zu beobachten.

Chirologische Merkmale · Kurzanalysen

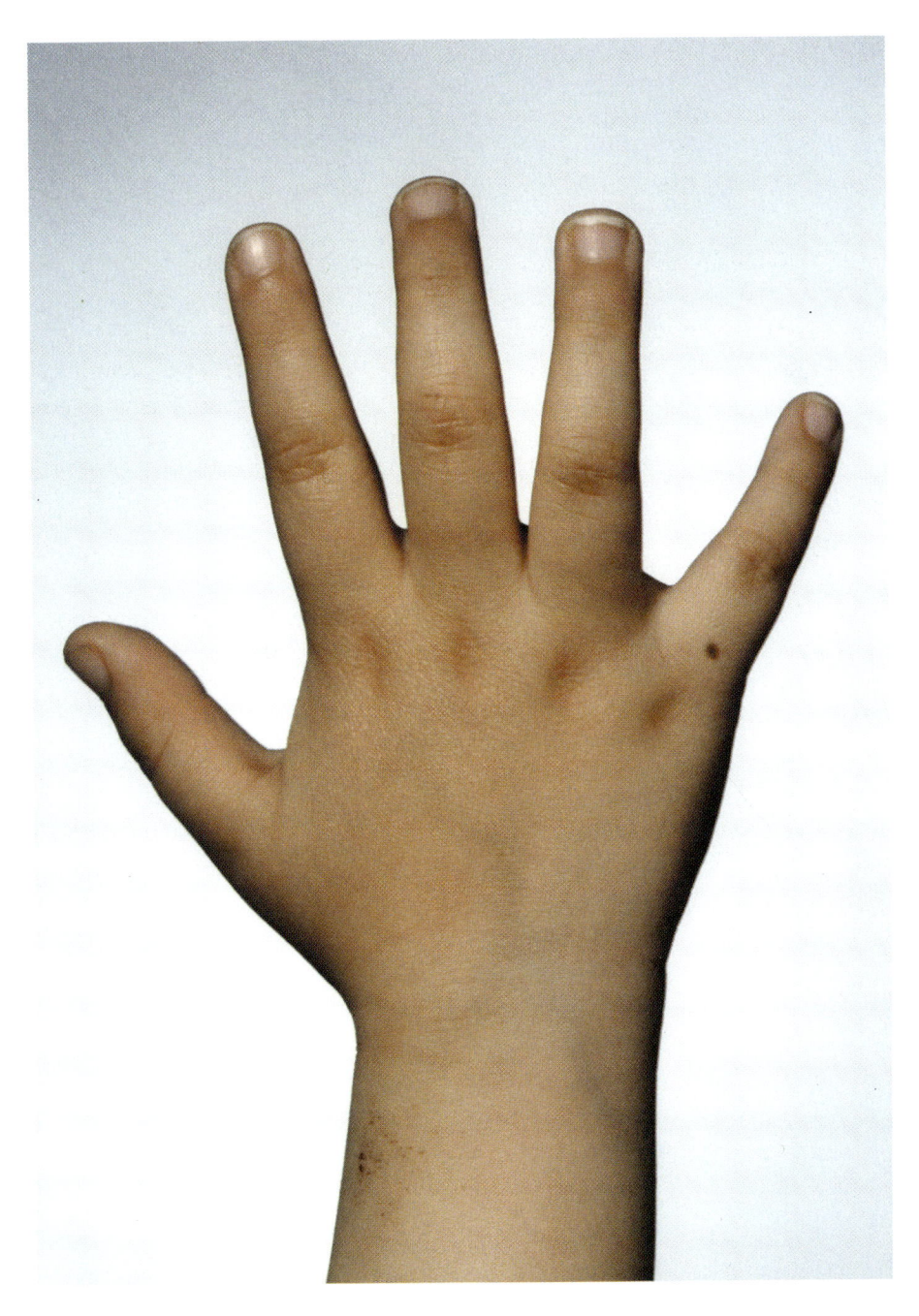

Bild 77

Anhang

Sachregister

Ablagerungen 67, 78, 180
Abortus 67
– gewollt herbeigeführt 191
Ahnungsvermögen 67
Alkoholismus bei den Vorfahren 38, 55 67, 221, 239
Anämie 60
Armverletzung 49
Arterienverkalkung 47, 55
Asthma 55, 67, 170
Augenleiden 49
– durch Entzündung 67, 176
– durch Verletzung 67, 176
Augenschaden 49, 55
– durch Entzündung 56
– durch Verletzung 56
Augenverletzung 47, 64, 197
Ausschabung 67, 191

Bauchhöhlenschwangerschaft 67, 206
Bauchraum, Verletzungen am 48
Beeindruckbarkeit, Behinderungen durch 67, 221
Beine, Schwäche der 46, 68
Beinleiden 48
Beinverletzung 49
Berge 46 ff, 110
– Apolloberg 49
– Jupiterberg 47
– Marsberg 49
– Merkurberg 49
– Mondberg 50
– Saturnberg 48
– Venusberg 46
Bindegewebe 45
Bindegewebsschwäche 47, 57
Blasenerkrankung 50
Blasengrieß 57, 68, 186
Blasenkrebs 53, 199
Blasenleiden 44
Blasenschwäche 47, 68, 177, 233

Blasenstein 57, 68, 186
Blasenstörung 47, 50, 233
Blinddarm 45
Blinddarmoperation 64
Blinddarmstörung 64, 68
Blut, Unreinheiten im 68, 79
Blutandrang 55
Blutarmut 39, 44, 50, 52, 68
Blutdruck 233
Blutdruck, hoher 47
Blutdruck, niedriger 48
Bluter 79, 188
Blutfülle 39
Blutgefäße, Verstopfung der 81
Blutungen, starke 68, 193
Blutvergiftung 49, 60
Blutzirkulation 39
Brechdurchfall 68, 207
Bronchialkatarrh 173
Bronchialleiden 39, 47, 49, 68
Bronchien 46
Brustkrebs 199
Brustleiden 64

Darm, Störungen im 58
Darm- und Leberleiden 74
Darmblutung 60, 68
Darmentzündung 60
Darmerschlaffung 39, 233
Darmfieber 50, 60, 69, 233
Darmgeschwür 49, 60
Darminfektion 179
Darmkrebs 53 199
Darmleiden 49, 68, 198, 233
Darmschwäche 60, 69, 233
Darmstörung 59, 178, 199
Darmverletzung 49
Depression 48
Diabetes 38, 50
Diarrhöe, chronische 69, 181, 233
Diathese, spastische 77 f, 197

Drüsenstörungen 44
Durchblutung 39
Dysbakterie 69, 181, 233
Dysfunktion, minimale cerebrale 229

Eingriffe 203
Eiter im Blut 69
Eiter im Muskel 69
Embolie 39
Entzündungen 59
Epilepsie 48, 55, 69, 171, 231
Epilepsie, Zeichen für 231
Erkrankung, lymphatische 60
Erlebniswelt, gestörte 230

Fall, Neigung zu 50, 55, 69, 171
Fehlgeburt 69, 189
Fehlgeburt, Disposition zu 47
Fieberdisposition 69
Fieberkrankheiten in der Jugend 69, 202
Fieberneigung, allgemein 70, 179
Finger
 – Organentsprechungen 44, 45, 140
Füße, Schwäche der 46
Fußverletzung 49

Galle, Störungen in der 58
Gallebelastung 49
Gallengrieß 57, 70
Gallenleiden 49, 70, 166, 207
Gallenstein 57, 70
Gallenstörung 39, 44, 59
Gasvergiftung 48
Gebärmutter 70
Geburten, erschwerte 63, 70, 182
Gedächtnisschwäche 63
Gefäße, undurchlässige 74
Gefäßschwäche 56, 72, 231
Gehirn, Blutleere im 55
Gehirnerweichung 70, 196
Gehirnleiden 49
Gehirnnervenleiden infolge Überanstrengung 60
 – allgemein 70
Gehirnnervenschwäche, vererbt 70, 220
Gehirnschlag 208
Gehirnschlag 60, 70, 208
Gehirnschlag, Disposition zu 209
Gehirnschlag, Disposition zu 70
Gehirnschlag, Tod durch 70

Gehirnschwäche 71
Gehirnstörung 49
Gehirnstörungen 39
Gehirnunstetigkeit 209
Gehörschwäche 55
Gehörstörung 46
Gelbsucht 39, 49
Genitalschmerzen 71, 210
Geschlechtskrankheiten 59
Geschlechtsorgane, Entzündung der 46
Gicht 44, 50, 233
Gifte 39
Gifte, erworbene 194
 – Medizinal 71, 181
 – vererbt 71
Gonorrhöe 71, 192
Grübelei 48, 54 f

Haarausfall 47, 71, 195, 234
Halskrankheiten 71
Halskrebs 199
Halsleiden 39, 64, 206
Halsoperation 71
Halsstörungen 178
Hämorrhoiden 48 f, 53, 60, 68, 233
Hand, Hauptlinien der 135
Hand, Handtyp
 – eckig, nützlich 108, 122, 224
 – gemischt, vielseitig 110, 122, 225
 – Genießer- 110, 225
 – ideal, empfindungsstark 109, 122, 225
 – knotig, philosophisch 109, 122, 224
 – konisch, gefühlvoll 109, 122, 225
 – spatelförmig, praktisch 108, 122, 224
 – ursprünglich, elementar 107, 224
Handberge 126
Handverletzung 49
Harnröhrenentzündung 47
Harnröhrenkatarrh 71, 81, 192
Harnsäure 50, 71, 180
Harnsäurebelastung 40
Hartleibigkeit 71, 210
Hautkrankheiten 44
Hauttextur 125
Herzarterien, Geschwulst der 49
Herzasthma 38, 55, 67, 170
Herzfehler, organisch, angeboren 71, 169, 231
 – organisch, erworben 71, 184
Herzklappenfehler 71, 183 f

Herzklopfen 72
Herzkraft 213
– mangelnde 231
Herzkrampf, Neigung zu 57, 72, 185, 211 231
Herzleiden 49, 59
– durch Gifteinwirkung 57, 231
– allgemein 72, 211
– organisch 56, 231
Herzmuskelvergrößerung 56, 72, 168, 231
Herznervenfunktionsschwäche 186
Herznervenschwäche 72, 168
Herzneurose 39, 56, 168, 231, 234
Herzschlag 39, 57, 231
– Tod durch 72, 185
Herzschmerzen 72, 212
Herzschwäche 72
– nervöse 39
– Veranlagung zu 72, 212
Herzstörungen 39, 50
– angeboren 37
– ererbt 37
– nicht vorhersehbar 233
Hirnhautentzündung 72, 208
Hodenbruch 47
Hodenleiden 54, 72, 77, 192, 213
Homosexualität 72
Husten 49
Hypochondrie 50
Hysterie 46, 48, 72, 234

Impotenz 78
Infektionskrankheiten in der Jugend 69, 202
Intuition 72
Irrsinn, Disposition zu 73, 172, 228
– Zeichen, die verstärken 173

Karies 57
Kehlkopfleiden 49
Kehlkopfstörungen 178
Kind, das hyperaktive 229
Knochen, schwache 40, 73
Kolik 73
– Disposition zu 213
Kongestionen 59, 73
Kopfbeschwerden durch Kopfverletzung 230
Kopfnerven, gereizte 234
Kopfnervenentzündung 73, 197
Kopfnervenfieber 73, 197
Kopfnerven, überreizt 47
Kopfschmerzen 59, 73
– durch Stauungen 187
– vererbte Disposition 73, 172, 196
– vom Magen ausgehend 169
Kopfverletzung 47, 55, 73, 204
Körperschwäche, allgemein 53
Kraft, sexuelle 78
Krampf 58 f
Krampfdiathese 60
Krampfdisposition 74, 187
Kränklichkeiten 199
Krebs im Brustbereich 53
– im Halsbereich 53
– Disposition zu 74, 199
Krebskonstitution 74

Lähmung 38
– Anlage zu 74, 182
– Disposition zu 74, 183
Lähmungserscheinungen bei Vorfahren 57
Lebenskraft 46, 75
Lebensmittelvergiftung 48
Lebensüberdruß 78
Leber 45
Leberbelastung 49
Leberentzündung 74, 214
Leberkrebs 53, 199
Leberleiden, allgemein 44, 58, 74, 166, 174, 198, 232
Leberschwäche 74, 214, 232
Leberstauung 74, 215
Leberstörung 39, 44, 47, 57, 59, 75, 198
Leistenbruch 47
Linien, Einteilung der 127
Lunge 45
Lungenasthma 38, 55, 67, 170
Lungenentzündung 57, 74 f, 173
– in der Jugend 75, 203
Lungenkraft 46, 75
Lungenleiden 38, 47, 59
Lungentuberkulose 38, 186
– Disposition zu 75, 166, 218

Mandeln 64

Magen, nervöser 75, 166, 170, 234
- Störungen im 58, 75, 198f
Magen- und Darmbereich,
　Durchblutungsstörungen im 59
Magen-Darm-Katarrh 50
Magenausgang, Schließmuskel am 197
Magenkrebs 53, 199
Magenschwäche 75, 215
Malaria 81, 188
Mandelentzündung 75
Mandeloperation 71
Mastdarmkrebs 53
Medialität 76
- natürliche 205
- krankhafte 76, 205
Medizinalgifte 48, 62
- Nervenüberreizung durch 234
Menstruation, schmerzhaft 193
Milz 45
Milz, Störungen in der 39, 50, 58
Milzleiden 39, 48, 76, 177
Mittelohrentzündung 64
Mondsucht 50
Mutterbänder, Erschlaffung der 47, 69, 189
Myom, Anlage zu 220

Nagelzeichen 36ff, 131ff
Nasenerkrankung 47
Nasenleiden 64, 76, 166
Nerven 213
Nervenirritationen 49
Nervenkrampf 62
Nervenkrankheiten 76
Nervenleiden 49, 60, 62, 216
Nervenreizung 48, 55
Nervenstörungen 61
Nervenüberreizung 76, 194, 234
Nervosität 37, 40, 49
Neuralgie 197
Neurasthenie 76, 180
Neurose 72
Niere 45
- Störungen in der 58
Nierenasthma 38
Nierenbelastung 233
Nierenbelastung, chronisch 232
Nierenbluten 38, 77
Nierenerkrankung 50
Nierengrieß 57, 77, 166, 175, 232

Nierenleiden 44, 76, 174
Nierenschwäche, chronisch 232
Nierensteine 57, 77, 166, 175
Nierenstoffwechsel, Unterfunktion 233
- Überfunktion 233
Nierenstörung 38, 50, 59, 76, 174, 233

Obstipation 69, 71, 210
Ohnmacht 50
Ohnmacht in der Jugend,
　Disposition zu 77f, 219
Ohrenerkrankung 47
Ohrenleiden 48, 64, 77, 166
Operation 64, 203
Ovarienleiden 54, 72, 77, 192, 213
Ovarienstörung 37

Pankreasschwäche 77, 174
Paralyse 48, 55, 70, 77, 196
Platzangst 57
Pocken 49
Polypen 64
Prostatabeschwerden 77
Prostatabeschwerden, vererbt 220
Pylorus 77f, 197

Rheuma 44, 48, 50, 77, 180, 233
- Neigung zu 59
Rippenfellentzündung 75, 77
- in der Jugend 75, 203
Rückenmark, Überreizung der Sexualnerven des 61
Rückenmarksleiden 49
Rückgratleiden 38, 40
Rückgratschwäche 62, 77, 195
Ruhr 50, 60

Schädelverletzung 64
Schilddrüsen 64
Schilddrüsenleiden 78, 200
Schizophrenie 78, 228
Schlacken 78, 180
Schlafwandeln 50
Schlaganfall 44, 47, 49
Schließmuskel, Verengung des 78
Schüchternheit 78, 166
Schwäche, körperliche 56
- in der Jugend, vererbt 73, 201
- in der Jugend, angeboren 73, 201
- im späteren Alter 74, 202

Schwäche, sexuelle 78, 217
Schwermut 48, 54f, 60, 78, 171, 230
Schwindel in der Jugend,
    Disposition zu 77f, 219
- Tendenz zu 55
Schwindelgefühl 78
- Neigung zu 55
Selbstmord, Disposition zu 78, 196, 230
- Neigung zu 78
Sexualkraft 46
Sexualleiden 46, 78, 193
Sexualorgane 45
- Schwäche der 45, 78, 200
Sinnesorgane, Schwäche der 78, 200
Skrofulose 38
Somnambulismus 60
Sportlerherz 72
Stauungen 39, 79, 210
- schmerzhafte 73
Stirnhöhlenkatarrh 47, 64, 79, 190
Stirnhöhlenvereiterung 79, 190
Stoffwechselerkrankung 50
Stoffwechselschwäche 233
Stoffwechselstörung 38, 79, 175
Syphilis 40

Thrombose 39
Tobsucht, Disposition zu 79
Tod, gewaltsamer 74, 79, 182
- plötzlicher 79, 204
Triebleben, unterdrücktes 79
- verhaltenes 219
Tuberkulose 46, 57
Typhus 60

Unbewußten, Störung im 78
Unterleibskrebs 53, 199
Unterleibsleiden 39, 50

Unterleibsschmerzen, Nabelgegend 217
Unterleibsstörung 57
Unvermögen, sexuelles 78
Uterusbeschwerden 77
- vererbt 220
Uterusknickung 45, 79
Uterussenkung 45, 79

Verbluten, Disposition zu 79, 188
Verdauung 45
Verdauungsorgane, schwache 58
Verdauungsstörungen 45, 79, 218
Verdauungssystem, Störungen im 58
Vererbungszeichen 80, 111, 164
Verfolgungswahn, vererbt 81
Verkalkung 40, 44, 59, 81
Verletzung 53, 81, 190
Verletzungszeichen 64
Verschleimung, katarrhalische 70, 81, 208
Vitalität, nachlassende 72, 212
Vorgeburtslinie 214

Wahn 171
- religiöser 81
Wassersucht 39, 50
Wechselfieber 60, 81
- Disposition zu 188
Weißfluß 47
Wesensart, unruhige 81, 209
Wundfieber 49, 233
Würmer 39, 81, 197

Zähne, schadhafte 82, 175
Zahnleiden 48
Zangengeburt, Disposition zu 82, 191
Zelldegeneration 38, 53, 199
Zirkulationsstörungen 52, 82

Literaturverzeichnis

Asboga, Friedberg: *Astromedizin*. Ebertin Verlag, 2. Aufl., Aalen 1954 (Erstauflage: 1931).

Carus, Karl Gustav: *Über Grund und Bedeutung verschiedener Formen der Hand bei verschiedenen Personen*. Stuttgart 1846.

Carus, Karl Gustav: *Über die typisch gewordenen Abbildungen menschlicher Kopfformen*. Jena 1866.

Crooshank, F. C.: *The Mongol in our Midst*. Paul Keagan, London 1931.

Feerhow, Friedrich: *Astrologische Medizin*. Sonderdruck Nr. 38. Baumgartner Verlag, Warpke/Billerbeck ca. 1916. (Feerhow: Pseudonym für Friedrich Wehofer.)

Gall, Franz Joseph: *Anatomie et physiologie du système nerveux*. 4 Bände. Paris 1810–1820.

Gichtel, Johann Georg: *Theosophia practica*. Wurde von seinen Schülern Gottfried Arnold (1701–1708, 3 Bd.) und Überfeld (1722, 6 Bd.; neue Ausgabe 1768, 7 Bd.) mit seiner Biographie herausgegeben.

Hartmann, Franz: *Grundriß der Lehren des Theophrastus Paracelsus von Hohenheim*. Leipziger Verlag, Leipzig 1899.

Huter, Carl: *Illustriertes Handbuch der praktischen Menschenkenntnis*. Schwaig Verlag 1952.

Ingham, Eunice: *Geschichten, die die Füße erzählen können*. Drei Eichen Verlag, Hammelburg 1994.

Issberner-Haldane, Ernst: *Die Kunst, aus der Hand zu lesen. Ein Lehr- und Übungsbuch zur Persönlichkeitsanalyse*. Verlag Hermann Bauer, 16. Aufl., Freiburg i. Br. 1996. (Titel bis einschl. 15. Aufl.: *Die wissenschaftliche Handlesekunst – Chirosophie*.)

Issberner-Haldane, Rita: *Atlas der Chirologie. Analyse und Diagnose aus der lebendigen Hand*. Verlag Hermann Bauer, 2. Aufl., Freiburg i. Br. 1996.

Issberner-Haldane, Rita: *Formen und Linien der Hand. Typische Merkmale für Charakter und Beruf*. Verlag Hermann Bauer, Freiburg i. Br. 1992.

Kretschmer, Ernst: *Körperbau und Charakter. Untersuchungen zum Konstitutionsproblem und zur Lehre von den Temperamenten*. Springer Verlag, Berlin 1921. (In der 25. Aufl. von Wolfgang Kretschmer [Hrsg.] im Springer Verlag, Berlin/Heidelberg/New York 1967.)

Lavater, Johann Kaspar: *Physiognomische Fragmente zur Beförderung der Men-

schenkenntnis und der Menschenliebe. 4 Bd., Max Altmann Verlag, Leipzig 1775–1778.

Leadbeater, C. W.: *Die Chakras.* Verlag Hermann Bauer, 12. Aufl., Freiburg i. Br. 1996.

Mangin, Henri: *Wie die Hand, so der Mensch.* Rascher Verlag, Zürich 1951. (Original: Paris 1946.)

Marquardt, Hanne: *Praktisches Lehrbuch der Reflexzonentherapie am Fuß.* Hippokrates Verlag, 3. Aufl., Stuttgart 1996.

Marquardt, Hanne: *Reflexzonenarbeit am Fuß.* Haug Verlag, 4. Aufl., Heidelberg 1996.

Reichenbach, Karl Freiherr von: *Odisch-magnetische Briefe.* Stuttgart 1852. (Neue Ausgabe unter dem Titel: *Der sensitive Mensch und sein Verhalten zum Ode.* 2 Bd. mit einer Einführung von G. W. Surya. Max Altmann Verlag, Leipzig 1910.)

Riedlin, G.: *Kann ich genesen?* Sonderdruck. Baumgartner Verlag, Warpke/Billerbeck 1913–1920 (geschrieben).

Schrenk-Notzing, Albert Freiherr von: *Handlesekunst und Wissenschaft.* Rohm Verlag, Pfullingen 1921.

Vaschide, N.: *Essai sur la psychologie de la main.* Marcel Rivèr, Paris 1909.

Verlag Hermann Bauer · Freiburg im Breisgau

Ernst Issberner-Haldane

Die Kunst, aus der Hand zu lesen

Ein Lehr- und Übungsbuch zur Persönlichkeitsanalyse
16. Auflage, 440 Seiten mit 139 Abbildungen, gebunden
ISBN 3-7626-0527-0

Ernst Issberner-Haldanes Grundlagenwerk *Die wissenschaftliche Handlesekunst – Chirosophie* liegt hiermit in einer völlig überarbeiteten Fassung vor.
Die Kunst, aus der Hand zu lesen stellt Hand-, Finger- und Daumenformen, Handberge, Handlinien, Zeichen in der Hand u. v. a. systematisch und übersichtlich dar. Auch angrenzende Gebiete wie Astrologie, Physiognomie und Kriminologie finden Berücksichtigung. Dieses klar aufgebaute Lehr- und Übungsbuch ist sowohl für an der Handlesekunst interessierte Laien als auch für Fortgeschrittene unverzichtbar.

Rita Issberner-Haldane

Atlas der Chirologie

Analyse und Diagnose aus der lebendigen Hand
2. Auflage, 256 Seiten mit 419 farbigen Abbildungen und einer Ausschlagtafel
mit 4 farbigen Abbildungen, gebunden
ISBN 3-7626-0277-8

Rita Issberner-Haldane gehört heute zu den kompetentesten Vertreterinnen der wissenschaftlichen Chirologie, einer Diagnosemethode, die sie in ihrer Praxis als Heilpraktikerin einsetzt. Aus ihren vieljährigen Erfahrungen in der eigenen Heilpraxis und mit den Schülern ihrer Kurse ist dieser in seiner Ausführlichkeit einmalige *Atlas der Chirologie* entstanden. Menschen vieler Berufsgruppen finden hier reiche Anregungen für ihre Arbeit. Berufsberatern bieten sich im Erkennen der Formengesetze mehr Aufschluß und Übersicht über die Begabung eines Menschen, Eltern und Erzieher können lernen, wie ihre Kinder besser einzuschätzen und zu verstehen sind. Ärzte und Heilpraktiker finden klare Hinweise für Prophylaxe und Therapie.

Verlag Hermann Bauer · Freiburg im Breisgau

esotera

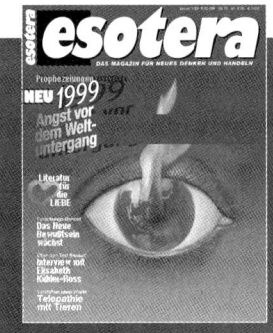

Das führende Magazin für Neues Denken und Handeln

Das Bewußtsein bestimmt die Welt um uns herum. Vom Bewußtsein hängt es ab, ob Sie ein glückliches, sinnerfülltes oder scheinbar glück- und „sinnloses" Leben führen. Es prägt unser Denken und Handeln.

Das ist das Spezialgebiet von **esotera**: das „Wesentliche" des Menschen, sein Bewußtsein, seine verborgenen inneren Kräfte und Fähigkeiten. **esotera** gewährt Einblick in die „wahre Wirklichkeit" hinter dem „Begreifbaren".

Und gibt Antworten auf die brennenden Fragen, die irgendwann jeden zutiefst bewegen: Woher wir kommen – und wohin wir gehen.

esotera weist Wege aus der spirituellen Krise unserer Zeit. Wege zu einem erfüllteren Dasein: mit kompetenter Berichterstattung über neueste und uralte Erkenntnisse, mit faszinierenden Reportagen, aktuellen Serien und praktischen Info-Rubriken: z.B. Literatur-, Musik- und Video-Besprechungen, Leser-Forum, Marktnische usw.

Und jeden Monat das „KURS-BUCH", die umfangreichste Zusammenstellung esoterischer und spiritueller Veranstaltungen, Kurse, Reisen und Seminare weltweit.

Die ständigen Themenbereiche in jedem Heft:
- **Neues Denken und Handeln**
- **Ganzheitliche Gesundheit**
- **Spirituelle Kreativität**
- **Esoterische Lebenshilfen**
- **Urwissen der Menschheit**
- **Paranormale Erscheinungen**

Im Zeitschriftenhandel. Oder Probeheft direkt von

Verlag Hermann Bauer KG,
Postfach 167, 79001 Freiburg
Bestell-Tel. 0180/5001800
Bestell-Fax 0761/701811

e-mail: info@esotera.freinet.de
Internet: http://www.esotera-magazin.de

BAUER